AF566314

Ernst Peter Fischer/Detlev Ganten

Die Idee des Humanen

Ernst Peter Fischer/Detlev Ganten

Die Idee des Humanen Rudolf Virchow und Hermann von Helmholtz

Das Erbe der Charité

HIRZEL

Bibliografische Information der Deutschen Nationalbibliothek
Die Deutsche Nationalbibliothek verzeichnet diese Publikation in der Deutschen Nationalbibliografie; detaillierte bibliografische Daten sind im Internet unter https://portal.dnb.de abrufbar.

1. Auflage 2021
ISBN 978-3-7776-2902-5 (Print)
ISBN 978-3-7776-3049-6 (E-Book, epub)

Birkenwaldstraße 44, 70191 Stuttgart
Printed in Germany
Lektorat: Max Vogel, Heidelberg
Umschlaggestaltung: semper smile, München
Umschlagmotive (U1): © ullstein bild/adoc-photos (Hermann von Helmholtz); ullstein bild/adoc-photos (Rudolf Virchow); (U4): MICHAEL KAPPELER/POOL/AFP via Getty Images (Christian Drosten); ODD ANDERSEN/AFP via Getty Images (Emmanuelle Charpentier)
Satz: Satzpunkt Ursula Ewert GmbH, Bayreuth
Druck und Bindung: CPI Books GmbH, Leck

MIX
Papier aus verantwortungsvollen Quellen
FSC www.fsc.org FSC® C083411

www.hirzel.de

Widmung

Die Idee des Humanen beinhaltet immer auch fürsorgliche und liebevolle Aufmerksamkeit für den einzelnen Menschen. Diese Idee ist gereift und konnte Realität werden in mehr als 50 Jahren glücklicher Ehe mit unseren Frauen Dr. med. Renate Fischer und Dr. med. Ursula Ganten, denen wir dieses Buch widmen.

Ich halte dafür, dass das einzige Ziel der Wissenschaft darin besteht, die Bedingungen der menschlichen Existenz zu erleichtern.
Galileo Galilei
Bertolt Brecht, *Leben des Galilei*, 1938

Wir beginnen einzusehen unter dem Einfluss von Darwins großem Gedanken, dass nicht bloß Lust und Freude, sondern auch Schmerz, Kampf und Tod die mächtigen Mittel sind, durch welche die Natur ihre feineren Lebensformen herausbildet. Und wir Menschen wissen, dass wir in unserer Intelligenz, staatlichen Ordnung und Gesittung von dem Erbteil zehren, welches unsere Vorfahren durch Arbeit, Kampf und Opfermuth uns erworben haben, und dass, was wir im gleichen Sinne erringen, das Leben unserer Nachkommen veredeln wird.
Hermann von Helmholtz 1871

Die höchste Befriedigung außer dem Forschen gewinnen wir dann, wenn es uns gelingt, unsere Wissenschaft in das handelnde Leben einzuführen und sie nicht bloß dem materiellen, sondern auch dem sittlichen Fortschritte der Menschheit dienstbar zu machen.
Rudolf Virchow 1862

Inhaltsverzeichnis

Prolog
Die Idee des Humanen

Wissenschaftlicher Fortschritt und Humanität waren in unserer Kulturgeschichte nicht immer verbunden, und es stellt sich angesichts der Entwicklungen im 20. Jahrhundert grundsätzlich die Frage, ob der wissenschaftliche Fortschritt die Entfaltung des Humanismus nicht sogar behindert. Dass dies zumindest nicht zwangsläufig der Fall ist, zeigen exemplarisch Rudolf Virchow und Hermann von Helmholtz, die beide in ihrem Tun von der auch heute unverändert bestehenden humanitären Verpflichtung der Wissenschaft geleitet waren. Die beiden Forscher haben in ihrer Zeit maßgeblich dazu beigetragen, eine wissenschaftlich begründete Medizin zu entwickeln, und damit die Befreiung von Krankheit und Leid in einer humanen Welt vorangetrieben.

Die Anfänge des Humanismus finden sich in der italienischen Renaissance, aber der Begriff »Humanismus« ist eine deutsche Erfindung des frühen 19. Jahrhunderts, mit dem bald eine ganze Epoche bezeichnet wurde. Seit dem Ende des 15. Jahrhunderts gab es an italienischen Universitäten den Ausdruck »humanista«. Er bezeichnete Gelehrte, die »studia humanista« unternahmen, mit denen gute Bildung und geschliffene Manieren gefördert werden sollten. Dadurch gedieh in Italien »die Pflanze ›Mensch‹ besser als anderswo«, urteilt der Historiker Jacob Burckhardt 1860 in seinem Standardwerk *Kultur der Renaissance in Italien.* Die dabei entstandene »Kultur des Humanismus« bekommt zu Burckhardts Lebzeiten eine wissenschaftliche Grundlage, wie der

Theologe Dietrich Rössler 1984 auf einem Symposium über Grenzfragen der Medizin in einem Essay festgestellt hat, in dem er »Forschung und Humanität« verbindet. Rössler schreibt:

»Fortschritt und wissenschaftliche Forschung gelten in der abendländischen Kultur als Grundlage und Voraussetzung aller Entwicklung von Humanität. Wissenschaftlicher Fortschritt und Fortschritt in der Humanisierung der Welt waren für eine große Epoche unserer Kulturgeschichte geradezu identisch. Vor allem das 19. Jahrhundert hat sichtbar gemacht, dass die Befreiung des Menschen von niederdrückender und entfremdeter Arbeit, die Erweiterung von persönlichem Lebensraum, die Vermehrung von Lebensqualität und Partizipationsmöglichkeiten an den unterschiedlichen Lebensformen erst denkbar geworden sind durch den Fortschritt in Wissenschaft und Technik. Am eindrücklichsten konnte dieser innere Zusammenhang von Fortschritt und Humanität durch die Medizin belegt werden: Im Laufe weniger Jahrzehnte wurde eine schier unglaubliche Verminderung von Leiden und eine Befreiung von Krankheitsübeln Wirklichkeit, durch die die ganze Zivilisation verändert worden ist. Der innere Zusammenhang von Forschung und Humanität aber lässt sich auch als prinzipielles Motiv der Anthropologie ins Auge fassen: [...] Der Mensch ist als weltoffenes ein experimentelles Wesen. Er ist für jeden Schritt seiner Weltgestaltung auf das Experiment als auf das elementare Instrument seiner Lebenspraxis verwiesen, und er hat deshalb mit Recht das wissenschaftliche Experiment als die dem Humanen gemäße Form der Weltbewältigung in die Grundlagen seiner Kultur aufgenommen.«

In dieser Tradition der Humanität steht auch das moderne Berlin, das mit innovativen Ideen an seine ruhmreichen Zeiten anknüpft und damit zugleich Antworten auf die dunklen und von Teilung bestimmten Abschnitte seiner Geschichte liefert. Die Stadt forscht und arbeitet an ihren Universitäten und wissenschaftlichen Einrichtungen für die globale Gesundheit. Sie kann dabei auf den Leistungen der im 19. Jahrhundert aufblühenden Berliner Schule der Medizin sowie der beiden Universalgelehrten Rudolf Virchow und Hermann von Helmholtz aufbauen. Beide wurden 1821 geboren und ihr 200. Geburtstag im Jahre

2021 bietet Anlass, von der großen medizinischen Tradition der Gesundheitsstadt Berlin zu erzählen.

Aus der wechselvollen Geschichte Berlins erwächst auch die Verpflichtung, die Kräfte der Wissenschaft zum Wohle der Menschen einzusetzen. Berlin zeigt, wie es möglich ist, die Zukunft einer Stadt und der Gesellschaft aus der Verantwortung für die Idee des Humanen zu gestalten.

In diesem Sinne sind verschiedene Universitäten und Einrichtungen der Bildung und Forschung, in jüngster Zeit besonders auch das Humboldt Forum und der World Health Summit in Berlin Orte des verantwortlichen Engagements für die Nachhaltigkeitsziele der Vereinten Nationen – insbesondere für das Ziel »Gesundheit und Wohlbefinden für alle«.

Tausend Krankheiten – eine Gesundheit

Jeder kennt für sich selber das Gefühl, gesund oder krank zu sein, auch wenn es schwer ist, die Begriffe Gesundheit und Krankheit streng wissenschaftlich zu definieren. Gesundheit bringt ein Wohlgefühl für das Leben mit sich und versetzt Menschen in die Lage, tatkräftig und zufriedenstellend die vielen selbstgewählten Möglichkeiten zu nutzen, die sie in ihrem Dasein verwirklichen wollen. Die Aufgabe der Medizin und ihrer Institutionen besteht darin, ihnen zu zeigen, wie sie Beeinträchtigungen beseitigen und eine angemessene »gesundheitsgemäße Existenz« führen können, um es mit den Worten Rudolf Virchows auszudrücken. Menschen verdanken die wohltuende und ermutigende Wirkung von Gesundheit auf Körper und Geist dem Umstand, dass die Natur sie durch Selektion mit den erforderlichen Stärken und Fähigkeiten ausgestattet hat, wie Charles Darwin erkannt hat. Die biologische Geschichte ermöglicht Menschen ein gesundes Leben, damit sie in ihrem Überlebenskampf bestehen. Auf solch eine innere Kraft des Homo sapiens weist das Hauptwort »Gesundheit« hin, das sich von dem althochdeutschen »gisunt« ableitet, mit dem Menschen charakterisiert wurden, die lebendig und wohlgemut ihr Tagwerk vollbrachten und neben ihrem lustvollen Daseinsgefühl noch Vergnügen am Essen, Trinken und am wonnevollen Beischlaf fanden. Eine ähnliche Verwendung des Begriffs finden Historiker sowohl in Texten aus dem alten Ägypten als auch in Schriften des Arztes und Philosophen Karl Jaspers aus dem 20. Jahrhundert.

Während bei Erkrankungen der Rat von Ärzten gefragt ist, denkt ein Philosoph wie Hans-Georg Gadamer über die »Verborgenheit der Gesundheit« nach. In einem Essay mit diesem wunderlichen Titel erinnert er daran, dass man selbst Strapazen und Anstrengungen nicht spürt, wenn man gesund ist und in der jetzt möglichen Lebendigkeit »erkenntnisoffen und selbstvergessen« operiert. Gadamers Worte zeugen von großem Optimismus, aber das durchschnittliche und alltägliche Befinden wird wohl eher durch die mürrische Klage Michelangelos erfasst, der es verfluchte, »mit Fieber, Stichen, Zahn- und Augenschmerzen« und anderen Gebrechen »durch die Welt gehen zu müssen« – ein Gefühl, das den meisten Menschen im 21. Jahrhundert vertraut sein dürfte, selbst wenn es in heutigen Apotheken noch so viele Tropfen und Salben gibt, die dem Genie zur Zeit der Renaissance nicht zur Verfügung standen.

Gesundheit heißt im Englischen »health«, und dieses Wort hängt etymologisch mit dem Ausdruck »whole« zusammen, der das Ganze bezeichnet. Das Ganzheitliche ist in der modernen Medizin durch die fortschreitende Spezialisierung weitgehend verloren gegangen, aber umso wichtiger ist es, einer holistischen Sicht auf Gesundheit und Krankheit wieder zu ihrem Recht zu verhelfen, zumal die Pandemie einen umfassenderen Blick auf das medizinische Geschehen erfordert. Viele einzelne Krankheiten plagen die Menschen und machen ihnen dabei das Dasein sauer. So dürften es vor allem die sozial Schwachen empfinden. »Health« und »wealth« klingen ähnlich, und in der Geschichte – zum Beispiel bei den Puritanern – wurde oft ein ursächlicher Zusammenhang zwischen Wohlstand und Wohlbefinden gesehen. »Wer erfolgreich sein wollte, musste erst einmal gesund sein«, betont Klaus Bergdolt in seiner kulturgeschichtlichen Studie *Leib und Seele*, und der Satz umschreibt sehr treffend eine Herausforderung, die in manchen Gesundheitssystemen nach wie vor aktuell ist.

Natürlich stellt sich die Frage, warum Menschen überhaupt krank werden oder warum es Störungen der Gesundheit gibt, wenn die Evolution doch alles unternommen hat, um Körper und Geist stark zu machen. Pandemien geben darauf einen Hinweis, denn für jeden Menschen gilt, was Albert Schweitzer einmal so formuliert hat: »Ich bin Leben, das leben will, inmitten von Leben, das leben will.« Menschen teilen sich den Planeten mit vielen Organismen, die sowohl außen in der Umwelt als auch auf und in ihren Körpern um ihr Überleben kämpfen. Sie alle müssen sich ebenso wie Homo sapiens dauernd wandeln und den wechselnden Bedingungen auf einer dynamischen Erde anpassen, um nicht auszusterben und spurlos zu verschwinden. Und während sich entsprechende Modifikationen bei Menschen eher langsam vollziehen, können bei Mikroorganismen auch plötzliche Mutationen auftreten, mit denen das humane Immunsystem anfänglich kaum fertig wird, was unter Umständen zu Infektionskrankheiten, Epidemien oder Pandemien führt. Der einzelne Körper antwortet oftmals mit Husten, Fieber oder Schnupfen, und diese Symptome, mögen sie auch noch so ärgerlich sein, gehören allesamt zum Spektrum eines auf Selbsterhaltung angelegten Lebens. Erkundet wird dies seit einigen Jahrzehnten im Rahmen einer evolutionär orientierten Medizin, die das Leben umfassend in den Blick nimmt. Sie erforscht, wie sich die Biologie und das Verhalten des Menschen unter dem Einfluss seiner Umwelt entwickeln. Solch ein Ansatz kann verständlich machen, wieso es genetische Ursachen für Krankheiten gibt, obwohl der Selektionsmechanismus die Menschen mit den Genen ausstattet, die sie überlebensfähig und also gesund machen. So mögen bestimmte Gene in der Frühzeit beim Menschen ein nutzbringendes Verlangen nach dem für die Zellen notwendigen Zucker ausgelöst haben, aber bei den Angeboten in modernen Supermärkten begünstigen diese Gene eher ein Verhalten, das ihre Träger übergewichtig und krank werden lässt.

Evolutionäres Denken erfasst den ganzen Menschen in seinem Umfeld und somit holistisch, und ein gesundes Dasein zeichnet sich auch dadurch aus, dass es sich im Einklang mit der Umwelt befindet und also harmonisch verläuft. Hippokrates, der große Arzt der Antike, hat die

Gesundheit auf diese Weise verstanden. In dem Wort aus der menschlichen Sphäre hat er ein Synonym für den »Kosmos« gesehen, mit dem in seiner Sprache eine gefällige Ordnung im Großen wie im Kleinen ausgedrückt wurde. Die hippokratische Gesundheit der Welt muss dabei so dynamisch gesehen werden wie das dazugehörige Wohlsein eines Menschen – nicht als etwas Feststehendes, das uns zusteht, sondern als eine täglich aufs Neue zu bewältigende Aufgabe. Es sind die Bewegungen der Teile, die zu der Harmonie des Ganzen führen. Im Universum bezieht sich das auf die Planeten und die Sterne, im Körper auf die Organe, den Blutstrom, den Stoffwechsel, die Gene, die Moleküle, die Zellen und noch einiges mehr. Gesundheit kann man als einen Tanz deuten, der aus innerem Antrieb und im Takt mit der Umwelt erfolgt. Er erlaubt es den Tanzenden, dank einer angemessenen Lebensführung zur Übereinstimmung mit sich selbst und der äußeren Welt zu kommen.

Wenn von Gesundheit die Rede ist, dauert es meist nicht lange, bis die lateinische Weisheit »mens sana in corpore sano« zitiert wird. Sie geht auf den römischen Dichter Juvenal zurück, der in seinen Satiren die Leser aufgefordert hat, »darum zu beten, dass ein gesunder Geist in einem gesunden Körper sei«. Juvenal meinte keinen Zustand, sondern ein Ziel, und diesem Ziel hat sich bis ins hohe Alter zum Beispiel auch Johann Wolfgang von Goethe verschrieben. Allen Beschwerden zum Trotz hielt er an Leibesübungen wie Reiten, Fechten und Tanzen fest, da »mäßige Bewegung das Gemüt erfrischt und den Körper in ein köstliches Gleichgewicht bringt«. Der gesunde Geist bleibt für jeden Einzelnen ebenso eine tägliche Herausforderung wie der gesunde Körper, auch wenn die medizinischen Wissenschaften und ihre Vertreter inzwischen viel dazu beitragen können, diesem wunderbaren Ziel eines Wohlgefühls näher zu kommen.

Ärzte müssen sich mit einer Vielzahl von Störungen in Organen und Zellen abplagen, und sie werden bei ihrem Bemühen täglich an den Aphorismus des Literatur- und Theaterkritikers Ludwig Börne erinnert, der im frühen 19. Jahrhundert pointiert festgehalten hat: »Es gibt Tausend Krankheiten, aber nur eine Gesundheit«. Das heißt, es gibt eine angestrebte Gesundheit für jeden Einzelnen, denn »jeder Mensch hat seine besondere Gesundheit«, wie es der niederländische Mediziner Herman Boerhaave hundert Jahre vor Börne auf den Punkt gebracht hat. Als gesund fühlt sich auch jemand, der selbstgestellte Aufgaben mit Freude erledigen kann – eine wunderbare Einstellung für jemanden, dessen körperliche Fähigkeiten eingeschränkt sind. Mit anderen Worten: Gesundheit bleibt die Aufgabe von Subjekten, während sich deren Krankheiten als Objekte einer Wissenschaft erst diagnostizieren und dann hoffentlich auch therapieren lassen. Gadamer hat recht: »Gesundheit ist nicht etwas, das sich bei einer Untersuchung zeigt«, vielmehr ist sie »etwas, das gerade dadurch ist, dass es sich entzieht«. Genau diese Qualität der Gesundheit lockt die Menschen zu allen Zeiten an.

Definitionen von Gesundheit

Die wohl bekannteste Definition von Gesundheit liefert die Weltgesundheitsorganisation (WHO): »Gesundheit ist ein Zustand vollkommenen körperlichen, geistigen und sozialen Wohlbefindens und nicht allein das Fehlen von Krankheit und Gebrechen.«

Für den Medizinsoziologen Talcott Parson ist »Gesundheit ein Zustand optimaler Leistungsfähigkeit eines Individuums, für die wirksame Erfüllung der Rollen und Aufgaben, für die es sozialisiert worden ist«. Klaus Hurrelmann sieht Gesundheit als »Zustand des objektiven und subjektiven Befindens einer Person, der gegeben ist, wenn diese Person sich in den physischen, psychischen und sozialen Bereichen ihrer Entwicklung im Einklang mit den eigenen Möglichkeiten und Zielvorstellungen und den jeweils gegebenen äußeren Lebensbedingungen befindet«.

Im Versicherungsrecht der gesetzlichen Krankenkassen gilt Krankheit als »objektiv fassbarer, regelwidriger, anomaler körperlicher oder geistiger Zustand, der die Notwendigkeit einer Heilbehandlung erfordert und zur Arbeitsunfähigkeit führen kann«. Krankheit liegt demnach vor, wenn Behandlungsbedürftigkeit besteht. Obwohl objektiv nur schwer zu bestimmen ist, wo Gesundheit aufhört und Krankheit anfängt, wird die Krankheit als Abweichung von der Norm verstanden. Gesundheit dient nur als Abgren-

zungsbegriff gegenüber der Krankheit, was der Komplexität des Phänomens nicht gerecht wird.
Auch die Ausbildung in den Gesundheitsberufen ist immer noch weitgehend auf die Diagnose und Behandlung von Krankheiten ausgerichtet. Zukünftige Gesundheitssysteme müssen das ändern. Bessere Prävention und Gesunderhaltung der Weltbevölkerung sind unverzichtbar.

Schlaglichter der Medizingeschichte
Von den Anfängen bis ins 19. Jahrhundert

In den frühen Epochen der Geschichte war die körperliche Funktionsfähigkeit des Menschen eine Frage des Überlebens. Entsprechend hoch war der Stellenwert, den die Bemühungen um Heilung hatten. In den ältesten Hochkulturen in China, Indien, im Mittelmeerraum und in Amerika gab es sehr unterschiedliche Formen der Gesundheitsfürsorge und der Medizin. Die europäische Medizin wurde maßgeblich geprägt von der griechischen Antike, allen voran von Hippokrates von Kos, und später von den Römern und Arabern. Herausragende Ärzte waren hier Galen beziehungsweise Avicenna. Im Mittelalter waren die Klöster Orte des medizinischen Wissens, gepaart mit Einflüssen von Magie und Religion. Neue rationale Entwicklungen im ausgehenden Mittelalter und in der Neuzeit sind verbunden mit der Gesundheitslehre eines Paracelsus, der rationalen Sicht eines René Descartes und den wissenschaftlichen Untersuchungen eines Vesalius, ferner mit der Entdeckung des Blutkreislaufs durch William Harvey und der Erfindung des Mikroskops durch Antoni van Leeuwenhoek. Die Moderne wurde unter anderem in Wien, Paris und London eingeleitet. Berühmte deutsche Neuerer waren Christoph Wilhelm Hufeland, Johannes Müller, Johann Lukas Schönlein, Rudolf Virchow und Hermann von Helmholtz, die Begründer der Berliner Schule der Medizin, die ihren Einfluss bis in die Gegenwart entfaltet.

Dokumente aus der griechischen und römischen Antike belegen, dass nach einer anfänglichen Tempelmedizin, die Priestern anvertraut wurde und Genesung als Götterwerk verstand, zum ersten Mal ein rationaler Umgang mit dem Leben und seinen leiblichen und seelischen Störungen einsetzte. Sein Aufkommen bietet Historikern die Möglichkeit, von den frühen Formen einer »wissenschaftlichen Medizin« zu sprechen. Gemeint sind vor allem die Beiträge, die auf Hippokrates von Kos und Galenos von Pergamon zurückgehen, von denen der erste in vorchristlicher und der zweite in nachchristlicher Zeit gelebt hat. Beide Namen sind auch heute noch vielen bekannt. Dem griechischen Arzt aus Kos verdanken wir den Hippokratischen Eid, der bis heute Grundlage für moderne ärztliche Gelöbnisse ist, während nach dem Jahrhunderte später vorwiegend in Rom tätigen Mediziner aus Pergamon die moderne Disziplin der Galenik benannt wurde, die sich mit der Zusammensetzung von Medikamenten befasst, unter anderem also erforscht, in welcher Form und in welcher Dosierung ausgewiesene Wirkstoffe einem Patienten verabreicht werden können.

Chinesische und indische Medizin

Bevor die Aufmerksamkeit mehr den europäischen Entwicklungen gilt, soll auf einige Ansätze der chinesischen und indischen Medizin hingewiesen werden, die zum Teil zwar schon mehrere Tausend Jahre alt sind, sich aber lange Zeit nicht durchsetzen konnten und als globale Therapieformen – also auch im Westen und in hiesigen Breiten – erst seit den 1970er Jahren anerkannt und praktiziert werden. Die indische Heilkunst findet man anfänglich in religiösen Texten namens Veden, was »heilige Kunde« bedeutet. In den entsprechenden Passagen bekommen die Gläubigen Auskunft über die Verwendung von Kräutern und erfahren von Ritualen, die vor Dämonen schützen. In der heutigen Zeit kennt man Verfahren der indischen Medizin unter dem Namen Ayurveda, was im Sanskrit »Wissen vom Leben« meint und als »ganzheitliches« System vor allem Anwendung im Wellness-Bereich findet. Ziel ist es, die »Energien« des Körpers in eine harmonische Balance zu bringen, wobei eine evidenzbasierte Medizin bis heute keine Nachweise für eine therapeutische Wirkung liefern konnte.

Dies gilt nicht für die Akupunktur, die schmerzlindernde Nadeltherapie, die zu den Behandlungsformen der chinesischen Medizin zählt und deren klassischer Text *Huang Di neijing* seit dem 3. Jahrhundert nach Christus in mehr als 600 Ausgaben erschienen ist. Wie es der (politisch ausgerichteten) konfuzianischen Philosophie entspricht, legt das *Huang Di neijing*, das manche Autoren mit »Innerer Leitfaden« übersetzen, vor allem darauf Wert, dem Einsetzen einer Krankheit vorzubeugen. Wenn sie doch eintritt, so macht das chinesische Buch »die Störung im Fluss des Qi durch den Körper« dafür verantwortlich. In der westlichen Literatur wird der lebensspendende Faktor Qi gerne als »Energie« gedeutet oder mit diesem physikalischen Begriff übersetzt, vor allem seit es weltweit Probleme mit der Energieversorgung gibt. Dies lässt erneut politische Bezüge bei dem Umgang mit Kranken und Krankheiten erkennen, wie sie in diesem Buch unter anderem bei Rudolf Virchow zu finden sind, der Politik sogar »als Medizin im Großen« versteht. Er sieht in ihr eine soziale Wissenschaft, die dem Staat die Aufgabe zuweist, der Gesundheit der Menschen zu dienen.

Anzumerken bleibt, dass die chinesische Medizin sich seit Jahrtausenden einen militärischen Sprachgebrauch angewöhnt hat und gerne von der Verteidigung des Individuums gegen Angriffe von außen spricht. Eine ähnliche Metaphorik etabliert sich auch im Westen, als im 19. Jahrhundert erstmals zuverlässige Einsichten in das Immunsystem gelingen und die Mediziner anfangen, von einem Krieg zu reden, den die Körperzellen gegen Eindringlinge führen. Heute würde man eher ökologische Sprachbilder wählen, um das immunbiologische Geschehen als dynamisches Gleichgewicht zwischen konkurrierenden Akteuren zu erfassen, wozu an dieser Stelle nur ermutigt werden kann, weil dabei zuletzt ein besseres Verständnis von einem gesunden oder sich erholenden Organismus und ein Einblick in sein Wohlbefinden zu erwarten sind.

Die Akupunktur erfreut sich inzwischen auch in Europa großer Beliebtheit – es gibt zum Beispiel seit längerem eine Deutsche Ärztegesellschaft für Akupunktur –, was sicher auch damit zusammenhängt, dass die Verwendung von chemischen Arzneimitteln bei einem Teil der Bevölkerung zunehmend auf Skepsis stößt. Viele geben im Allgemeinen eher naturheilkundlichen Verfahren den Vorzug und sehen im Einsatz von Nadeln einen direkten Akt des Mitgefühls, das ihnen als betroffenen Patienten gilt, wie der Sinologe und Medizinhistoriker Paul Ulrich Unschuld meint. Kranke Menschen mögen die Vorstellung nicht, dass in ihrem Körper ein Krieg ausgetragen wird, um einen eingedrungenen Feind zu vernichten. Als Heilung empfinden sie es vielmehr, wenn sie die Ruhe und Harmonie eines großen Ganzen in sich spüren.

Hippokratische Medizin

Zurück zur griechischen Antike: Als Hippokrates von Kos (460–370 v. Chr.), ein Zeitgenosse Platons, in Athen aufkreuzte, herrschte in seiner griechischen Heimat die Lehre vor, dass vier Elemente den Kosmos ausmachen: Feuer, Erde, Wasser und Luft. Dieser Gedanke führte in Verbindung mit der von Pythagoras ausgehenden Verherrlichung der heiligen Vierzahl zur Annahme, dass es auch im menschlichen Körper vier Grundstoffe oder Körpersäfte gebe, die in einem ausgewogenen Verhältnis zueinander stehen müssten, um den harmonischen Vorgaben der Natur zu entsprechen und für persönliche Gesundheit zu sorgen. Die Medizingeschichte spricht mit einem holprigen Wort von der Krasenlehre – »krasis« ist die griechische Vokabel für das, was man heutzutage eine chemische Mischung nennt. Besser bekannt ist die in der Antike sorgsam ausgearbeitete Anschauung allerdings unter dem Namen Viersäftelehre. Polybos, der Schwiegersohn des Hippokrates, erörtert die Grundannahmen dieser Lehre in einer ihm zugeschriebenen Abhandlung mit dem Titel *Über die Natur des Menschen*: »Der Körper des Menschen enthält Blut, Schleim, gelbe und schwarze Galle, und diese machen seine Natur aus, und wegen dieser Säfte ist er krank oder gesund.« Weiter heißt es: »Das Frühjahr entspricht seiner Natur nach am meisten dem Blut; es ist feucht und warm. Sommer und Herbst stehen im Zeichen der Galle. Während des Herbstes ist die schwarze Galle in größter Menge vorhanden und am stärksten wirksam. Der Herbst ist trocken und kühlt die Menschen ab. Er ist der Natur des Blutes entgegengesetzt. Im Winter nimmt der Schleim wieder zu«, wobei die letzte Beobachtung einem heutigen Menschen in nördlichen Breiten sofort einleuchtet, wenn er bei kaltem Wetter dauernd seine Nase putzen muss.

Die Frage, wie das gesunde Verhältnis der Krasen oder Körpersäfte erreicht werden kann, beantwortet ein Arzt in der Tradition des Hippokrates, indem er zum einen auf Wetterlagen und Sternkonstellationen verweist und zum anderen körperliche Übungen und eine geeignete Auswahl von Speisen und Getränken anmahnt. Die Diätetik, in deren Rahmen jedem Menschen empfohlen wird, sich an sein eigenes »regimen« – also eine konkrete Diätvorschrift – zu halten, ist mithin keine neue Disziplin. Autoren, die entsprechende Ratgeber verfassen, sind nicht nur in den aktuellen Beststellerlisten vertreten, sondern finden sich in allen Epochen der Medizingeschichte. Als ein Beispiel unter vielen sei hier Christoph Wilhelm Hufeland erwähnt, der große Arzt der Goethezeit, der gegen Ende des 18. Jahrhunderts ein auf die Ernährungsgewohnheiten abzielendes Buch mit dem Titel *Die Kunst, das menschliche Leben zu verlängern* veröffentlichte, das später als *Makrobiotik* neu aufgelegt und viel rezipiert wurde.

Es ist hilfreich, sich die Einsichten und Lehren von Hippokrates insgesamt als »Ausgewogenheitslehre« oder als umfassende Einladung zur Harmonie vorzustellen, denn der Gesundheitsbegriff des griechischen Arztes zielte nicht nur auf die Balance der inneren Körpersäfte ab, sondern auch auf »ein Netz von Bezogenheit«, in das Menschen in der von ihnen kontaktierten Außenwelt eingespannt waren und durch das sie »mit tausend Fäden mit der Umwelt verknüpft« wurden. Der Gedanke einer Diätetik erfasst die gesamte Lebensführung eines Menschen, die auf ein hypothetisches Gleichmaß ausgerichtet war, was es Hippokrates erlaubte, in seine Eidesformel folgenden Satz aufzunehmen: »Ich will diätetische Maßnahmen zum Vorteil der Kranken anwenden nach meinem Können und Urteil; ich will sie vor Schaden und Unheil bewahren.«

Es wird niemanden überraschen, dass auch Platon als Zeitgenosse des Hippokrates in seinen Schriften über die Förderung der Gesundheit nachgedacht und zum Beispiel in seinem Dialog *Timaios* erörtert hat, worauf es bei der Heilkunst ankommt. Der Philosoph spricht von seelisch-leiblicher Harmonie in einem Menschen und fügt als Warnung für seine Kollegen hinzu, dass körperliche Untätigkeit zum Tode führen kann. Das klingt alles fundiert und vernünftig, bis man erst überrascht und dann enttäuscht zur Kenntnis nehmen muss, dass Platon tatsächlich meint, es sei doch »jedermann« klar, »woraus Krankheiten entstehen«. Er schreibt etwas vertrackt: »Da der Körper aus den vier Elementen Feuer, Wasser, Luft und Erde zusammengesetzt ist, so haben das widernatürliche Zuviel und Zuwenig derselben und die widernatürliche Vertauschung des ihnen zukommenden Ortes mit einem fremden [Ort] Störungen und Krankheiten zur Folge.«

Natürlich ist Platon kein Arzt, sondern Philosoph, und wahrscheinlich wäre er gut beraten gewesen, sich nicht so verbindlich zu den Ursachen von Krankheiten zu äußern oder wenigstens nicht so zu tun, als sei ihm und »jedermann« klar, woher die Übel kamen, die den Ärzten so viel Kopfzerbrechen bereiteten.

Man kann trotzdem etwas von den philosophischen Überlegungen Platons mitnehmen, und zwar seine Überzeugung, dass ratsuchende Kranke mit zum Heilerfolg beitragen müssen und ihnen kein Arzt der Welt helfen kann, wenn sie sich für einen gesundheitsschädlichen Lebenswandel entscheiden: »Die Wahrheit ist nämlich, dass ihnen keine Medikamente, [...] kein Schneiden, kein Besprechen, kein Amulett und was dergleichen mehr ist, helfen wird, solange sie nicht dem Trunk, der Völlerei, den Liebesfreuden und dem Müßiggang entsagen«, wie Platon meint. Heilung kommt von innen, denn was von außen kommt und etwa gegen Bezahlung geliefert wird, kann eine Krankheit nur »bunter und größer« machen, so der Philosoph.

Bei dem Gedanken einer Eigenverantwortung für die Gesundheit trifft sich Platon übrigens mit Diogenes, dem Philosophen in der Tonne, der Alexander dem Großen seinen lapidaren Satz »Geh mir aus der Sonne« entgegenschleuderte, nachdem dieser ihn gefragt hatte, ob er als König der Griechen etwas für ihn tun könne. Diogenes ärgerte es, dass »die Menschen von den Göttern Gesundheit erbitten, während die meisten gerade das Gegenteil von dem tun, was gesund ist«. Der Philosoph fügte noch eine böse Bemerkung hinzu, der man im 21. Jahrhundert nicht unbedingt beipflichten muss: »Die meisten Menschen verwesen bei lebendigem Leib, indem sie sich mit Bädern verweichlichen und in Liebesgenüssen dahinschmelzen.«

Neben der zu beherzigenden Idee einer Mitverantwortung für die Gesundheit findet sich als weiterer tragfähiger Gedanke für die griechischen Philosophen der vorchristlichen Jahrhunderte mit medizinischem Interesse die durch zahlreiche Feststellungen gewonnene Überzeugung, dass es Berufe wie den des Zimmermanns gibt, die häufiger zu Krankheiten führen als andere. Das liefert einerseits einen frühen Hinweis auf die soziale Komponente eines persönlichen Geschehens und macht andererseits deutlich, dass die Ärzte der hippokratischen Zeit weniger die Krankheit allgemein und mehr das erkrankte Individuum im Blick hatten, was die Medizin des Abendlandes bis in das 19. Jahrhundert hinein prägte.

Von Athen nach Alexandria

Die einzelnen Überlegungen eines Gesundheitsdieners der Antike gingen vornehmlich von der bereits erwähnten Viersäftelehre aus, die in heutigen Texten zur Medizingeschichte auch gerne als Humoralparadigma bezeichnet wird. Die ersten drei Silben dieses schwergewichtig anmutenden Fachausdrucks leiten sich vom lateinischen »humor« (Feuchtigkeit) ab und die letzten vier Silben sind der aus dem Griechischen entlehnte Ausdruck für »Erklärungsmodell«. Unter einem Paradigma versteht man in der heutigen Wissenschaft alle konzeptionellen Voraussetzungen, unter denen jemand in einer bestimmten Epoche wissenschaftliche Forschungsergebnisse erörtert, ohne dass der allgemein akzeptierte gedankliche Rahmen bei den Überlegungen explizit angegeben wird. Seit dem 19. Jahrhundert gilt etwa das Paradigma, dass Organismen sich einer natürlichen Selektion verdanken, dass sie aus Zellen bestehen, in denen wiederum Moleküle zu finden sind, und in derselben Epoche war es unter Physikern Konsens, dass diese Moleküle aus Atomen bestehen, von denen sie wiederum meinten, sie hätten die Form kleiner Kügelchen. Während die erwähnten biologischen Paradigmen sich gehalten haben, musste das physikalische Denkmuster im 20. Jahrhundert weitgehend aufgegeben werden, wobei die Wissenschaftshistoriker heute verlässlich sagen können, dass es in der Geschichte immer wieder zu Paradigmenwechseln kommt, wenn die Forschung fortschreitet und neue, überraschende Einsichten zutage fördert. So wurde das Humoralparadigma im Lauf der Zeit etwa durch ein Solidarparadigma abgelöst, zu dessen Denkstil es gehört, die Ursache einer gesundheitlichen Störung einem feststellbaren Objekt (Solidum) – einem bestimmten Organ – zuzuschreiben, was den Vorteil mit sich bringt, dass sich therapeutische Eingriffe nun gezielt an dem ausgemachten Ort vornehmen lassen.

Dieser Wechsel im Paradigma der Medizin erfolgt zwar erst im 18. Jahrhundert, doch wie so oft in der Geschichte gibt es auch hier Vorläufer, die sich allerdings in ihrer Zeit kein Gehör verschaffen konnten. Als sich das Zentrum des medizinischen Denkens und der philosophischen Systeme im dritten vorchristlichen Jahrhundert von Athen nach Alexandria verlagerte, wirkte hier ein Arzt namens Erasistratos (304–250 v. Chr.), der nach Untersuchungen von Kranken meinte, deren Gesundheitsstörungen klar definierten Körperbereichen zuordnen zu können. Nicht eben förderlich war seiner These, dass er die Leichen von Hinrichtungsopfern sezierte. Seine Zeitgenossen empfanden es als wenig schlüssig, dass er durch die Untersuchung von Toten etwas über die Gesundheit der Lebenden in Erfahrung bringen wollte. Auf geringe Resonanz stieß anfänglich auch seine Idee, dass die Entweder-oder-Sicht auf Krankheit und Gesundheit durch einen Zwischenzustand zu ergänzen sei, in dem sich ein Patient in einer Weder-noch-Situation befindet. Die Ärzte aus Alexandria meinten, dass die völlige Befreiung von Schmerzen, Ängsten, Sorgen und Leiden wohl nur einer kleinen Minderheit zukommen würde und die Menschen sich auch dann gesund und wohlauf fühlten, wenn es zwickt und drückt und die alltäglichen Verrichtungen unangenehme Mühe machen und wehtun. Und in einem Punkt mag man ihnen zustimmen, denn natürlich lassen chronische Schmerzen betroffene Personen verzweifeln, aber umgekehrt betrachtet die medizinische Fachliteratur die Unfähigkeit, Schmerz zu empfinden, weniger als Geschenk und mehr als heimlichen Fluch.

Galens Temperamente

Im ersten nachchristlichen Jahrhundert, als die alles beherrschende Großmacht in Europa und im Mittelmeerraum das Römische Reich war, legte der römische Wissenschaftsautor Cornelius Celsus seine *Acht Bücher über die Medizin* vor, an deren Beginn ein nach wie vor gültiger Ratschlag zu lesen ist: »Der gesunde Mensch, der sich bei guten Kräften befindet und sein eigener Herr ist, soll sich an keine Regel binden und bedarf weder eines Arztes noch eines Salbenarztes«, wobei der zweitgenannte Beruf in etwa dem entspricht, was man heute einen Apotheker nennt. »Fragen Sie bitte nicht Ihren Arzt oder Apotheker«, würde Celsus der heutigen Werbung entgegenhalten, »führen Sie einfach ein abwechslungsreiches Leben, trainieren Sie Ihren Körper und essen und trinken Sie nur so viel, wie Sie verdauen und vertragen können«, und auch wenn seine Zeitgenossen vor der Häufigkeit des Beischlafs warnten, meinte Celsus abwiegelnd, »man scheue ihn aber nicht allzu sehr«.

Seine Ratschläge stehen etwas im Schatten des großen Arztes Galen. Der Autor einer mehrbändigen Gesundheitslehre ging wie schon andere Ärzte vor ihm von drei Befindlichkeiten aus – Gesundheit, Krankheit und dem neutralen Zwischenzustand – und nutzte die Viersäftelehre, um zum einen (unangenehme) Therapien wie Aderlass, Abführen, Schröpfen und Erbrechen zu empfehlen und zum anderen eine Charakterlehre zu entwickeln, die bis heute Anhänger findet. Galen unterschied den aufbrausenden Choleriker mit einem Überschuss an gelber Galle vom schwermütigen Melancholiker mit einem Zuviel an schwarzer Galle. Und er stellte dem Sanguiniker mit überfließendem Blutsaft den Phlegmatiker gegenüber, dessen Säftebalance durch den dominanten Schleim aus dem Lot gebracht wird.

Das gestörte Mischungsverhältnis der Körpersäfte versuchte er durch Beobachtungen und Messungen zu ermitteln, was ihn auf die bis heute verfolgte und im Laufe der Geschichte ständig verfeinerte Idee brachte, den Urin zu untersuchen und die Pulsrate zu bestimmen. Da Galen kein präzises Instrument zur Zeitmessung kannte, konnte es nur um Pulsqualitäten gehen, und für seinen Harnbefund musste er sich auf sein bloßes Auge verlassen. Dieses suchte nach dem – wortwörtlich verstandenen – Überflüssigen, das sich in Galens Vorstellung in den Blutgefäßen gesammelt hatte und von den Nieren in die Harnblase ausgeschieden wird. Die Qualität des Harns hängt nach Galen dabei vor allem von der Säftemischung und von den Organen ab, die sie verarbeiten und absondern, also den Nieren und der Leber, und der schauende Arzt prüft die Farbe und Konsistenz des Urins und kümmert sich um die Frage, ob sich in ihm ein Sediment erkennen lässt. Diese frühen Bemühungen um eine aussagekräftige Uroskopie fanden ihre Fortsetzung in den mit Farbmustern arbeitenden Urinfibeln des 15. Jahrhunderts und schließlich in der chemischen Urinanalyse des 19. Jahrhunderts, deren Wert laut dem bereits erwähnten Arzt Hufeland gar nicht hoch genug eingeschätzt werden konnte. Denn Urin, so Hufeland, »ist das wichtigste Zeichen der Diagnostik zur Erkenntnis und Beschaffenheit des Blutes und der chemischen Prozesse im Organismus«.

Galen dachte sicher genau so, wenn ihm auch die Analysemethoden des 19. Jahrhunderts fehlten. Der römische Arzt wandte sich mit seiner Gesundheitslehre an Laien, und er bezog den gesellschaftlichen Status eines Kranken auf Erden ebenso in seine Überlegungen ein wie Auskünfte über die Konstellationen der Gestirne am Himmel. Er hielt es keineswegs für erstrebenswert, einen optimalen Zustand zu erreichen und den Körper in eine anhaltende Höchstform zu bringen. Weitaus sinnvoller schien ihm, sich eine Steigerungsfähigkeit offenzuhalten und die Bereitschaft zu einer Förderung der empfundenen Gesundheit zu bewahren. Es galt, den günstigen Moment – den Kairos – abzuwarten und zu erwischen, um sich das Wohlgefühl erst zu verschaffen und es dann zu genießen. Das war mit Gesundheit gemeint, und verdient hatte man sie nur, wenn man sie selbst erlangt hatte.

Der Untergang des Römischen Reiches

Als Galen in Rom war, breitete sich im gesamten Römischen Reich eine Seuche aus, die Geschichtsbücher als Antoninische Pest bezeichnen, benannt nach dem damaligen Kaiser Mark Aurel, der amtlich korrekt Marcus Aurelius Antonius hieß. Wenn auch unklar bleibt, welcher Erreger für die Seuche und ihre Ausbreitung verantwortlich war – Galen nannte als Symptome von Angesteckten unter anderem Fieber und Pusteln auf der Haut, wie man sie später bei Pockeninfektionen gefunden hat –, so stimmen Historiker und Epidemiologen darin überein, dass das Imperium »mit seinen globalen Verbindungen und schnellen Kommunikationsnetzwerken« maßgeblich dazu beigetragen hat, »die ökologischen Bedingungen für das Ausbrechen der ersten Pandemie der Geschichte« zu schaffen, wie Kyle Harper in seiner monumentalen Studie *Fatum* nachweist. Der amerikanische Historiker erklärt den Niedergang des Römischen Reiches mit Klimaänderungen und Seuchen statt mit einem Versagen der politischen Klasse und Handelsproblemen, wie es sonst getan wird. Er zeigt an diesem Beispiel, dass die Geschichte der Menschheit von Anfang an und nicht erst seit dem Beginn der ökonomischen Globalisierung aufs Engste mit der Geschichte der Natur verwoben ist.

Der Antoninischen Pest folgte um das Jahr 540 nach Christus als zweite Katastrophe die Justinianische, die ebenfalls nach dem damals herrschenden Kaiser benannt wurde. Den Namen Pest hat diese Seuche wissenschaftlich betrachtet tatsächlich verdient, da sie sich – dank moderner Nachweismethoden der Genetik – eindeutig auf das Bakterium Yersinia pestis zurückführen lässt, das die Beulenpest auslösen kann und dabei seine Opfer massenhaft und wahllos tötet. Unter Justinian tritt Yersinia pestis zum ersten Mal in der Geschichte mit gravierenden sozialpolitischen Folgen auf, zu denen letztlich auch der Untergang des Imperiums zählt. Im 14. Jahrhundert verursachte die Killermikrobe in Europa eine Pandemie, für die sich die Umschreibung »Schwarzer Tod« eingebürgert hat, und ein halbes Millennium später richtete sie ähnliche Verheerungen in China an. Übertragen wird die Pest meist von Rattenflöhen, die bei schrumpfender Nagerpopulation nach Menschenblut Ausschau halten und natürlich rasch fündig werden, wenn eine staatliche oder imperiale Infrastruktur die geeigneten ökologischen Bedingungen dafür geschaffen hat. Zusätzlich ist anzunehmen, dass es durch zufällige geologische Konstellationen in den Jahren zwischen 530 und 540 nach Christus auf dem Gebiet des Römischen Imperiums zu einer Abkühlung kam, was die durchschnittliche Temperatur genau in den Bereich fallen ließ, in dem sich die von den Flöhen übertragenen Pestbakterien am wohlsten fühlen. Sie rafften im 6. Jahrhundert etwa die Hälfte der Bevölkerung des Römischen Reiches dahin, und da überlebende Pestkranke nur vorübergehend immun werden, kehrte die Seuche bis in die Mitte des 8. Jahrhunderts immer wieder zurück und setzte »bei den Menschen sämtliche apokalyptischen Ängste frei«, wie der Historiker Harper die dem Christentum geschuldete und damals verbreitete Denkweise resümiert. Die eschatologische Untergangsstimmung soll auch die in ihrem Schatten aufkommende religiöse Mission Mohammeds beflügelt haben, der seine Anhänger im Koran ebenfalls vor der »letzten Stunde« warnte und ihnen zugleich einen neuen monotheistischen Weg wies, auf dem vorher noch viel erreicht und erobert werden konnte.

Christus medicus

Zurück in die ersten nachchristlichen Jahrhunderte, in denen Menschen damit beginnen, sich in der Bibel sowohl nach Vorschlägen für ein gesundes Leben als auch nach dem jeweils praktizierten Umgang mit Kranken umzusehen. Im Neuen Testament erscheint Jesus häufig als »Christus medicus« und somit als Hoffnungsträger der Menschen mit körperlichen und seelischen Leiden. Offenbar strömten die Massen nicht vorrangig wegen seiner Predigten zu Jesus, sondern weil sie sich von ihm Abhilfe von Krankheiten erhofften, wie es im Lukas-Evangelium (Kapitel 6, Vers 18) heißt: »Alle wollen ihn hören und von den Krankheiten geheilt werden.« Jesus selbst hat sich zwar nie als Arzt bezeichnet, aber die Gläubigen dürften ihn wohl so gesehen haben. So beschreibt ihn etwa der Bischof von Antiochien im 2. Jahrhundert als einen »Arzt, aus Fleisch und Geist zugleich«. Auch Kirchenväter sahen in Jesus einen Gesundheitslehrer, wobei sie in ihren Schreibstuben meinten, es reiche, den Kranken »das Heilmittel der Buße« zu empfehlen.

Für eine Geschichte der Medizin spielen weniger frühchristliche Lehren als vielmehr Klostergründungen eine Rolle, und zwar bereits die erste von ihnen, die im Jahre 529 durch Benedikt von Nursia auf dem Monte Cassino erfolgte. Er stellte die nach ihm benannte Benediktinerregel auf, die moderne Augen als eine umfassende Ars Vivendi lesen können, weil sie Ratschläge für eine Alltagshygiene und andere Empfehlungen zur Gesunderhaltung enthält. Ein Abt, so Benedikt, hat seine Mönche »wie ein weiser Arzt« zu führen, ferner spricht er von »Salben der Ermahnung« und bittet die gesunden Klosterbrüder, für einen kranken Mönch zu beten, damit der Herr ihm Heilung schenkt.

Um 790 nach Christus verfasste im karolingischen Reichskloster Lorsch ein ungenannt gebliebener Mönch ein erstes Arzneibuch, in dem die Gesundheit der Menschen mit der Verträglichkeit der zu sich genommenen Speisen in Verbindung gebracht wird. Der Autor empfiehlt zum Beispiel einen frühmorgendlichen Würztrunk, dessen Zusammensetzung von der Jahreszeit abhängt. »Im Januar sichern Ingwer und Rhabarber, [...] im Oktober Gewürznelke und Pfeffer, im November Zimt und im Dezember Narde das Wohlergehen«, wie zu lesen ist, bevor es noch allgemeine Ratschläge zur gesunden Lebensweise und zu guter Letzt eine Warnung vor dem Genuss von Rindfleisch und Weißbrot gibt. Der Lorscher Mönch zeigt sich im Übrigen überzeugt davon, dass die heimischen Kräuter ausreichen, um die Gesundheit eines Kranken wiederherzustellen.

Ein persischer Hippokrates und Avicennas *Kanon der Medizin*

Im 7. Jahrhundert nach Christus kam nach dem oben skizzierten Untergang des Römischen Imperiums der Islam auf, der sich von Arabien ausgehend ein mächtiges Reich erschuf und in seinem Herrschaftsgebiet ein Goldenes Zeitalter einläutete, in dem Genies aus der Levante das Wissen der Welt maßgeblich erweiterten. Zu ihnen gehörten auch große Ärzte, zum Beispiel der um das Jahr 900 lebende Gelehrte Abu Bkr ar-Razi, auch Rhazes genannt, den westliche Historiker gerne als Hippokrates seines Kulturkreises feiern. Rhazes war aus Persien gekommen, um in Bagdad das dortige Krankenhaus zu leiten – eine Aufgabe, die ihm offenbar noch genug Zeit ließ, um ein Kompendium der Heilkunde in zehn Büchern zu verfassen, das in lateinischer Übersetzung *Liber ad Almansorem* heißt. In einer weiteren Schrift berichtete der persische Arzt als erster über Pocken und Masern, was diesen beiden Krankheiten ihren ersten Auftritt in der Geschichte der Medizin verschaffte, obwohl sie sich unter den Menschen schon früher gezeigt hatten, aber bis dahin hatte ihnen noch niemand einen Namen gegeben.

Rhazes kannte auch die Schriften von Galen, dessen Lehren er durch eigene Erfahrungen ergänzte und korrigierte. Während Galen beispielsweise vorschrieb, dass ein wärmender oder kühlender Gegenstand stets wärmer beziehungsweise kühler zu sein habe als der Körperteil, auf den er wirken soll, stellte der persische Arzt fest, dass auch mäßig warme Bettflaschen eine größere Hitze im Patienten auslösen können. Insgesamt ermutigte Rhazes die Menschen zur Selbstdisziplin und empfahl Badekuren zur Erhaltung der Gesundheit, da die äußere Reinigung die innere symbolisiere. Nach dem Koran gehören tägliche Waschungen zu den Pflichten der Gläubigen, weshalb die ersten Badehäuser in der Nähe von Moscheen errichtet wurden.

Um das Jahr 1000 nach Christus betritt der große persische Philosoph und Arzt Avicenna die Bühne der Geschichte. Sein auf fünf Bände angelegter *Kanon der Medizin* bietet den Lesern eine umfassende Lebenskunde und empfiehlt unter anderem eine Rhythmisierung des Daseins, erreichbar durch einen Wechsel von Bewegung und Ruhe, wie er sich etwa auch im Schlagen des Pulses manifestiert. Mit Hilfe des Pulses versucht Avicenna auch, den Gesundheitszustand eines Patienten zu bestimmen. Sein Schlagen, so schreibt er, dürfe nicht zu weit von »einem festen Metrum« entfernt sein, das er allerdings nicht näher quantifiziert. Im Übrigen ist Avicenna davon überzeugt, dass nicht der Arzt dem Kranken seine Gesundheit schenkt, sondern ein »höheres Prinzip«, dem die körperliche Materie ihre stabile Wesensform verdankt. Etwas anders und präziser lässt sich das seit dem 19. Jahrhundert ausdrücken, als Darwin entdeckte, dass der tägliche Überlebenskampf und die damit einhergehende Evolution den Organismen Stabilität und Stärke verleiht.

Avicenna machte sich in diesem Zusammenhang ausführlich Gedanken über die Frage, weshalb es in einer von einem gütigen und allwissenden Gott geschaffenen Welt überhaupt Krankheiten gibt. Damit spricht er die auch in der europäischen Philosophie umfassend diskutierte Theodizee an, also die Rechtfertigung Gottes im Angesicht des Übels, das unter den Menschen herrscht. Der persische Gelehrte hält das Böse für den Preis der Willensfreiheit, was die Sorge um die Gesundheit plötzlich zu einem moralischen Problem macht und es Personen erlaubt, Verantwortung zu übernehmen und Würde zu zeigen. Dabei bleibt für die Heilkunst eine große Aufgabe bestehen, nämlich »den Körper des Menschen jenes natürliche Lebensende erreichen zu lassen, das natürlicher Tod genannt wird«.

Avicennas *Kanon der Medizin* informiert seine Leser über Arzneimittel ebenso wie über chirurgische Eingriffe, über Hygiene ebenso wie über Diätetik, und der Autor war davon überzeugt, das heilkundliche Wissen seiner Welt abgeschlossen vor Augen zu haben, weshalb er sein Werk schließlich zu einem Gedicht aus mehr als eintausend Knittelversen komprimierte, die der zeitgenössische Philosoph Averroes seinen Studenten als vorzüglichste Einführung in die Medizin empfohlen hat.

Ein weiterer einflussreicher Mediziner im orientalischen Kulturraum war der Universalgelehrte Moses Maimonides, der aus Andalusien stammte und später in Ägypten lebte. Er vertrat im 12. Jahrhundert die Auffassung, die Menschen hätten es selbst in der Hand, ihr »natürliches Lebensende« zu erreichen. Die Einzelnen müssten dazu aber lernen, wie sehr ihre Gesundheit und ihr Pneuma, also ihr Geist und die Atemluft Gottes in ihnen, von der Atemluft der Erde und der Qualität der Nahrung abhängen, um nur zwei äußere Umweltfaktoren zu nennen, über die stets viel nachgedacht wurde.

Im christlichen Mittelalter

Im Denken des christlichen Mittelalters beruhte Gesundheit auf der Eingebundenheit eines Menschen in den von Gott geschaffenen und beschützten Kosmos, was auch bedeutete, dass für die meisten Ärzte der damaligen Zeit die Sterne bei der Behandlung eines Patienten eine gewisse Rolle spielten. Die Astrologie galt als ernsthafte Wissenschaft, und so verband man das Sternzeichen eines Menschen mit dem Viererschema des Humoralparadigmas. Stier, Jungfrau und Steinbock galten als kalt und trocken, was zur Melancholie disponierte, während Zwillinge, Waage und Wassermann als heiß und feucht und folglich als seuchenanfällig angesehen wurden. Die Bücher geben allerdings keine Auskunft darüber, ob die fraglichen Hypothesen jemals an realen Menschen überprüft wurden. Bei Arzneien musste darauf geachtet werden, an welchem Tag und zu welcher Stunde sie verabreicht wurden. Wählte man den falschen Moment, konnten die Heilmittel schaden. So wird es jedenfalls allgemein in der Literatur berichtet, ohne dass konkrete Einzelfälle bekannt gemacht werden. Natürlich wurden Gesundheitsstörungen damals auch Dämonen oder dem Einfluss des Teufels zugeschrieben, während man umgekehrt hoffte, bei Märtyrern und Bekennern magische Heilkräfte zu finden.

Ebenso sind Visionen ein fester Bestandteil des mittelalterlichen Weltbilds. So meinte etwa die Äbtissin Hildegard von Bingen, dass Gott ihr über Visionen den Weg zum Heilen zeigen würde. Bei Gesundheit gehe es allgemein um »integritas«. Alles soll sich, so Hildegard, zu einem Ganzen fügen, das sowohl den Makrokosmos als auch den Mikrokosmos einschließt, und die Gläubigen in ihrer mittleren Position zwischen den Welten sollen sich in Demut üben. Ist diese Bedingung erfüllt, dann meldet sich Gott zu Wort und spricht den Leidenden an: »Ich bin der große Arzt, und ich handle wie ein Arzt, wenn er den Kranken sieht, der wieder gesund werden will.« Insgesamt schwärmen Historiker von der Menschlichkeit der berühmten Klostergründerin, die wie der Ordensgründer Benedikt Verständnis für menschliche Schwächen aufbringt und den Kranken mit großer Empathie begegnet.

Zuwendung erfuhren Betroffene auch in den christlichen Hospitälern, die sich aus der klösterlichen Wohlfahrtspflege heraus entwickelten. Später folgten bürgerliche Spitäler, die in den immer größer werdenden Städten eingerichtet wurden. In der mittelalterlichen Zeit kam es in Europa auch zur Gründung erster Universitäten, in denen Medizin zunächst von einzelnen Lehrern ohne Reglement unterrichtet wurde, bis die Pariser Hochschule 1270 zum ersten Mal einen reglementierten Studiengang anbot. Bald konnten die ersten Studenten einen medizinischen Doktortitel erwerben, und am Ende des 13. Jahrhunderts nahm die Heilkunde in den Fakultäten nach der Theologie und der Jurisprudenz und vor den Freien Künsten den dritten Rang ein.

Zwischen Magie und Wissen

Wer nach den letzten Bemerkungen meint, die Heilkunde bekäme in der Renaissance allmählich eine naturwissenschaftliche Orientierung, muss erst einmal enttäuscht werden, denn gegen eine solche Neuausrichtung wehren sich ausgerechnet die Vertreter der ersten Humanistengeneration wie Petrarca und Boccacio. In Florenz meint der Kanzler der Universität, Leonardo Bruni, sogar, es sei »nicht ganz ehrenhaft«, die Geheimnisse der Gesundheit zu erforschen, da sich die Medizin ausschließlich um die »irdische« Komponente unseres Seins kümmere. Außerdem reiche das Denkvermögen von Menschen niemals aus, um die von Gott erdachten Funktionen eines Körpers zu begreifen, wie Klaus Bergdolt in *Leib und Seele* die damalige Geisteshaltung zusammenfasst. Diese Einstellung hat allerdings weder Leonardo da Vinci noch den nach ihm tätigen Anatomen Andreas Vesalius daran gehindert, ihr Wissen durch praktische Erfahrungen wie das Sezieren von Leichen zu erweitern.

Die Zeit um 1500 erlebt auch Ärzte wie den unruhigen Geist Theophrastus Bombastus von Hohenheim, genannt Paracelsus, der eine mysteriöse Mischung aus Astrologie, Alchemie und Magie einsetzt, um sich aus den Fesseln der alten (galenischen) Medizin zu befreien und so etwas wie eine chemische Heilkunde voranzubringen. Paracelsus beschwört den »inwendigen Arzt« in jedem Menschen und mit ihm die Heilkraft der Natur. »Sie ist der erste Arzt, der Mensch der zweite.« Gesundheit wird für ihn zu einer humanen Leistung, wobei es gilt, »Tag und Nacht in Übung zu liegen«, also niemals nachzulassen, aus einer Krankheit heraus um die Genesung zu kämpfen.

Paracelsus hält nicht viel von der Gleichgewichtslehre der Humoralpathologie. Er möchte viel lieber »Leib- und Wundarznei« miteinander verbinden, also das kombinieren, was heute Internisten und Chirurgen machen, und er sucht darüber hinaus nach Drogen, die das Leben verlängern, wie unter anderem in seinem Werk mit dem bezeichnenden Titel *Buch über das lange Leben* nachzulesen ist. Die in Frage kommenden Mittel tragen alle zugleich die Macht des Guten und des Schlechten in sich. Diese Überzeugung lässt Paracelsus den berühmten und nach wie vor gültigen Satz formulieren, wonach »allein die Dosis macht, dass ein Gift kein Gift sei«.

Wer sich länger mit der Gesundheitslehre des Paracelsus beschäftigt, wird finden, dass sie »kompliziert und widersprüchlich« daherkommt, wie Bergdolt schreibt. Das liegt zum einen daran, dass er sich als Mensch der Renaissance zwischen dem Suchen nach neuem Wissen und dem alten Vertrauen in magische Kräfte bewegt. Es hat aber zum zweiten auch damit zu tun, dass sich Paracelsus mehr dem gemeinen Volk als den Gelehrten zuwenden möchte, und der Mann oder die Frau auf der Straße interessierten sich wohl mehr für die unmittelbare Anwendbarbeit von Ratschlägen als für ihre theoretische Absicherung. Im Alltag kamen damals auch vermehrt Kräuterbüchlein zum Einsatz, die es in ähnlicher Form allerdings schon viel früher gab, zum Beispiel bei Hildegard von Bingen, die im 12. Jahrhundert in ihrem Garten Heilpflanzen angebaut und darüber Buch geführt hatte. Überhaupt erlebte die Botanik im 16. Jahrhundert glorreiche Zeiten: Die Spanier brachten aus Lateinamerika Tausende von Gewächsen der dortigen Ureinwohner mit, die man in Europa als »materia medica« bezeichnete und bei Operationen und Aderlässen einsetzte. Doch der Aufschwung der Kräuterbüchlein kam im Dreißigjährigen Krieg zum Erliegen, und am Ende des 17. Jahrhunderts meinte der Leibarzt des Bischofs von Münster sogar eine *Heilsame Drecksapotheke* vorlegen zu müssen, in der Kot und Urin als Mittel empfohlen wurden, »gifftigste Kranckheiten und bezauberte Schäden vom Haupt bis zu den Füssen« kurieren zu können.

Bevor mehr zum 17. Jahrhundert gesagt wird, sei noch ein Blick auf das Jahr 1543 geworfen, in dem zwei Bücher erscheinen, die den Menschen ein neues Weltbild vermitteln. Das eine befasst sich mit der Stellung der Erde im Universum. Bis zum genannten Jahr war man davon ausgegangen, dass sie unbeweglich im Zentrum ruht, doch dann schickte sie der Domherr Kopernikus auf eine Umlaufbahn um die Sonne und machte von nun an diese zum Mittelpunkt der Welt. Das andere Buch handelt von der Anatomie des menschlichen Körpers und heißt *De humani corporis fabrica*. Verfasst hat das mit vielen Illustrationen versehene und in Basel erschienene Werk der an der Universität von

Padua tätige Andreas Vesalius. Dieser legt nicht nur seine Methoden und die dazugehörige Sektionstechnik offen dar, er notiert auch mehr als 200 Fehler, die sich in den entsprechenden Arbeiten von Galen finden. Der römische Arzt hat zum Beispiel behauptet, dass der Gallengang im Magen endet, was Vesalius ebenso bezweifelt wie die überlieferte Vorstellung von einer fünflappigen Leber. Zwar enthält das Werk von Vesalius keine spektakulären Einsichten, aber der Autor führt seinen Zeitgenossen deutlich vor Augen, dass im menschlichen Körper noch viele Geheimnisse darauf warten, von den neugieriger werdenden Menschen verstanden und genutzt zu werden. In der Folge richten Städte wie Basel und Padua anatomische Theater ein, die nach dem Vorbild von antiken Amphitheatern errichtet werden. Was ursprünglich als Unterrichtsraum für angehende Mediziner gedacht war, entwickelt sich durch öffentliche Sektionen zu einem gesellschaftlichen Großereignis, das zahlreiche Zuschauer anlockt. Die untersten Ränge sind für prominente Bürger der Stadt reserviert, es folgen die Medizinprofessoren und danach die Kandidaten der Medizin, bevor die Plätze kommen, um die sich das sonstige Publikum balgen kann, nachdem es Eintrittsgeld bezahlt hat.

Zu den historisch interessanten Personen, die in Padua Vorlesungen italienischer Anatomen hören, zählt der Engländer William Harvey, dem die Menschen die Entdeckung des Blutkreislaufs im Jahre 1628 verdanken. Sie macht den unter anderem als Fellow am Londoner College of Physicians tätigen Arzt zu einem Wegbereiter der neuzeitlichen Medizin. Harvey stellt eine einfache Rechnung auf, um zu zeigen, dass die Menge des im Körper umgetriebenen Bluts – berechnet aus dem Volumen der linken Herzkammer, das mit der Anzahl der Herzschläge pro Tag multipliziert wird – nicht aus der Leber nachgeliefert werden kann, wie Galen es in seinen Schriften behauptet hat. Bei der Herzkontraktion, der Systole, wird das Blut zudem nicht wie von einer Saugglocke angesogen, wie Vesalius noch meinte, sondern durch die Arterien in die Peripherie geschafft, wodurch der Puls entsteht. Das Herz als Antriebsmotor einer zyklischen Bewegung des Blutes – das ist Harveys zentrale These, die trotz aller Qualitäten fast ein Jahrhundert lang umstritten bleibt. Ihm ergeht es ähnlich wie Kopernikus, dessen Neupositionierung der Sonne ebenso Zeit brauchte, um allgemein verstanden und anerkannt zu werden. In seinen späteren Jahren vertritt Harvey außerdem noch die Auffassung, dass sich alles Leben aus einem Ei entwickelt – »omne vivum ex ovo« –, was aber ohne mikroskopische Nachweise, die erst im 19. Jahrhundert gelingen, noch kontroverser diskutiert wird als der Blutkreislauf.

Seelenlose Automaten und sehende Augen

Während Harvey in London tätig ist und die Anatomen und Physiologen in kürzer werdenden Abständen ihre Gebiete durch verbesserte Methoden und damit mögliche neue Einsichten voranbringen, legt René Descartes die Axt an traditionelle philosophische Systeme, indem er den Organismus zweiteilt und dem automatisch funktionierenden Körper (res extensa) eine autonome Seele (res cogitans) gegenüberstellt, was faktisch eine Säkularisierung des Leibes und anschließend eine im Wortsinne seelenlose Medizin zur Folge hat. Zwar erinnert der immer wieder zitierte Satz »cogito ergo sum« (Ich denke, also bin ich) an die Abhängigkeit des Maschinenkörpers von einem ihm innewohnenden denkfähigen Geist, aber bei den kommenden Theorien der Gesundheit stehen von nun an physikalische und mechanische Überlegungen im Mittelpunkt. Folgt man dieser Sichtweise, wird die Gesundheit eines Menschen durch technische Störungen beeinträchtigt, die im Regelwerk des Körpers nach Reparatur verlangen. Ein Medizinprofessor aus Leyden vergleicht 1689 die Nahrungsaufnahme mit dem Aufziehen einer Uhr, und die beliebten Figurenautomaten aus der Barockzeit legen auch einem breiten Publikum den Gedanken nahe, dass die Funktionen des Menschen wie die einer Maschine zu verstehen sind und nach mechanischen Gesetzen ablaufen.

Allerdings beherrscht der seelenlose Cartesianismus die Gesundheitslehre dieser Zeit nicht vollständig. So sieht zum Beispiel Blaise Pascal im Herzen mehr als ein biologisch funktionierendes Organ und in der Gesundheit weniger den reibungslosen Betrieb eines Apparates und mehr die Geborgenheit einer bedürftigen Seele. Und Niels Stensen, einer der führenden Anatomen des 17. Jahrhunderts, schreibt in einem Brief an den Philosophen Spinoza 1671: »Weil sie nur noch Materie kennen, machen sie die Gesundheit aller materiellen Dinge zum Gott und erlauben dem Menschen allen Sinnengenuss, weil es keinen freien Willen gibt, weil es keinen Sinn hat zu beten und weil dem Tod weder Strafe noch Belohnung folgt.«

Zu den großen Fortschritten im 17. Jahrhundert gehört noch die Entwicklung der Mikroskopie, die vor allem von dem in Delft ansässigen Antoni van Leeuwenhoek vorangetrieben wird. Mit Hilfe selbstgefertigter Linsen gelingt es ihm um das Jahr 1670, die wimmelnde Welt im Kleinen – den Mikrokosmos in einem Tropfen Flusswasser – für die Augen eines Menschen sichtbar zu machen. Auf der Grundlage seiner Beobachtungen liefert er unter anderem auch eine treffende Beschreibung der heute als rote Blutkörperchen bekannten Zellen. In diesem Zusammenhang sei erwähnt, dass der Ausdruck »Zelle« seit 1665 im Umlauf ist, als der Brite Robert Hooke eine Korkschicht unter seinem das Gesehene etwa 200-fach vergrößernden Mikroskop betrachtet und dabei abgeschlossene und sich regelmäßig wiederholende Strukturen ausfindig machen kann. Solche Strukturen heißen seitdem Zellen, und im Verlauf des 19. Jahrhunderts setzt sich die Erkenntnis durch, dass sie die Grundbausteine des Lebens sind.

Der medizinische Nutzen der Mikroskopie wurde nicht sofort eingesehen und oftmals angezweifelt. Der englische Arzt Thomas Sydenham meinte etwa, der Feinbau eines Organs würde nicht mehr Informationen über eine Krankheit liefern als das unmittelbar Sichtbare. Damit lag er zwar falsch, aber in einem anderen Bereich verdankt die Medizin Sydenham einen bedeutenden Fortschritt. Dieser hängt mit der Chinarinde zusammen, die spanische Jesuiten und Ärzte in Peru kennengelernt hatten. Aus besagter Rinde konnte ein Pulver gewonnen werden, mit dem die Ureinwohner in der Lage waren, Menschen von dem Wechselfieber zu befreien, das in Verbindung mit Malaria auftrat. Die Chinarinde wurde nach Europa gebracht, und hier war es niemand anders als Sydenham, der sie 1668 als spezifische Arznei gegen die Malaria einsetzte, was in der Geschichte der Therapie eine regelrechte Revolution auslöste. Die ersten Ärzte, die das Mittel verordneten, wurden bei ihrem Vorgehen bald an die Dosisempfehlung des Paracelsus erinnert. Denn als der Wirkstoff bei Patienten zu hoch dosiert wurde, kam es zu Nebenwirkungen wie Ohrensausen, Erbrechen und Delirium, wie die Ärzte sorgfältig notierten. Das ändert allerdings nichts daran, dass sich die Chinarinde und der im 19. Jahrhundert aus ihr isolierte Wirkstoff Chinin bis in die Mitte des 20. Jahrhunderts als Mittel der Wahl bei der Bekämpfung der Malaria halten konnten. Erst unter dem Einfluss von Paul Ehrlich und weiteren biochemisch tätigen Ärzten ist es der pharmazeutischen Medizin nach und nach gelungen, neue und bessere Medikamente zu entwickeln und verfügbar zu machen.

Neben diesen molekularen Möglichkeiten wirkten sich immer stärker soziale Bedingungen auf Krankheit und Gesundheit aus, wobei man sich die Epidemien als Begleiterscheinung des Dreißigjährigen Krieges besser nicht in allen Einzelheiten ausmalt und auch die damit einhergehende Verelendung nur am Rande erwähnt. Beides beeinflusste das öffentliche Gesundheitswesen, in dem eine immer stärker werdende berufliche Ausdifferenzierung zu beobachten ist, und natürlich findet man neben den seriösen Apothekern, den geschickten Chirurgen und den unersetzlichen Hebammen auch etliche Quacksalber, die auf Marktplätzen obskure und dubiose Mittel und Verfahren feilbieten, um Kranke von ihren Leiden zu befreien. Beim einfachen Volk genießen diese Gaukler und Betrüger damals große Popularität, was man nachvollziehen kann, denn wer wollte schon nicht so etwas wie ein »Universalspezifikum« erwerben, das bei allen Gebrechen punktgenau hilft, solange man nur fest genug daran glaubt.

Im Zeitalter der Aufklärung

Das Glauben und der Glaube verloren an Kraft und Einfluss im Verlauf des 18. Jahrhunderts. Es ist das Zeitalter der Aufklärung, in dem Immanuel Kant die berühmten Sätze geschrieben hat: »Aufklärung ist der Ausgang des Menschen aus seiner selbstverschuldeten Unmündigkeit. Unmündigkeit ist das Unvermögen, sich seines Verstandes ohne Leitung eines andern zu bedienen.« Johann Karl Osterhausen aus

Nürnberg übertrug diesen philosophischen Gedanken auf das volkstümliche Streben nach Gesundheit, als er 1798 schrieb: »Medizinische Aufklärung ist der Ausgang eines Menschen aus seiner Unmündigkeit in Sachen, welche sein physisches Wohl betreffen.« Der fränkische Arzt wollte seinen Mitmenschen einen »gebildeten Umgang« mit Essen und Trinken, Arbeiten und Feiern, Schlafen und Wachen, Geschlechtsleben und Leidenschaften nahebringen. Allgemein zeigten sich Osterhausen und die anderen Aufklärer seiner Zeit davon überzeugt, dass man vernünftige Menschen durch vernünftiges Zureden zu einem vernünftigen Leben bewegen kann, bei dem sie vernünftig gesund bleiben.

Auf diese Weise hoffte man auch, einer »Medizinischen Polizey« entbehren zu können, wie sie ein Geheimrat namens Johann Peter Frank gefordert hatte. Mit ihrer Hilfe wäre es der Obrigkeit möglich gewesen, sich in das Leben der Untertanen einzumischen, um zum Beispiel die Wehrtüchtigkeit der jungen Männer zu garantieren, die im Krieg ihr gesundes Leben einsetzen sollten. Man muss Frank zugutehalten, dass er mit seinem Kontrollvorschlag vor allem an »die Rettung eines einzelnen Menschen« dachte und dass er dessen Bewahrung vor einer lebenszerstörenden Krankheit für »eine größere Tat« hielt als die »Eroberung einer Provinz durch Bürgerblut«.

Unter den vielen Medizinern, die im genannten Jahrhundert ihre Spuren hinterlassen, ragt der schon erwähnte Leidener Arzt Herman Boerhaave heraus, der sich Gedanken über den »Nutzen der mechanischen Methode in der Medizin« macht und auf dieser Grundlage die Arztausbildung erneuert. Auch der aus Thüringen gebürtige Christoph Wilhelm Hufeland übte mit seiner Idee der Lebenskraft (vis vitalis) einen erheblichen Einfluss auf die Medizin seiner Zeit aus. Die genannte Kraft betrachtete er als »Grundtatsache des Lebens«. Man findet sie seiner Ansicht nach bereits in einem Samenkorn, sie ermöglicht ein gesundes Leben, und wenn einer Person aus welchen Gründen auch immer die Lebenskraft entzogen wird, bleiben für ihren Körper nur »die Affinitäten und Gesetze der toten chemischen Natur«.

Wer über die Idee einer Lebenskraft nachdenkt, wird nicht lange brauchen, um sich auch Gedanken über das Gegenteil in Form einer

Lebensschwäche zu machen. Hufeland verstand darunter einen »ganz eigenthümlichen, nur im Anfang des Lebens möglichen pathologischen Zustand«, was dazu führte, dass seine Kollegen Kinderkrankheiten als »krankhafte Lebensschwäche« deuteten, als deren Ursache sie oftmals die »Luftverdorbenheit in den Städten« und unzureichende oder ungeeignete Nahrung auszumachen meinten. Hufeland lobte entsprechend das »Land- und Gartenleben«, bei dem alles auf »Erhaltung der Gesundheit und des Lebens« hinzuwirken schien, und sah sich dazu ermutigt, nach weiteren Mitteln zu suchen, mit denen sich diese Ziele erreichen lassen. Die Medizin solle sich bemühen, »durch Stärkung und andere Mittel jeden Menschen auf den höchsten Grad seiner physischen Vollkommenheit zu erheben«. An einem bestimmten Punkt ist allerdings eine Grenze erreicht, die man besser nicht überschreiten soll. In der *Makrobiotik* weist er darauf hin, dass sich das »größte Geheimnis, um alt zu werden, [...] in einer gewissen Mittelmäßigkeit des Standes, des Klimas, der Gesundheit, des Temperaments, der Leibeskonstitution, der Geschäfte, der Geisteskraft, der Diät« findet. Gesundheit darf nichts Extremes sein. Ein gesunder Mensch muss mit seinen unvermeidlichen Beschwerden und Schmerzen zurechtkommen, und ein vollkommener Zustand, sollte er denn überhaupt erreichbar sein, ist eher kontraproduktiv. Unter diesen konzeptionellen Vorgaben skizziert Hufeland eine »Geschichte der Gesundheit«, in deren Verlauf sich das Gute und das Gesunde allen Widerständen zum Trotz durchgesetzt haben.

Die Idee einer Lebenskraft wird sich halten und noch eine große Rolle spielen, wenn im 19. Jahrhundert unter anderem Rudolf Virchow und Hermann von Helmholtz im zunehmend naturwissenschaftlich geprägten Diskurs über das Leben, seine chemischen und physischen Bestandteile und seinen Ursprung nachdenken.

Zu der hier nur summarisch darstellbaren Geschichte der Gesundheitslehren in der Aufklärung gehören auch die Beiträge des Genfer Pädagogen und Naturforschers Jean-Jacques Rousseau, der die Gesundheit in seinem Bildungsroman *Emile oder die Erziehung* als Ergebnis einer natürlichen Entwicklung des einzelnen sieht. Rousseau hält nicht viel von der Medizin seiner Zeit: »Der einzig nützliche Teil der Medizin ist die Hygiene, und das ist weniger eine Wissenschaft als eine Tugend«, lautet sein forsches Urteil. »Die beiden wirklichen Ärzte« sind für ihn »Mäßigung und körperliche Arbeit«, und ein langes Leben werden nur Menschen erleben, »die viel Bewegung gehabt und Mühe und Arbeit haben ertragen müssen«.

Rousseau zeigte sich skeptisch gegenüber den Bemühungen, die gefährlichen »Blattern« durch Schutzimpfungen einzudämmen. Die Pocken gehörten seiner Ansicht nach zu den Krankheiten, »welche der Natur des Menschen entsprechen«. Zum Glück fand dieser Naturbegriff unter den Zeitgenossen nur wenig Anhänger. Andere Wissenschaftler wie Carl von Linné und Georges Louis de Buffon forderten vielmehr den Menschen als »Diener der Natur« dazu auf, die Umwelt umzubauen – Landschaften zu roden, Moraste trockenzulegen, Kanäle einzurichten. Man hoffte, auf diese Weise auch in der Politik alles verändern, also das soziale Zusammenleben verbessern zu können. Im 18. Jahrhundert diagnostizierte man in gehobenen Kreisen eine Erkrankung der Gesellschaft und argwöhnte, dass auf die Heilkraft der Natur kein Verlass sei. Gesundheit sollte vielmehr durch vernünftiges Handeln gefördert werden, was auf der sozial-politischen Ebene konkret die Abschaffung des herkömmlichen Armenspitals meinte und letztlich die Geburt der modernen Klinik nach sich zog. In diesem Rahmen konnten sich Ärzte zum ersten Mal daran machen, die Verbreitung von Krankheiten und das Wiedererlangen von Gesundheit statistisch auszuwerten, was im Jahrhundert der Aufklärung dazu führte, dass sich Chancen und Risiken für das Überstehen einer Krankheit erstmals in Prozenten ausdrücken ließen.

Die Charité und andere Krankenhäuser

Ein Beispiel für die eben angesprochene Geburt der modernen Klinik liefert die Berliner Charité, die 1710 ursprünglich als »Großes Lazareth« zur Aufnahme von Pestkranken vor den Toren der Stadt errichtet worden war. Im weiteren Verlauf des 18. Jahrhunderts wurden auch Schwangere und Syphiliskranke hier behandelt, ebenso wie Menschen, die an Krätze litten. Die Anfänge der in ihrem Namen die Barmherzigkeit beschwörenden Charité prägten große hygienische Probleme, wie sie auch andere Krankenhäuser kannten. Eines der berühmtesten war das Allgemeine Krankenhaus in Wien, das zu Mozarts Lebzeiten von Kaiser Joseph II., einem Sohn von Kaiserin Maria Theresia, in Auftrag gegeben und für breite Schichten der Bevölkerung eingerichtet worden war. Seine Direktive legte fest, dass »Ekelhafte und Abscheuerweckende« in »Siechenhäusern« unterzubringen waren, während die mutmaßlich »Heilbaren« in Krankenhäusern behandelt werden sollten. Das Allgemeine Krankenhaus in Wien bekommt nicht nur die Aufgabe, die Gesundheit seiner Patienten wiederherzustellen, sondern entwickelt sich mit seiner Medizinischen Fakultät auch zu einem Mekka der medizinischen Forschung. Ärzte und Wissenschaftler aus dem In- und Ausland strömen hierher, um gemeinsam an pathologischen und diagnostischen Fortschritten zu arbeiten und endlich von dem »therapeutischen Nihilismus« loszukommen, der die medizinische Tätigkeit als Ganzes hemmt und im Einzelnen belastet.

Als Wien um 1784 sein Allgemeines Krankenhaus bekam, baute man in Berlin eine »neue Charité«, in der ein Institut für die klinische Ausbildung eingerichtet wurde, an dem wie in Wien die Nachwuchsärzte am Krankenbett geschult wurden. Hufeland hat 1810 hier eine erste Poliklinik eingerichtet, was wörtlich übersetzt Stadtkrankenaus heißt. Hier bot sich der wachsenden Stadtbevölkerung dank einer Reihe von Ärzten die Möglichkeit, sich ambulant beraten und behandeln zu lassen.

Ein Konzeptwandel

Ein Internist weiß alles und kann nichts, ein Chirurg kann alles und weiß nichts, und ein Pathologe kann alles und weiß alles, aber es nützt nichts. So lautet einer der bekanntesten Medizinerwitze. Natürlich ist das in vielerlei Hinsicht unfair, und es tut vor allem dem italienischen Pathologen Giovanni Batista Morgagni unrecht, der aus seinen sorgfältigen Untersuchungen der Organe von verstorbenen Patienten eine das medizinische Denken umwälzende Einsicht gewinnen konnte. 1761 erschien sein epochales Werk *Über den Sitz und die Ursachen der Krankheiten, aufgespürt durch die Kunst der Anatomie.* Es machte Schluss mit der antiken Viersäftelehre oder Humoralpathologie. Es waren nicht aus dem Gleichgewicht geratene Flüssigkeiten, die die Menschen krank machten, sondern es waren seine Organe, also Solida. Ihre Fehlfunktion führte zu Störungen der Gesundheit. Diese Erkenntnis brachte im weiteren Verlauf der Medizingeschichte das neue Denken hervor, das man als Solidarparadigma bezeichnen kann. Morgagnis Werk war deshalb so überzeugend, weil der Bologneser Arzt sich bemüht hatte, »an jedem seiner sogfältig beschriebenen Fälle zu zeigen, dass allein die pathologischen Strukturveränderungen im makroskopischen Bau der Organe als Ursache von Funktionsstörungen zu interpretieren seien, die man als Symptome der Krankheiten beobachten könne«, wie der Medizinhistoriker Wolfgang Eckart schreibt. Eckart erwähnt weiter, dass schon vor Morgagni dessen Landsmann Giorgio Baglivi den Solida eines Körpers mehr Bedeutung bei der Entstehung von Krankheiten zugewiesen hatte als den Fluida und dass der Franzose François-Xavier Bichat als Erster die auch als Morphopathologie bezeichnete Erklärung von Krankheiten durch strukturelle Gewebedifferenzierung konsequent durchgeführt hat. Die Idee einer aus dem Gleichgewicht geratenen Säftemischung ist an ihr Ende gekommen, was den Weg freimacht für die kommende Zellularpathologie, die Rudolf Virchow zu verdanken ist. Der Aufbruch in die Moderne steht kurz bevor.

Neue Ansätze im 19. Jahrhundert

Die Verwandlung der Welt – so heißt der Titel eines mehr als tausend Seiten starken Buches, in dem der Historiker Jürgen Osterhammel »eine Geschichte des 19. Jahrhunderts« erzählt. Hier sollen in etwas bescheidenerem Umfang prägende Ereignisse vorgestellt werden, die in der genannten Zeit ebenfalls zu Verwandlungen geführt haben, und zwar sowohl beim Verständnis von Gesundheit als auch in der Medizin, was sich nicht zuletzt dem dramatisch zu nennenden Aufschwung der Naturwissenschaften und ihrer Umsetzung im Rahmen der chemischen und pharmazeutischen Industrie verdankt. »Eine der weltgeschichtlichen Tatsachen des 19. Jahrhunderts ist der gewaltige Aufstieg der Wissenschaften zu einer das Leben und die Welt umgestaltenden Großmacht«, wie der berühmte Historiker Thomas Nipperdey in seinem dreibändigen Standardwerk *Deutsche Geschichte 1800–1918* schreibt. »Die Welt«, so führt er aus, »ist durch die Wissenschaften revolutioniert worden. Die Deutschen haben an dieser Geschichte einen spezifischen Anteil gehabt; darum gehört dieser Aufstieg der Wissenschaft und die Weltverwandlung zentral in eine deutsche Geschichte«, auch wenn der Blick in die Schulbücher noch viel Nachholbedarf erkennen lässt.

In den folgenden Kapiteln werden zwei der zwar zahlreichen, aber in dem sich gebildet dünkenden Land der Dichter und Denker viel zu wenig bekannten großen Deutschen, die zu dieser »Verwandlung der Welt« beigetragen haben, in biografischen Erzählungen vorgestellt. Zuvor gilt es aber, einen allgemeinen Eindruck über die kulturelle und wissenschaftliche Dynamik des 19. Jahrhunderts zu bekommen. Denn in diesem Jahrhundert wird aus der Gesundheit eine technische Größe und aus dem Kranken ein Gegenstand der medizinischen Wissenschaft. Aus Individuen werden Durchschnittsbürger, deren Lebenswirklichkeit mit Statistiken und Verteilungen erfasst und von Versicherungsunternehmen verwaltet wird. Es ist auch das Jahrhundert, in dem die Welt zu einem Nachrichtendorf mutiert und Bilder dem Publikum Objektivität vorgaukeln. Nicht zuletzt ist es das Zeitalter der Energie, das ermöglicht wird durch den Zugriff auf Kohle und Öl. Die Aufzählung ließe sich ohne jeden Zweifel noch weiter fortsetzen, um der abstrakten Idee der Verwandlung das konkrete Gesicht zu geben, das die damals lebenden Menschen immer besser kennen und schätzen lernten.

Im 19. Jahrhundert hat sich derart viel ereignet, dass die Historiker es für ihre Zwecke verlängert haben, um wenigstens das wichtigste Geschehen in einem definierbaren Zeitraum unterzubringen, den sie mit der Französischen Revolution beginnen und mit dem Ausbruch des Ersten Weltkriegs 1914 enden lassen. Im Rahmen einer wissenschafts- und ideengeschichtlichen Darstellung empfiehlt es sich aber, sogar noch früher anzusetzen und zunächst die Zeitspanne zwischen 1770 und 1830 in den Blick zu nehmen.

Die Berliner Schule der Medizin

Historische Bücher über die Medizin im 19. Jahrhundert nennen oft vier europäische Metropolen, in denen Schulen der klinischen Medizin entstanden sind: Paris, Wien, Dublin und London. Hinzuzufügen ist noch die Berliner Schule. Als einer ihrer Gründer gilt der 1833 nach Berlin berufene Johannes Müller. Dieser brachte den Mut und die Weitsicht auf, die medizinische Theorie umfassend und konsequent auf eine naturwissenschaftliche Basis zu stellen.

Heute ist die Physiologie eine etablierte Wissenschaft, im frühen 19. Jahrhundert aber gab es für die damit gemeinte Erforschung der Lebensvorgänge noch keinen Lehrstuhl. Umso erstaunlicher ist, dass der 1801 geborene Johannes Müller ab 1833 ein dreibändiges *Handbuch der Physiologie des Menschen für Vorlesungen* vorlegte, das ihn in den Augen von Zeitgenossen zu dem »bedeutendsten deutschen Biologen des 19. Jahrhunderts« machte. Die Physiologie umfasste in Müllers Verständnis die gesamte naturwissenschaftliche Basis der Lebensvorgänge und Krankheiten. Zu seinen Schülern zählten in den 1840er Jahren nicht nur Rudolf Virchow und Hermann von Helmholtz, sondern auch Emil Du Bois-Reymond, Ernst Wilhelm von Brücke, Jakob Henle und Ernst Haeckel.

1840 gelang es, Johann Lukas Schönlein, einen der bedeutendsten deutschen Kliniker, nach Berlin zu berufen. Sein neuer Ansatz bestand darin, die physiologischen Ursachen eines einzelnen Krankheitsfalls stärker in den Blick zu nehmen. So wurde die Kluft zwischen den sich rasch entwickelnden Grundlagenwissenschaften und der klinischen Praxis geschlossen.

Diesem Ansatz verdankt es Schönlein, dass er neben Müller als zweiter Begründer der »Berliner Schule« gilt. Prägend waren auch seine engen Mitarbeiter, darunter Ludwig Traube, Johann Friedrich Dieffenbach und Albrecht von Graefe. Die große Zeit der Berliner Schule und der Charité setzte sich fort mit berühmten Wissenschaftlern und Ärzten wie Robert Koch, Emil von Behring und Paul Ehrlich, die alle mit dem Nobelpreis ausgezeichnet wurden.

Seit dieser Zeit ist für einen Mediziner ein Ruf an die Berliner Charité ein Angebot, das man nicht ausschlägt. Das zeigt, welche Kraft und Wirkung eine große Tradition über lange Zeiten entfalten kann. Die Berliner Schule, die Mitte des 19. Jahrhunderts entstand, ist noch heute ein Grundpfeiler der herausragenden Forschung und Krankenversorgung in Berlin.
Müller litt gegen Ende seines kurzen Lebens zunehmend unter Depressionen. 1858 wurde er tot in seiner Berliner Wohnung aufgefunden. In seiner Trauerrede hob Virchow hervor, dass Müller im Naturgeschehen vor allem »lauter Rätsel« gesehen habe, deren Lösung den Menschen im Sinne der Humanität aufgegeben war. Müller war überzeugt, dass »die Erfahrung [...] zum Zeugungsferment des Geistes« wird, und er meinte philosophisch: »Der Physiologe erfährt die Natur, damit er sie denke.«

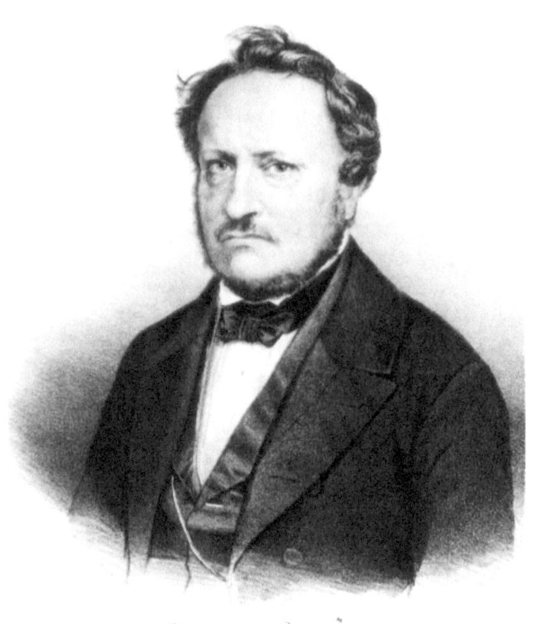

Johannes Müller.

Eine Zeit voller Umwälzungen

Eine Besonderheit der erwähnten Zeitspanne liegt darin, dass sie von Historikern mit zwei ziemlich unterschiedlichen Namen belegt worden ist. Die politisch Interessierten unter ihnen sprechen von der »Sattelzeit«, da die Jahre zwischen 1770 und 1830 den Übergang von der Frühen Neuzeit in die Moderne markieren. Erstmals erreicht in dieser Zeit die Zahl der Erdbewohner die Milliardengrenze, es kommt zu einer Umwälzung in der Mobilität mit dazugehörigen neuen Raumzeiterfahrungen, es verändern sich sowohl die Wirtschaftsordnungen – hin zum Kapitalismus – als auch die Konsumformen des wachsenden Bürgertums. Und während sich all dies ereignet, feiert die Kultur den Siegeszug der Romantik, und das ist der zweite Name, der zur Bezeichnung der Epoche verwendet wird.

Die Romantik ist natürlich ein schillerndes Phänomen, das hier nur punktuell beleuchtet werden kann. Für einen Romantiker gibt es vor allem Bewegung und den menschlichen Willen, schöpferisch tätig zu sein. Das Leben kennt keinen Stillstand und also kein Gesetz, sondern nur formende Tätigkeit, und die Energie, die dafür benötigt wird, entdeckt die Romantik für sich neu. Unter Energie verstand schon Aristoteles eine Wirkkraft, die aus den bereitstehenden Möglichkeiten die Wirklichkeit entstehen lässt. Dieses Konzept ist im Laufe der Jahrhunderte ins Vergessen geraten, und Physiker wie Isaac Newton haben nach den Kräften gesucht, die das Leben und die Dinge in Bewegung setzen und halten. Um 1800 ändert sich diese Orientierung. Nun fragt man wieder nach der Energie, und zwar nicht nur nach der, die Menschen aufbringen müssen, um tätig zu werden, also nach der Lebensenergie und Tatkraft, sondern auch nach der, die Maschinen benötigen, um die Arbeiten auszuführen, für die sie in immer größerer Anzahl nach dem Beginn der Industriellen Revolution gebaut und gebraucht werden. Die Energie gehört sowohl zur Sattelzeit als auch zur Romantik, sie wirkt als Prinzip der Bewegung in Mensch und Maschine, und sie bleibt bei alledem unsichtbar und unzerstörbar zugleich.

Der Hinweis auf das Unsichtbare der Energie erlaubt eine weitere Anmerkung zu der Besonderheit des romantischen Denkens, die von

Kennern der Periode mit dem Stichwort der Polarität bezeichnet wird. Romantiker entwerfen ihr dynamisches Weltbild mit den Spannungen, die zwischen polaren Positionen entstehen, indem sie davon ausgehen, dass es neben dem Sichtbaren, dem Rationalen und dem Bewussten auch das Unsichtbare, das Irrationale und das Unbewusste gibt, und die Physiker dieser Zeit weisen nach, dass es tatsächlich unsichtbares Licht etwa in Form von Wärmestrahlen gibt, während die Psychologen anfangen, sich mit der Erforschung der Träume zu beschäftigen, die sie zu den Erkenntniswerkzeugen des Menschen zählen. Die Nachtseite des Wissens ist zwar noch lange nicht umfassend ergründet, aber erste Ansätze zum Verständnis ihrer Bedeutung zeichnen sich ab. Dies gilt gleichermaßen für den Ursprung der Dualität und Polarität, mit denen sich auch Goethe befasst. Zum Leben und seiner Vermehrung gehört die Teilung, die Goethe ganz im Einklang mit der romantischen Philosophie als Urphänomen versteht, wenn er schreibt: »Nun ist aber die einfachste Teilung die Teilung in zwei, welche durch abermalige Teilung immer größere Vielheit hervorbringt, und so wird also der Begriff des Gegensatzes, welcher kein anderer ist, als der aus einer Einheit in gleichem Maß hervorgegangenen Zweiheit, vollkommen ausgesprochen.«

Einsichten in das Unsichtbare

Wer das 19. Jahrhundert und seine wissenschaftliche Wende verstehen will, kann mit dem Bereich des Unsichtbaren anfangen. In der Zeit nach 1800 bekommt dieser durch immer bessere Mikroskope – und ebenso durch Fernrohre für den Blick zu den Sternen – zwar neue Dimensionen, aber bis in die Tiefen, die Goethes Faust das Innerste der Welt nennt, reicht er nicht. Es ist wichtig, sich klarzumachen, dass es alles andere als selbstverständlich ist und dem Denken keineswegs leichtfällt, etwas Sichtbares wie die Fallbewegung eines Apfels durch eine zwar wirkende, aber unsichtbar bleibende Kraft wie die der Gravitation zu erklären, auch wenn nach der Entdeckung jeder meint, den freien Fall verstehen zu können. Als im frühen 19. Jahrhundert der Däne Hans Christian Ørsted beobachtete, dass ein elektrischer Strom eine weit entfernt aufgestellte Magnetnadel in Bewegung setzen konnte, herrschte sowohl große Aufregung als auch große Ahnungslosigkeit. Wie breitet sich die Elektrizität durch den Raum aus? So lautete Ørsteds Frage um 1820, und beantwortet hat sie der Engländer Michael Faraday, indem er den Raum zwischen dem stromdurchflossenen Draht und der Magnetnadel in seiner Fantasie mit einem zunächst unsichtbaren elektrischen Feld füllte und mit seiner Hilfe die Verbindung zwischen den beiden Bewegungen herstellte, der elektrischen des Stroms und der magnetischen der Nadel.

Der umtriebige Faraday blieb bei dem Vorschlag nicht stehen und ersann ein Verfahren, um das elektrische Feld mit Hilfe von Eisenfeilspänen sichtbar zu machen. Dahinter steckt Faradays romantisch inspirierte Überzeugung, dass nicht nur ein elektrisches Feld einen Magneten in Bewegung versetzen kann, sondern dass auch umgekehrt ein rotierender Magnet in der Lage sein muss, einen Strom in Gang zu setzen, und 1831 war es soweit. Faraday konnte nachweisen, dass es diese elektromagnetische Induktion, wie man sie heute nennt, tatsächlich gibt, und man kann sich gar nicht klar genug machen, dass die hell beleuchtete moderne Welt den für all ihre elektronischen Geräte unentbehrlichen Strom mit Hilfe dieses Prinzips erzeugt, das sich dem romantischen Konzept der Polarität verdankt. Die Urheber hatten keine Angst vor dem Unsichtbaren. Sie rechneten es der physikalischen Welt zu und versahen es sogar mit Energie.

Dem Unsichtbaren auf der Spur war auch der britische Naturforscher John Dalton. In seinem 1808 vorgelegten Buch *A new System of Chemical Philosophy* war zum ersten Mal nach der Antike – und diesmal ernsthaft und nicht nur als philosophische Spielerei – von Atomen die Rede. Dalton identifizierte sie als kleinste Einheiten der Materie, ausgestattet mit der Fähigkeit, chemische Bindungen einzugehen, wodurch die Gebilde entstehen, die bald als Moleküle ein weitreichendes Feld der chemischen und biologischen Wissenschaft wurden. So leicht den Menschen heute das Reden über (nach wie vor unsichtbare) Atome und Moleküle fällt, so mühsam muss man sich ihr Auffinden vorstellen, an dem neben den Chemikern auch viele Physiker beteiligt waren, von denen einige aber skeptisch blieben. Vor allem der aus Wien stammende Ernst Mach zweifelte bis zum Ende des 19. Jahrhunderts an der

Existenz von Atomen, und er ärgerte seine Gesprächspartner mit der in breitem Dialekt vorgetragenen Frage: »Ham's scho ans gsehen?« Mach vertrat die Ansicht, man könne eine physikalische Theorie nicht mit unsichtbar bleibenden und damit sich verbergenden Gebilden formulieren, während seine Kollegen hofften, ihn durch ihre statistischen Analysen davon überzeugen zu können, dass das massenhafte Zusammenstoßen bewegter Kügelchen den Druck und die Temperatur von sinnlich zugänglichen Gasen erklären konnte, die aus den unsichtbar bleibenden Atomen oder Molekülen bestehen sollten.

Die kleiner werdenden Gegenstände der Betrachtung

Die Atome spielen in der Geschichte der Wissenschaften nicht nur eine große Rolle, weil im 20. Jahrhundert ihre Energie freigesetzt werden konnte. Schon im 19. Jahrhundert trägt ihre Entdeckung dazu bei, dass auch in der Medizin immer kleinere Bestandteile des Körpers in den Blick genommen werden. Einen gewaltigen Schub erfährt diese neue Sichtweise um 1850, als Rudolf Virchow in seiner *Cellularpathologie* den Ausgangspunkt von Krankheiten weniger in den Organen eines Körpers und mehr in ihren Zellen lokalisiert, die dem unbewaffneten Auge verborgen bleiben und ihm offenbar nicht zugedacht sind. Die Eigenschaften von sinnlich zugänglichen chemischen Stoffen wie Wasser, Erde und Luft – den alten Elementen in der griechischen Weltsicht – durch unsichtbare Gebilde wie Atome zu erfassen und ein beobachtbares Krankheitsgeschehen auf einen Ausfall von mikroskopisch kleinen körperlichen Solida zurückzuführen, das sind vergleichbare Erklärungsansätze, die im weiteren Verlauf der Forschung vorangetrieben und bewertet werden, um Eingang in den Korpus des Wissens zu finden.

Wenn Mediziner vom mechanischen Denken sprechen, das sich in ihrer Disziplin breitmacht, dann meinen sie den Weg der Chemie und das Vorbild der Physik, die beide zu atomaren Vorstellungen gelangen, um zu versuchen, unter dieser Vorgabe die Eigenschaften der untersuchten Stoffe zu verstehen. In der Medizin geht es um Gesundheitsstörungen, die erst auf Organe, dann auf Zellen und im Verlauf des 19. Jahrhunderts auf noch kleinere Körperchen zurückgeführt werden.

Im 20. Jahrhundert setzt sich der Trend fort. Mit biochemischen Methoden arbeiten sich Forscher bis zu den Erbmolekülen im Zellkern vor und liefern der Medizin Anhaltspunkte dafür, dass Krebs und andere Krankheiten eine genetische Ursache haben können.

Vom Anfang dieser großen Erfolgsgeschichte im ausgehenden 19. Jahrhundert erzählen die Geschichtsbücher unter der Überschrift »Bakteriologie«. Zu den Helden dieser Geschichte gehören Robert Koch und Louis Pasteur. Im deutschsprachigen Raum wird vor allem der aus Clausthal stammende Koch berühmt. Er arbeitete nach seiner Promotion als Kreis-Physikus in der Provinz Posen, in der Kühe an Milzbrand litten. Da sein Lehrer Jakob Henle im Einklang mit der Zeit schon länger davon überzeugt war, dass es für diese Krankheit solide Ansteckungsstoffe gibt, machte sich Koch mit Hilfe von Mikroskopen auf die Suche nach dem Milzbranderreger und konnte diesen 1876 dingfest machen. Er fand das Bacillus anthracis, dessen Entwicklung er in allen Phasen beobachten konnte. Er isolierte die Bazillen erst aus dem Blut kranker Tiere, vermehrte sie im Laboratorium auf eigens angefertigten Schalen mit Nährlösung und injizierte sie schließlich gesunden Kühen, die daraufhin an Milzbrand erkrankten. Dies lieferte den Beweis, dass die beobachteten Bakterien als Ursache der Krankheit anzusehen sind, und für diese revolutionäre Erkenntnis ist Koch 1905 als einer der ersten mit dem Nobelpreis für Physiologie oder Medizin ausgezeichnet worden.

Bereits vor Koch war ein Bakterium gefunden worden, das die aus vielen biblischen Geschichten bekannte Lepra verursachte, die unglückliche Aussätzige mit vielen Veränderungen an Haut, Nerven und Knochen verunstaltete. Und in den 1880er Jahren ging es Schlag auf Schlag weiter. Die zur Leitwissenschaft aufsteigende Bakteriologie entdeckte nacheinander die Erreger für Typhus, Malaria, Cholera, Tuberkulose, Meningitis, Lungenentzündung und viele weitere Erkrankungen. In den 1890er Jahren verlängerte sich die Liste noch um den lang gesuchten Pest-Erreger Yersinia pestis, der Europa im Mittelalter den Schwarzen Tod gebracht hatte.

Die Bakterien verdanken ihren Namen Louis Pasteur, der sie nach dem griechischen Wort »bakterion« für zylindrische Stäbchen benannt hatte. Bei seinen Forschungen hatte er die Mikroorganismen dieser Art danach unterschieden, ob sie Sauerstoff benötigten oder nicht. Er konnte zeigen, dass biologische Prozesse wie die Milchgärung, bei der Zucker in Milchsäure umgewandelt wird, zu ihrem Ablauf kleinste Lebewesen benötigen, und die Essiggärung, die zur Weinentstehung gehört, von Pilzen gestört werden kann. Als er feststellte, dass minutenlanges Erwärmen die spätere Zersetzung von Wein verhindert, hatte er das Prinzip gefunden, das heute als Pasteurisierung bekannt ist und eine Grundlage der Lebensmittelchemie darstellt.

Pasteur verdankt den Ruhm, den er bereits zu Lebzeiten erlangt, nicht nur solchen Einsichten, sondern auch der Bereitschaft, seine Karriere aufs Spiel zu setzen, um den medizinischen Fortschritt voranzutreiben. Einem neunjährigen Jungen, der von einem tollwütigen Hund gebissen worden war, rettete er das Leben, indem er ihn mit abgeschwächten Krankheitserregern aus dem Rückenmark infizierter Tiere impfte. Eine Rekonstruktion der die Impfung vorbereitenden Versuche nach den Notizen aus Pasteurs Laborjournalen lässt vermuten, dass eine Ethikkommission die Behandlung des mit Tollwut infizierten Jungen untersagt und ihm beim Sterben zugesehen hätte. Natürlich kann es keine Freibriefe für Versuche an Menschen geben, aber sicher ist auch, dass eine Ethikkommission der Evolution verboten hätte, den aufrechten Gang einzuführen. Dabei können Menschen ja stürzen, vor allem die Kinder und Alten. Schön mit allen Vieren auf dem Boden bleiben, wäre die Devise gewesen, über die das Leben hinweggegangen ist.

Pasteurs Einsichten in das Wirken von Keimen, die in organischem Gewebe neben der Gärung auch Fäulnis verursachen können, versetzten den schottischen Chirurgen Joseph Lister in die Lage, Maßnahmen zur Desinfektion zu entwickeln. Dabei stützte er sich zunächst auf die Karbolsäure, die Chemiker auch als Phenol kennen. Im August 1867 referierte Lister über »das antiseptische Prinzip in der chirurgischen Praxis«, die sich im Übrigen schon Jahrzehnte vorher zum Wohle der Patienten ungemein verbessert hatte, als die ersten Operationen von einer Anästhesie begleitet wurden, indem den Patienten eine Inhalationsnarkose mit Äther verabreicht wurde. 1862 wird eine wirksamere Gesichtsmaske eingeführt, auf die der Chirurg Chloroform tropfen lässt, und in modernen Zeiten kann und will man sich wahrscheinlich gar nicht mehr vorstellen, welche Qualen und Risiken mit einem chirurgischen Eingriff vor den Segnungen des 19. Jahrhunderts verbunden waren.

So wie die Deutschen die in Berlin angesiedelte zentrale Einrichtung der Bundesregierung zur Überwachung von Krankheiten nach Robert Koch benannt haben, so haben die Franzosen ihr Pariser Zentrum für Grundlagenforschung in Biologie und Medizin nach Louis Pasteur benannt. Das Institut Pasteur dient heute ebenfalls als epidemiologisches Überwachungszentrum, das Informationen aus aller Welt über Infektionskrankheiten sammelt und für die Bewahrung der globalen Gesundheit einsetzt. Pasteur hat zwar keinen Nobelpreis bekommen – er ist zu früh gestorben, nämlich in demselben Jahr, in dem Alfred Nobel sein Testament aufsetzte –, er wird in Frankreich aber mehr gefeiert als Koch in Deutschland. Als der französische Chemiker und Mikrobiologe 1882 in die Académie française aufgenommen wurde, begrüßte ihn der Schriftsteller Ernest Renan mit den Worten: »Es gibt etwas, das wir in den verschiedenen Formen zu erkennen wissen, etwas, das in gleicher Weise einem Galilei, einem Pascal, einem Molière eigen ist, etwas, das die Erhabenheit des Dichters, die Tiefe des Philosophen, die hinreißende Kraft des Redners, die Intuition des Gelehrten ausmacht. Diese gemeinsame Grundlage aller schönen und wahren Werke, die göttliche Flamme, diesen nicht in Begriffe zu fassenden Lebenshauch, der die Wissenschaft, die Literatur und die Kunst inspiriert, finden wir bei Ihnen, mein Herr, das Genie. Ihre wissenschaftliche Arbeit zieht sozusagen eine leuchtende Spur durch die dunkle Nacht des unendlich Kleinen, durch jene tiefsten Gründe des Seins, wo das Leben entsteht.«

Es fällt Deutschen merkwürdig schwer, so emphatisch über ihre wissenschaftlichen Helden zu sprechen, und sie mäkeln lieber an vielem herum. In den Tagen, in denen das Robert Koch-Institut täglich in den Medien angesprochen wird, ist einem Historiker aufgefallen, dass auf der Webseite des Instituts die letzte große Reise, die Koch nach der Verleihung des Nobelpreises gemacht hat, zum »dunkelsten Kapitel seiner

Laufbahn« erklärt wird. Koch war im Auftrag der deutschen Kolonialverwaltung nach Ostafrika gekommen, um dort die Schlafkrankheit zu erforschen, die Zehntausende von Opfern forderte. Koch wollte zugleich mit dem Erreger auch eine Therapie finden, was ihn dazu verführte, Betroffenen ein arsenhaltiges Mittel zu verabreichen, das in hoher Dosierung giftig wirkte und zum Erblinden führen konnte. Es braucht nicht betont zu werden, dass solchen Versuchen heute zum Glück Einhalt geboten würde und insgesamt die Aufgabe besteht, das koloniale Erbe auch in dieser Hinsicht aufzuarbeiten. Aber es wirkt auch peinlich, wenn plötzlich von Schreibtischen aus öffentlich die Kunst praktiziert wird, es nicht gewesen zu sein. Wenn jemand mit dem Zeigefinger auf andere zielt, weisen drei andere Finger auf ihn selbst zurück.

Romantisches in der Medizin

Es lohnt sich, die Spur des Romantischen in der Medizin noch weiter zu verfolgen. Zum einen gibt es im 19. Jahrhundert einflussreiche Philosophen, die sich zur Gesundheit geäußert haben, und zum zweiten springt einem das in der Romantik so wichtige Urphänomen der Zweiteilung oder Polarität direkt ins Auge, wenn man sich ansieht, wie das Verhältnis zwischen Krankheit und Gesundheit in jener Zeit gedacht wurde, in der die Menschen dem Licht der Aufklärung die von der Romantik aufgespürte und bevorzugte Nachtseite der Wissenschaft an die Seite stellten. Auch dabei handelt es sich um eine Polarität, die man sich wie die Dualität von Tag und Nacht oder das Verhältnis zwischen dem Vernünftigen und dem Unvernünftigen vorstellen kann. Ausgehend von der alten Zweiteilung zwischen Humoral- und Solidarparadigma ließe sich unter dieser Vorgabe auch das Wechselspiel zwischen einem Ganzen und seinen Teilen beschreiben, wobei die aus einem Punkt des Körpers heraus entstehenden Krankheiten der einem Menschen ungeteilt zukommenden Gesundheit gegenüberstehen. Diese romantische Dichotomie wird auch die Physik des 20. Jahrhunderts prägen, was niemand glauben konnte, bis Einstein das Licht als etwas verstand, das Welle und Teilchen zugleich sein musste. Das Partikuläre des Lichts, das sind die Krankheiten des Körpers, und die Schwingung der sichtbaren Energie macht das aus, was Menschen harmonisch als Gesundheit erleben.

Beiträge zum romantischen Diskurs über die Gesundheit lieferten unter anderem Friedrich Wilhelm Schelling und Carl Gustav Carus, die allerdings beide keinen großen Eindruck auf Virchow und Helmholtz gemacht haben. Die Vertreter eines streng naturwissenschaftlichen Ansatzes hatten alle Hände voll zu tun, um ebenso gegen die romantischen Spekulationen von Schelling und Carus wie gegen die Methoden des »Wunderarztes« Franz Anton Mesmer zu kämpfen, der den Patienten Gesundheit mit einem magnetischen Fluidum verschaffen wollte. Darüber hinaus galt es, gegen die heute als Homöopathie bezeichnete und nach wie vor von der Wissenschaft abgelehnte Heilkunde Samuel Hahnemanns vorzugehen. Sie ging von der Annahme aus, dass Krankheiten durch »geistartige« Arzneien zu besiegen sind. Sie sollten die »Lebenskraft« stützen, von deren Existenz viele damalige Ärzte überzeugt waren und über die Helmholtz ausgiebig nachgedacht hat, wenn auch in einem anderen Kontext.

Schelling sprach in seinen *Ideen zu einer Philosophie der Natur* von einem »Aufbau der Natur in Stufen«, in denen sich ein »Trieb« zu erkennen geben sollte, der die gesamte Materie dual werden lässt. Dies zeigte sich – so der Philosoph – an polaren Strukturen wie Positivität und Negativität, Notwendigkeit und Freiheit, Irritabilität und Sensibilität sowie Anziehungs- und Abstoßungskraft. Unter dieser Prämisse betrachtete Schelling Gesundheit als einen Zustand, »in welchem sämtliche Polaritäten der Organe untereinander im richtigen Verhältnis stehen und zusammengenommen mit der Außenwelt harmonisieren«.

Der Maler Carus sah seine Aufgabe als Arzt, der er auch war, darin, jedem Menschen zu helfen, sich wie ein »Lebenskunstwerk« hervorzubringen, und er glaubte, dass eine angepasste Diät helfen könnte, die Anlagen einer Person optimal zu entfalten. Carus war im Übrigen der Meinung, dass Störungen der Gesundheit zum Leben gehören, denn »gerade eine von Grund auf gesunde Natur äußert sich darin, dass sie auch, wenn man so sagen darf, gesunder Krankheiten fähig ist, d. h. dass Krankheiten – physische oder psychische – von welchen nun mal kein

Sterblicher unangetastet bleibt, in einem gewissen regelmäßigen Gange und mit kräftigen und vollkommenen Entscheidungen sich entwickeln und vorübergehen«. Eine gesunde Krankheit – die Polarität der Romantik in knappster Form zusammengefasst.

Viele romantische Ärzte schienen über eine besondere Ausstrahlung zu verfügen, die ihre Zeitgenossen mit dem damals die Menschen ungemein faszinierenden Magnetismus in Verbindung brachten. Im frühen 19. Jahrhundert sah sich zum Beispiel Goethe in seinen *Wahlverwandtschaften* dazu veranlasst, einer magischen Liebe eine magnetische Basis zu geben. Goethe fieberte im April 1808 der Vorführung von Experimenten entgegen, in denen elektrische Ströme durch eine wässrige Lösung geleitet wurden, um erst die in ihnen enthaltenen Stoffe zu zersetzen – man sprach von einer Elektrolyse –, und danach neue Elemente wie Natrium oder Kalium entstehen zu lassen. Goethe wollte mehr erfahren über die damals in vielen Salons diskutierte Entdeckung der »tierischen Elektrizität«, die im späten 18. Jahrhundert durch die Beobachtung gelungen war, dass eine in Blitzen freigesetzte Elektrizität Muskelzuckungen auslösen kann.

Im Umfeld des Dichters wurde auch viel über den »animalischen Magnetismus« gesprochen, den der bereits erwähnte Franz Anton Mesmer erfolgreich als »Magnetkur« zur Förderung der Gesundheit anbot und bei dessen begeistert aufgenommener Anwendung viel von seelischer Fernwirkung die Rede war.

Nach den Vorträgen im April 1808 notierte Goethe die ersten Stichworte zu den *Wahlverwandtschaften*, in denen er die animalische Elektrizität mit der Theorie magnetischer Kräfte verknüpfte, und so kommt es, dass im Roman aus der unsichtbaren magnetischen Kraft konkrete körperhafte Wirklichkeit und aus der Liebe ein magnetisches Phänomen wird, was nicht ohne Folgen bleibt. Die Magnetfelder gestatten es Liebenden, sich auch dann zu beeinflussen und ihren Willen auf den jeweils anderen zu übertragen, wenn sie sich nicht sehen oder sprechen können und also die üblichen Kanäle der Kommunikation geschlossen bleiben.

Die Möglichkeit einer magnetischen Bindung, die Goethe bei seinen Romanhelden ins Kalkül zieht und die zum Tod eines die Liebe störenden Kindes führt, beschreibt der Philosoph Gotthilf Heinrich Schubert in seinen 1808 erschienenen *Ansichten von der Nachtseite der Naturwissenschaften* als allgemeingültig. Hier konnte Goethe nachlesen: »Wenn schon im thierischen Magnetismus [...] eine solche innige Vereinigung zweyer menschlicher Wesen möglich ist, wo das Eine an allen Bewegungen und Gefühlen des andern Theil nimmt, als ob es ihm selbst geschähe, [...] so ist es von hieraus nur noch ein Schritt zu dem wunderbaren Mitwissen eines Entfernten um die Schicksale [...] einer geliebten, nahe verwandten Person. Das Geistige in uns [...] wirkt durch keine Entfernung gehindert, auf Alles Verwandte hinüber«, wobei in der modernen Wissenschaft keine Klarheit über die Frage herrscht, wie dieses Wirken verstanden und unter ein Naturgesetz gebracht werden kann.

Goethe indes lässt keinen Zweifel daran, dass er entlang dieser dunklen Linien denkt, wenn er über eine liebende Frau – sie heißt im Roman Ottilie – schreibt, »es schien ihr in der Welt nichts mehr unzusammenhängend, wenn sie an den geliebten Mann dachte, und sie begriff nicht, wie ohne ihn noch irgendetwas zusammenhängen konnte«. Der geliebte Mann, das ist ein Adliger namens Eduard, und im Roman lässt Goethe Ottilie und Eduard so untrennbar wie einander anziehende Pole zusammenwachsen, um dabei das Ganze zu ergeben, das in einem liebenden Paar zu finden ist und von ihm gebildet wird.

In der ärztlichen Praxis spielt der Magnetismus eine besondere Rolle bei dem schwäbischen Dichterarzt Justinus Kerner, der schon in jungen Jahren eine »Vorliebe für die Erscheinungen des Nachtlebens der Natur und für den Magnetismus« entwickelte und im Jahre 1826 eine schwerkranke Frau durch »Magnetisieren« heilen konnte, wobei die Patientin die dazu nötigen Manipulationen selbst vornehmen musste, weil »die Heilbestrebungen im Inneren« stattfinden und die eigentliche Heilkraft in der Natur liegt, wie man meinte. So seltsam sich solch ein Vorgehen anhört, Kerner agierte nicht nur als spekulativer Schwärmer. Er meinte vielmehr, dass sich naturwissenschaftliche Experimente und naturphilosophische Spekulationen ergänzen und gegenseitig befruchten können, und tatsächlich hat sich Kerner auch als Naturforscher einen Namen gemacht, als er die später als Botulismus bezeichnete Wurstvergiftung untersuchte und ihre Ursache in einem ihm rätselhaft bleibenden Wurstgift identifizierte (von dem man heute weiß, dass es von einem Bakterium produziert wird).

Es ging nicht nur Kerner, sondern auch vielen anderen romantischen Ärzten um das, was Historiker als »sympathische Heilkunde« charakterisiert haben. Gemeint ist eine Heilkunde, die die volksmedizinischen Überlieferungen und den Erfahrungsschatz der Dorfgemeinschaften mitberücksichtigt. Das Sammeln des traditionellen Wissens gehört zu den großen Leistungen der romantischen Periode. Davon zeugt zum Beispiel die wundersame Zusammenstellung der Volksmärchen durch die Brüder Grimm, für die sich Leser bis heute begeistern. Die hier ins Auge gefasste Periode musste ohne die dirigistische Kraft der Aufklärung auskommen, die an Einfluss verloren hatte, und sie konnte noch nicht auf die Richtlinien der naturwissenschaftlichen Medizin zurückgreifen, die erst noch zu etablieren waren. Sie befand sich in einem polaren Zwischenzustand, der allerlei seltsame Blüten trieb.

Die Wissenschaft und das Volk

Wer auch nur einen kurzen Blick auf das im 19. Jahrhundert von Wissenschaft und Technik Erreichte und Angebotene wirft – als Stichworte genannt seien Elektrizität und Magnetismus, Wärmelehre und Sinnesphysiologie, organische Chemie und Düngemittel, Zelltheorie und Physiologie, Zahlentheorie und Geometrie, Keimtheorie und Infektionslehre, Evolutionslehre und Erdgeschichte, Telegrafie und Fotografie, Dampfschiffe und Eisenbahnen –, wer seine Augen also über diese Liste streifen lässt, wird nicht übersehen können, dass damit zugleich die Gefahr gewachsen ist, so etwas wie ein wissenschaftliches Analphabetentum zu generieren, wie es heute längst besteht. Sowohl die zunehmende Qualität der Forschungen als auch die wachsende Differenzierung zwischen den einzelnen Disziplinen brachten Verständnisbarrieren mit sich, die die Öffentlichkeit und die Gemeinschaft der Gelehrten zunehmend voneinander trennten. Virchow und Helmholtz versuchten diesem Defizit auf ihre Weise abzuhelfen, nämlich mit populärwissenschaftlichen Vorträgen und Aufsätzen. Ähnliches versuchten auch

Persönlichkeiten wie Alexander von Humboldt, der um 1845 in der Berliner Singakademie seine berühmten »Kosmos«-Vorlesungen hielt. Und in der Literatur bildete sich das heraus, was man nicht unbedingt freundlich als »Wissenschafts-Briefstellerei« bezeichnet hat. Bekannteste Beispiele sind die *Chemischen Briefe* von Justus von Liebig und die *Physiologischen Briefe* von Carl Vogt. Zu erwähnen sind auch das *Morgenblatt für gebildete Leser* oder das von Ludwig Börne herausgegebene Periodikum *Die Wage*, im Untertitel *Zeitschrift für Bürgerleben, Wissenschaft und Kunst*. Es gab in diesen Jahren außerdem wissenschafts- und technikbegeisterte Schriftsteller wie Adalbert Stifter, der selbst mineralogische, meteorologische und physikalische Studien durchführte und in seinem 1857 erschienenen Roman *Nachsommer* hellsichtig notierte: »Wir arbeiten an einem besonderen Gewicht der Weltuhr, [...] an den Naturwissenschaften. Wir können jetzt noch nicht ahnen, was die Pflege dieses Gewichts für einen Einfluss haben wird auf die Umgestaltung der Welt und des Lebens«. Damit nimmt er fast den Titel des eingangs zitierten Buches von Osterhammel vorweg, das die Geschichte der Zeit beschreibt, in der die Naturwissenschaften anfangen, das Gewicht und den Takt der großen Uhr zu bestimmen, mit der die Stunden der Welt gezählt werden.

Im 19. Jahrhundert kommt es zu einer wechselseitigen stilistischen Beeinflussung der wissenschaftlichen und der schöngeistigen Literatur, was in der Gegenwart eher nicht zu erwarten ist, da heute wohl kaum ein Philologe auf die Idee käme, die Texte eines Naturforschers als »sprachgewaltig« zu charakterisieren. Genauso urteilen aber die Brüder Grimm im Vorwort ihres Deutschen Wörterbuches über die Darstellung der Chemie in den Texten Justus von Liebigs, der über »die stillen Kräfte und große Fülle« der in seiner Disziplin betrachteten Gegenstände staunt. Darüber hinaus können die Errungenschaften der Chemie im 19. Jahrhundert gar nicht hoch genug eingeschätzt werden. Ihren Vertretern gelingt es, zu zeigen, dass die steigende Zahl der in der Natur aufgespürten, isolierten und vermessenen Elemente Eigenschaften besitzen, die sich periodisch wiederholen. Darauf aufbauend konnten die Forscher nach und nach das berühmte Periodensystem der Elemente konstruieren. Dessen Ordnung kommt durch die aufsteigende Masse zustande, über die die Atome verfügen, ohne dass sich damals verstehen ließ, was ein Atom schwerer oder größer macht als ein anderes. Eine Erklärung dafür fand sich erst im 20. Jahrhundert, und zwar nach einem dramatischen Umsturz im Weltbild der klassischen Physik, die in einer Zeit entsteht, als sich auch die Chemie grundlegend erneuerte. Man hatte sich angewöhnt, eine anorganische von einer organischen Chemie zu trennen, wobei die zuletzt genannte Disziplin mit Stoffen umging, die in Lebewesen zu finden waren. Liebig kümmerte sich vorwiegend um anorganische Substanzen wie Kalium, Phosphor, Stickstoff und Kohlendioxid, und er verfolgte, wie sie in die Pflanzen gelangten und dort zu deren Wachstum beitrugen. Man spricht heute von Liebigs Agrarchemie. Ihr verdanken wir Düngemittel, die höhere landwirtschaftliche Erträge ermöglichen. Eine indirekte Folge für die Medizin waren neue Diätetiken, zu denen Liebig mit einem Fleischextrakt beitrug, für das eigene Konservierungsverfahren zu entwickeln waren. Übrigens wird Helmholtz in einer 1877 gehaltenen Rede mit dem Titel *Das Denken in der Medizin* Liebig voller Bewunderung erwähnen, da der Chemiker an der Universität Gießen ein eigenes Laboratorium eingerichtet hat, in dem Studenten physiologische Demonstrationen zu sehen bekommen, was der »medicinischen Bildung neben dem Bücherstudium« eine neue Dimension verlieh, die bald viele Nachahmer finden sollte.

Die aufregendste Entdeckung der damaligen Chemie gelang Friedrich Wöhler. Er konnte zeigen, dass sich durch Erhitzen einer anorganischen Verbindung – er experimentierte mit einer Substanz namens Ammoniumcyanat – organischer Harnstoff herstellen lässt. Begeistert teilte er seinem Lehrer Jöns Jakob Berzelius in einem Brief aus dem Jahre 1828 mit, dass er »Harnstoff machen kann, ohne dazu Nieren oder überhaupt ein Thier, sei es Mensch oder Hund, nöthig zu haben«. In ihrer ersten Aufregung meinten die Chemiker, damit habe Wöhler die seinerzeit geschätzte Theorie des Vitalismus widerlegt und die Existenz einer transzendenten Lebenskraft im Organismus in den Bereich der spekulativen Fantasie verbannt, aber das Thema hält sich länger, als vielen Forschern lieb ist, und es wird vor allem Hermann von Helmholtz nicht loslassen. Auf reges Interesse stößt Wöhlers Ergebnis auch bei Goethe, der sogar meint, jetzt sei die Wissenschaft auf einem Weg, der es ihr eines Tages erlauben würde, einen Menschen hervorzubringen. Deshalb schreibt er die Szene im Laboratorium um, in der im zweiten Akt des zweiten Teils des Faustdramas tatsächlich ein Mensch gemacht wird, und zwar in einer Retorte. Aus dem ursprünglichen Plan, nach dem erfolgreichen Experiment wirklich »ein lebendig Menschlein« aus dem alchemistischen Geschirr springen zu lassen, wird nun nichts, und Goethe denkt sich stattdessen ein in Glas eingesperrtes Wesen aus, das Homunculus heißt und später samt Hülle im Meer verloren geht. Sicher ist sicher.

Chemie und Biochemie

Trotz der Überwindung der Schranke zwischen der anorganischen und der organischen Chemie bleiben beide Fachrichtungen unabhängig voneinander bestehen und entwickeln ihren je eigenen Schwung. Allgemein gelang es im 19. Jahrhundert immer besser, im Alltag wichtige Stoffe wie Mineralien, Natronlauge und Soda industriell herzustellen, und schon bald sollte dies auch für synthetische Farbstoffe gelten. Diese basierten auf einem Produkt, das geschickte Hände aus rückständigem Steinkohlenteer gewinnen konnten und das die Chemiker Anilin nannten. In der Folge entstanden nicht nur Unternehmen wie die Badische Anilin- und Sodafabrik (BASF) in Ludwigshafen, sondern auch Farbstoffwerke wie die Hoechst AG in Frankfurt am Main oder die in Wuppertal gegründeten Farbenfabriken Bayer. Auf Initiative des Chemikers Carl Duisberg richteten die Bayer-Werke eine pharmazeutische Abteilung ein, die nicht zuletzt der Forschung diente und 1888 ein erstes Schlafmittel namens Sulfonal auf den Markt brachte. 1899 folgte das Aspirin, das ursprünglich als Rheumamittel angeboten wurde. Bereits in den ersten Jahrzehnten des 19. Jahrhunderts eröffnete ein umtriebiger Mann namens Christian Friedrich Boehringer in Stuttgart eine Medikamentenhandlung mit einem chemischen Laboratorium, und aus dieser Kombination entwickelte sich das 1859 in Mannheim gegründete Unternehmen C. F. Boehringer & Söhne, das seine Eigenständigkeit bis

1997 bewahren konnte, bevor es in den global operierenden Roche-Konzern integriert wurde. Die als Boehringer Mannheim bekannt gewordene Pharmafirma – nicht zu verwechseln mit der Konkurrenz in Ingelheim – bot als eines ihrer ersten Produkte das zum Chinin zermahlene Pulver der Chinarinde zur Therapie von Malaria an, die damals noch ein heimisches Problem darstellte, denn die für die Übertragung verantwortliche Fiebermücke fand in den Sümpfen der Rheinufer reichlich Brutstätten, sodass »das Wechselfieber in seiner schwersten Form grassierte«, wie zeitgenössischen Berichten zu entnehmen ist.

Den wissenschaftlichen Hintergrund für die angeführten pharmakologischen Entwicklungen mit ihren industriellen Möglichkeiten lieferten erstaunliche Fortschritte der organischen Chemie, die bald zur physiologischen Chemie wurde und heute als Biochemie firmiert. Die Disziplin untersuchte systematisch die stoffliche Zusammensetzung von tierischem und pflanzlichem Gewebe und kam dabei den komplexen Stoffwechselabläufen in den Zellen auf die molekulare Spur. Die frühen Biochemiker stießen auf milde Säuren im Zellkern, die deshalb Nukleinsäuren genannt wurden und sich im 20. Jahrhundert als die stoffliche Basis der Vererbung zu erkennen gaben. Gene bestehen aus einer Form der Nukleinsäure, von deren wichtigsten Bestandteilen drei – nämlich Adenin, Guanin und Thymin – bereits im 19. Jahrhundert beschrieben werden konnten, bevor der Wissenschaft im Jahre 1903 das Cytosin als vierter Baustein der Erbsubstanz zugänglich wurde.

Den Biochemikern gelang es bereits vor der Jahrhundertwende, die von Pasteur untersuchten Gärungsprozesse – etwa die Vergärung von Zucker zu Alkohol durch Hefepilze – in zellfreien Lösungen stattfinden zu lassen, und sie konnten dafür Stoffe verantwortlich machen, die sie Fermente nannten, weil für die Umwandlung von organischer Materie auch der Begriff der Fermentierung verwendet wurde, dessen lateinische Wurzel »fermentare« ein Gären und Schwellen erfasst. Die Fermente fanden die Biochemiker vor allem in Hefezellen. Aus dem griechischen Wort für »in der Hefe« entstand der Ausdruck Enzym. Er bezeichnet bis heute die molekularen Katalysatoren, deren Wirken Chemiker seit dem frühen 19. Jahrhundert in Zellextrakten nachweisen konnten und die zum Beispiel im Magen eines Menschen für das Verdauen der Nahrung zuständig sind.

Evolution, Entropie und Energie

Das 19. Jahrhundert brachte zwei große Ideen hervor, die merkwürdigerweise nicht zueinander passen und den Wissenschaftlern trotz aller Triumphe, die sie damit feiern konnten, bis heute Kopfzerbrechen bereiten. »Alles ist Bewegung«, so lässt sich die Kerneinsicht der Romantik zusammenfassen, und gemäß diesem Grundsatz meint der französische Philosoph Michel Serres, dass die Namen »Biologie« und »Geologie« für die jeweils gemeinten wissenschaftlichen Disziplinen widersinnig seien. Es handle sich bei ihnen offenkundig mehr um eine »Biogonie« und eine »Geogonie«, denn die Fragen, mit denen sie sich vorrangig befassen, lauteten: »Wie und zu welchem Ende entwickeln sich die Erde und die Lebewesen? Woher kommen sie und welchen Weg nehmen sie?«

Der Gedanke einer Evolution des Lebens taucht zu Beginn des 19. Jahrhunderts auf, als der Franzose Jean-Baptiste de Lamarck in seinem Museum in Paris die fossilen Funde zu ordnen versucht, die fleißige Geologen in immer größerer Zahl in immer tieferen Schichten der Erde finden und an die Oberfläche befördern. Lamarck kann Reihen von Fossilien konstruieren, ihren plötzlichen Abbruch will er aber nicht mit einem Aussterben erklären – in Lamarcks Welt lässt Gott so etwas nicht zu. Es bleibt nur der Gedanke, dass das Leben in der fernen Vergangenheit einer dynamischen Erde sich mit den äußeren Bedingungen gewandelt hat. Diese Einsichten publiziert Lamarck im Jahre 1809, ohne dass sie die rechte Aufmerksamkeit finden können.

Es sollte noch ein halbes Jahrhundert dauern, bis Charles Darwin 1859 sein Jahrhundertwerk *Über den Ursprung der Arten* vorlegt und die Vielfalt des Lebens auf der Erde durch den Prozess der Anpassung und der natürlichen Selektion erklärt. Der Ausdruck »Selektion« stammt aus dem Bereich der von Menschen durchgeführten Tierzüchtung, und indem Darwin die »künstliche Auswahl« in eine »natürliche Selektion« verwandelt, zeigt er, dass er die Natur so versteht wie die menschliche Gesellschaft – und nicht umgekehrt den Menschen durch natürliche

Prozesse erklären möchte. Tatsächlich verdankt Darwin seine grundlegende Idee einer Evolution den Sorgen des britischen Ökonomen Thomas Malthus, der bereits am Ende des 18. Jahrhunderts befürchtete, dass die im Laufe der industriellen Revolution in die Städte strömenden Menschen bald um ihre Versorgung kämpfen müssen, da die Produktion der Nahrungsmittel auf keinen Fall mit dem ungeheuren Wachstum der Bevölkerung Schritt halten kann.

Unabhängig davon macht Darwins Sicht des sich unter dem Druck der Umwelt modifizierenden Lebens klar, dass es so etwas wie eine zeitliche Richtung in der Entwicklung gibt, nämlich hin zu höheren Ordnungen oder zu komplexeren Strukturen, die immer besser ihre Aufgaben erfüllen können. Als sich diese Idee einer Zunahme der lebendigen Rangstufen in der Biologie in Gelehrtenkreisen breitmacht und zu heftigen Debatten mit christlich orientierten Gegnern führt, stellen die Physiker fest, dass spontan in einer Natur ohne Leben eher das Umgekehrte stattfindet: In einem sich selbst überlassenen System von Atomen oder Molekülen wird jede Ordnung aufgelöst und die Unordnung wächst – wie sich an vielen Beispielen aus dem Alltag zeigt, etwa wenn sich ein Tintentropfen in einem Glas Wasser ausbreitet. Die Physik drückt diese offenbar von selbst entstehende zufällige Verteilung mit dem dazugehörenden wachsenden Durcheinander durch den Begriff der Entropie aus – ein Kunstwort griechischen Ursprungs, das von den Forschern vor allem deshalb gewählt wurde, weil es ähnlich klingt wie Energie.

Ein Meilenstein der Physik im 19. Jahrhundert ist der erste Hauptsatz der Thermodynamik, zu dessen Aufstellung Helmholtz maßgeblich beigetragen hat. Dieser Satz besagt in seiner universalen Formulierung: »Die Energie der Welt ist konstant«, was allgemein akzeptiert wurde, aber nicht weiterhalf, um konkret und im Detail zu verstehen, wie eine Maschine die ihr zugeführte Energie in die Arbeit umsetzt, die von ihr erwartet wird. Es musste noch einen weiteren Parameter geben, und man kam auf die Entropie, für die sich ein zweiter Hauptsatz der Thermodynamik formulieren ließ: »Die Entropie der Welt strebt einem Maximum zu.« Für philosophisch Interessierte: Dieser zweite Hauptsatz ist das erste Gesetz, in dem die Physik der Zeit eine Richtung gibt oder erkennt, dass die Zeit in eine Richtung verläuft und wie ein Pfeil fliegt, nämlich nach vorne und nicht zurück.

Wichtiger aber ist die Feststellung, dass dieser zweite Hauptsatz nur an der Oberfläche mit der Idee einer biologischen Evolution übereinstimmen kann, da die Größe, die maximal werden soll, nämlich die Unordnung, genau das Gegenteil von dem erfasst, was im Leben passiert. Alle Lebewesen führen sich Energie zu, damit sie weiterleben in der Gestalt und Form, mit der sie geboren sind, sonst würden wir zerfließen in der uns umgebenden Natur. Und so steht die Wissenschaft seit der zweiten Hälfte des 19. Jahrhunderts vor der Frage, wie sie die beobachtbare naturgesetzliche spontane Zunahme von Unordnung in physikalischen Systemen auf der einen Seite mit der offenbar wachsenden Ordnung in lebenden Organismen auf der anderen Seite in Einklang bringen kann. Hat die Evolution bei der Entstehung und Höherentwicklung des Lebens die Naturgesetze außer Kraft gesetzt? Konkret durchdacht und angesprochen hat diese Diskrepanz erstmals der mit dem Nobelpreis für Physik geehrte Quantenphysiker und Theoretiker Erwin Schrödinger, als er es in den Jahren des Zweiten Weltkriegs wagte, sich aus den Grenzen seiner Disziplin zu lösen, und ein Buch mit dem Titel *Was ist Leben? Die Sicht des Physikers auf das Leben* verfasste.

Schrödinger wollte allgemein wissen, ob das Leben auf physikalischen Gesetzen beruht, und im Detail wollte er verstehen, wie die Zellen als Grundelemente des Lebens die Zunahme der Entropie vermeiden, die ihnen der zweite Hauptsatz der Thermodynamik aufbürdet? Heute können die Biologen darauf antworten, indem sie auf die Gene einer Zelle verweisen, denn in ihnen steckt, was man etwa seit Schrödingers Zeit als biologische oder genetische Information bezeichnet. Information schafft und vermittelt Ordnung, weshalb die heute so selbstverständliche Größe bei Schrödinger zuerst als »negative Entropie« auftritt, bevor er sie als einen »Code der Vererbung« definiert und seine Zeitgenossen auffordert, nach den entsprechenden Strukturen in den Zellen zu suchen. Gefunden werden sie in den Jahren nach dem Zweiten Weltkrieg und 1953 führen sie zu einem Höhepunkt der damals aufkom-

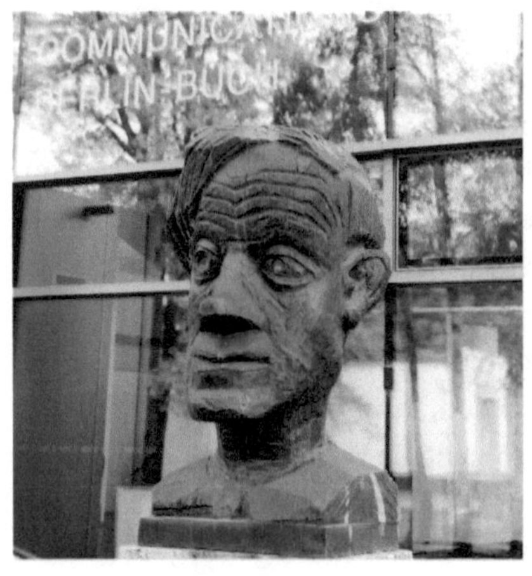

Max Delbrück. Büste vor dem Max-Delbrück-Centrum in Berlin-Buch. Delbrück hat seine Heimatstadt Berlin 1937 verlassen und in den USA den Grundstein für die Bakteriengenetik gelegt, die die molekulare Genetik und die Virologie geprägt hat.

menden Molekularbiologie, als die Struktur des Erbmaterials und der Gene in Form einer Doppelhelix präsentiert werden kann.

Drei Konzepte müssen offenbar zusammenfinden und zueinander passen, um das Leben und seine Gesundheit zu verstehen, und zwar die Evolution und die Entropie, wie eben erläutert, sowie die Energie, die weiter oben angesprochen wurde. Es ist bemerkenswert, dass die Bedeutung aller drei Parameter in der Mitte des 19. Jahrhunderts ans wissenschaftliche Tageslicht kommt: Zunächst wird der Satz von der Erhaltung der Energie, dann der von der Zunahme der Entropie formuliert, und zwischen diesen beiden physikalischen Einsichten taucht dann Darwins Gedanke einer Evolution des Lebens auf, der selbst von Physikern gefeiert wurde. Sie zeigten sich überzeugt davon, dass das von ihnen erlebte Jahrhundert nicht als Zeitalter des Dampfes oder der Elektrizität, sondern – in den Worten des Wiener Physikers Ludwig Boltzmann – als Jahrhundert der mechanischen Naturauffassung, als Jahrhundert Darwins in die Annalen eingehen wird.

Dazu passt, dass in diesen Tagen erstmals die als Gene bekannten Erbanlagen beobachtet wurden, und zwar in einem Klostergarten in Brünn. Hier beugte sich der – übrigens als Physiklehrer ausgebildete – Mönch Gregor Mendel über die von ihm gepflanzten Erbsen, an denen er die Weitergabe einiger Eigenschaften erkunden wollte. Wie die

Wissenschaftler seiner Zeit dachte Mendel an unteilbare Solida, die im Inneren der Pflanzen wirken, wenn Nachkommen entstehen. Er nannte diese sich und das Leben bewegenden Atome der Biologie »Erbelemente« und öffnete der Menschheit das Feld der Genetik, das sie seit dem 20. Jahrhundert so erfolgreich beackert. Schon hier sei erwähnt, dass es der Berliner Physiker Max Delbrück war, der mit seiner Publikation *Über die Natur der Genstruktur und der Genmutation* 1935 die Gene erstmals als Atomverband identifizierte und damit den Quantenphysiker Erwin Schrödinger zu seinen Gedanken über das Leben inspirierte. Davon wird später noch die Rede sein.

Die soziale Frage

Zu den ersten Lesern von Darwins Werk *Über die Entstehung der Arten* gehörte wahrscheinlich der in London lebende Karl Marx, der diese Schrift »als naturwissenschaftliche Unterlage des geschichtlichen Klassenkampfes« betrachtete und darüber nachdachte, sein 1867 erscheinendes Hauptwerk *Das Kapital* dem englischen Naturforscher zu widmen. Marx las Darwins Buch immer wieder, wie er 1862 in einem Brief an Friedrich Engels schrieb: »Mit dem Darwin, den ich wieder angesehen, amüsiert mich, dass er sagt, er wende die ›Malthussche‹ Theorie auch auf Pflanzen und Tiere an, als ob bei Herrn Malthus der Witz nicht darin besteht, dass sie nicht auf Pflanzen und Tiere, sondern nur auf Menschen [...] angewandt wird.« Und Marx vergleicht Darwin auch mit Hegel. In seiner *Phänomenologie* betrachte dieser »die bürgerliche Gesellschaft als ›geistiges Tierreich‹, während bei Darwin das Tierreich als bürgerliche Gesellschaft figuriert«.

Wie Marx übernahmen auch viele seiner Zeitgenossen das naturwissenschaftliche Vorbild und übertrugen es auf alle vorstellbaren Formen des Wissens von der Anthropologie bis zur Soziologie, und auch für die Geschichte der Menschheit ging man dazu über, evolutionäre Stufen des Wissensfortschritts anzunehmen. Wenn eine Theorie – etwa die des Sozialismus – wissenschaftlich sein wollte, musste sie das metaphysische Denken der spekulativen Hegelianer aufgeben und sich – analog zu den Naturwissenschaften – auf empirische Befunde stützen.

Unter diesem Aspekt ist die Gesellschaftstheorie zu betrachten, auf der Marx und Engels ihr folgenschweres Programm aufgebaut haben. Der Kapitaltheoretiker und der Industriellensohn veröffentlichen 1848 gemeinsam ihr *Kommunistisches Manifest*, in dem sie die Abschaffung des Privateigentums und die Kollektivierung der Produktionsmittel fordern, um die damals wachsende soziale Ungerechtigkeit abzuschaffen. Marx meint, die auf Gewinnstreben und privatunternehmerischen Entscheidungen beruhende Wirtschaftsform – bekannt als Kapitalismus – würde zwangsläufig gegen die Wand fahren, da sie sich »vampirmäßig belebt durch Einsaugung lebendiger Arbeit« selbst schwächt und nur Krisen produziert, wodurch die Revolution der Arbeiterschaft unausweichlich wird. Kapitalisten stehen unter dem Druck, Profit zu machen, weil sie sonst vom Markt verdrängt werden, und das zwingt sie, Kapital zu akkumulieren und Arbeiter durch Maschinen zu ersetzen, um Lohnkosten zu sparen. Mit der Arbeitslosigkeit nimmt die Verelendung der Proletarier zu, die keine Waren mehr kaufen können. Der Kapitalismus manövriert sich in eine Sackgasse und zerspringt schließlich, wie Marx meint, unter dem Druck der Widersprüche. Das Ende des Kapitalismus prognostiziert er mit den Worten: »Die Enteigner werden enteignet.«

Im Rückblick wird man dies wohl als Fehlprognose werten müssen, aber es ist daran zu erinnern, dass Engels in seiner Schrift *Die Lage der arbeitenden Klasse in England* von katastrophalen sozialen und gesundheitlichen Bedingungen in überfüllten Arbeitervierteln etwa in Manchester berichtet hat und es ihm und anderen sozial engagierten Menschen offensichtlich erscheinen musste, dass sich die Verhältnisse von Jahr zu Jahr verschlimmern würden. Die Einwohnerzahl von Großbritannien hatte sich zwischen 1800 und 1850 verdoppelt, und dass die vielen Menschen überhaupt ernährt werden konnten und nicht die von Malthus vorhergesagte Falle zuschnappte, lag nicht zuletzt an neuen industriellen Beschäftigungsmöglichkeiten, die im Rahmen der kapitalistischen Produktionsweise angeboten wurden, wie die Wirtschaftshistoriker im 21. Jahrhundert meinen. Ein weiterer Grund war die Öffnung des Lebensraumes in die Kolonien, in denen England besonders expansiv und erfolgreich war. Auf diese Weise konnte sich im

20. Jahrhundert in marktwirtschaftlich-kapitalistischen Ländern ein Massenwohlstand entwickeln, der auch den Lebensstandard der einfachen Bevölkerungsteile weit über all das hinaushob, was früher denkbar war. Die große Mehrheit der Arbeiter in den westlichen kapitalistischen Marktwirtschaften fühlte sich keineswegs verelendet, erst recht nicht mehr, als sie sich Autos, Urlaub und anderen Luxus leisten konnten.

Die Frage, was Marx als gebildeter Analyst der industriellen Revolution – er konnte Platon, Ovid, Shakespeare und Voltaire im Original lesen und kannte die Schriften der Ökonomen seiner Zeit –, nicht klären oder gar erklären konnte, beschäftigt viele Gelehrte bis heute. Vielleicht hat er übersehen, dass nicht nur Menschen, sondern auch Maschinen Werte schaffen und sie nicht nur speichern oder transferieren können. Der in Oxford lehrende Ökonom David Harvey meint allerdings, dass Marx auf jeden Fall die Dynamik des gesamten Geschehens gesehen hat. Um dessen Vorstellung zu erklären, greift Harvey zu einem schönen Bild: »Wie Wasser von der Erde verdampft, zur Wolke wird und wieder zur Erde fällt, so ist es mit dem Kapital. Hier das Geld, da die Arbeit, dort die Maschinen und Waren. Alles ist mit allem verbunden. Ein permanenter Wandel im ewigen Kreislauf und in unterschiedlichen Formen. Kapital ist Wert in Bewegung.« Ein Satz, dem die Romantiker im 19. Jahrhundert sicher beigepflichtet hätten.

Drei Schlusspunkte am Ende einer aufregenden Zeit

Zuerst, Fortschritt und Kriterien der Anerkennung: Im Jahr 1895 – in dem sich nach der Logik der Zahlen das 19. Jahrhundert seinem Ende zuneigt, auch wenn die Historiker es in ihren Periodisierungsversuchen etwas verlängern wollen – sind zwei wichtige Ereignisse zu melden, die auf kuriose Weise zusammenhängen. Im genannten Jahr verfasst der durch die Herstellung und den Verkauf des Sprengstoffes Dynamit zu Wohlstand gekommene Alfred Nobel sein Testament, in dem er Preise für Wissenschaftlerinnen und Wissenschaftler auslobt, die etwas zum Nutzen der Menschen geleistet haben. Ursprünglich wollte Nobel nur Preise für den Frieden und für die Literatur stiften, bis ihn jemand davon überzeugen konnte, dass diejenigen, die zu seinen Lebzeiten für bessere Lebensbedingungen gesorgt haben, vorwiegend in den naturwissenschaftlichen Disziplinen zu finden sind, also unter Physikern, Chemikern und Physiologen, wie man damals Forscher im Bereich der Medizin nannte. Nobels Testament lässt den Wert erkennen, den Gesellschaften am Ende des 19. Jahrhunderts den Naturwissenschaften zugeschrieben haben und den es zu vermehren gilt.

Die Preise werden seit 1901 vergeben – Nobel starb zwar bereits 1896, aber es gab Familienstreit um das Testament und außerdem hatte der Stifter keine genauen Angaben über die operative Handhabung seines letzten Willens hinterlassen, was zu klären einige Jahre in Anspruch nahm –, und der erste Nobelpreis überhaupt ging 1901 an den in Würzburg lehrenden und forschenden Physiker Conrad Röntgen für die Entdeckung der heute nach ihm benannten Strahlen, die zu einem unentbehrlichen Instrument der medizinischen Diagnostik geworden sind. Seine Entdeckung machte Röntgen in demselben Jahr, in dem Nobel sein Testament verfasste, nämlich 1895. Röntgen hat neben diesem Preis die höchste Ehrung erfahren, die einem Wissenschaftler zuteilwerden kann. Sein Name ist zu einem Verb geworden. Patienten werden heute in großer Zahl geröntgt oder »zum Röntgen« geschickt, um unsichtbare Ursachen von Krankheiten sichtbar zu machen.

Während Physiker etwas Sichtbares wie das Fallen eines Gegenstandes auf den Boden durch etwas Unsichtbares – nämlich das Schwerefeld der Erde – erklären, geht der Arzt umgekehrt vor und erklärt die sichtbare Krankheit durch ihre zunächst unsichtbare Ursache im Körper. Polarität auch hier, und dazu eine Symmetrie, die man nur als schön empfinden kann. So ging im gleichen Jahr 1901 der Preis für Physiologie oder Medizin an Emil von Behring, der ein Serum und einen Impfstoff entdeckt hatte, mit dem die häufige und tödliche Kinderkrankheit Diphterie für immer besiegt wurde. Etwas später folgten die bereits erwähnten Forscher Robert Koch und Paul Ehrlich, die 1905 und 1908 mit dem Nobelpreis ausgezeichnet wurden. Kein Wunder, dass die Menschen zu Beginn des 20. Jahrhunderts eine große Zeit erwarteten. Doch dann bemerkte man vor allem in der wissenschaftlichen Arbeit, dass alles viel komplexer und schwieriger ist.

Zweiter Punkt, Komplementarität und Polarität: Es lohnt sich, den Gedanken der Polarität und Komplementarität ernst zu nehmen und ihn an die Stelle zu setzen, an der man sonst von einer Einheit des Wissens träumt und schwärmt. So wie sich seit dem 19. Jahrhundert Evolution und Entropie ins Gehege kommen, so stehen sich seit dem 20. Jahrhundert die atomare Quantentheorie des Mikrokosmos und die kosmologische Relativitätstheorie des Makrokosmos unversöhnlich gegenüber, und in der Mitte befindet sich unsere unmittelbare Welt der Dinge, das Leben, der Mensch, der versucht, das alles zu begreifen. In einem Buch über die Geschichte der Gesundheit darf daran erinnert werden, dass auf vergleichbare Weise verschiedene Auffassungen und Vorstellungen von Gesundheit und Krankheit aufgekommen sind und seit dem 18. Jahrhundert ein Kampf zwischen dem Humoral- und dem Solidarparadigma beim Verständnis von Krankheiten tobte. Die Welt bleibt zwar ein Ganzes, aber es ist ein Mensch, der das feststellen muss, indem er sie von außen betrachtet. Und ein Ganzes besteht nun einmal aus Teilen, die sich zusammenfügen müssen. Der Gesunde trägt Risikofaktoren und Krankheiten, »gesunde Krankheiten«, in sich, die es auszuhalten oder zu überwinden gilt. Der kranke Patient trägt das Potenzial der Genesung in sich. Kategorien, über die wir sprechen, sind Artefakte unseres menschlichen Denkens, wertvoll, hilfreich aber vorübergehend. Alles fließt, alles ist Bewegung.

Und schließlich drittens, Bewegung und Fortschritt: Zurück zum Nobelpreis, der von seinem 1896 gestorbenen Stifter natürlich im Geist des 19. Jahrhunderts konzipiert worden ist. Er steht als ein Symbol für die Anerkennung wissenschaftlichen Fortschrittes. So wie Nobel damals medizinischen Nutzen für die Menschheit selbstverständlich von der Physiologie erwartete, kann man sich gut vorstellen, dass ein heute lebender Nobel eher globale Bemühungen um Gesundheit auszeichnen würde. Gesundheit ist für den Einzelnen und für die Gesellschaft das höchste Gut – vielleicht auch weil sie so schwer zu fassen, aber so deutlich zu fühlen ist. Besonders ist Gesundheit aber der Bereich, der für alle Menschen dieser Welt hochrelevant ist, und alle Wissenschaftler können und müssen erheblich zu ihrer Erhaltung beitragen: Ob Theologen,

Physiker, Ethiker, Chemiker, Geologen, Kosmologen, Anthropologen, Ökonomen oder Politiker – nur gemeinsam mit Biologen und Medizinern werden sie das Ganze verstehen! Die Covid-19-Pandemie zeigt überdeutlich und schmerzhaft, wie alles – Gesundheit, Gesellschaft, Wirtschaft und Politik – regional, national, global zusammenhängt und nur im Verbund zu verstehen ist. Ein holistisches Verständnis der Natur und des Geschehens in der Natur ist nur möglich im Verein mit allen Disziplinen und ihren jeweiligen Erkenntnissen.

Komplementarität und Polarität sind das Ergebnis vertiefter Einzelbetrachtungen. Sie sind der Schlüssel für das funktionale Verständnis. Echter Fortschritt und Fortbestand erfordern den Blick auf das komplexe Ganze, das sich analytisch so schwer erschließt. Wieviel einfacher ist es, ein definiertes Problem in der Tiefe zu erforschen und dafür den Nobelpreis, das Synonym für wissenschaftliche Anerkennung, zu bekommen. So ist es auch mit dem Leben, mit Gesundheit, Krankheit und Tod. Gesundheit ist eine holistische Wissenschaft – sie erfordert eine inter- und transdisziplinäre Betrachtung von Biologie, Umwelt und Verhalten. Auch wenn sich Gesundheit schwer in Definitionen fassen lässt, so haben wir doch ein gutes Gefühl dafür. Komplexität erschließt sich zum Teil rational, aber mit sicherem Gefühl emotional. Für die eigene Gesundheit, die Gesundheit der Familie, der Freunde und der ganzen Gesellschaft, über nationale Grenzen hinweg, ist das der Fall. Alle 17 Nachhaltigkeitsziele der Vereinten Nationen dienen einem gesunden Leben auf einem gesunden Planeten. Jede Forschung und alle Wissenschaft im Labor und in der Anwendung sollten diesem globalen Ziel dienen und dafür Anerkennung finden. Alfred Nobel hätte sich das gewünscht. Die Welt, die Probleme und deren Lösung – sie alle sind in Bewegung wie das Leben. Warum bewegt sich nicht auch das Nobelkomitee?

Zwei Leben, ein Ziel
Rudolf Virchow und Hermann von Helmholtz

Im 19. Jahrhundert, in dem die »Verwandlung der Welt« einsetzt, wird in Berlin die heutige Humboldt-Universität gegründet. Der Namensgeber Wilhelm von Humboldt agiert seit 1808 als Leiter der damals neu geschaffenen Direktion für Kultus und Unterricht, die zum preußischen Ministerium des Inneren gehört, und entwirft in dieser Funktion eine Denkschrift über »die innere und äußere Organisation der wissenschaftlichen höheren Lehranstalten in Berlin«. In ihren Mittelpunkt stellt er die kreative Möglichkeit, das für die Gemeinschaft wichtige Wissen in »Einsamkeit und Freiheit« zu erwerben, wie die berühmte Forderung aus der Denkschrift heißt.

Humboldt orientiert sich an Ideen des Philosophen Johann Gottlieb Fichte, der in der Epoche der Romantik von einer Universität träumt, die nicht von den Bedürfnissen des Staates geprägt ist, sondern von denen einer freien Forschung. Wissen zeichnet sich für Fichte dadurch aus, dass es in Bewegung ist. Es kommt durch einen dynamischen Prozess zustande, der nie zu einem Ende gelangt, was sich im Deutschen elegant mit dem Ausdruck »Bildung« ausdrücken lässt, der sich sperrt, wenn man ihn in andere Sprachen übersetzen will. Das Wort bezeichnet nämlich nicht nur das Ergebnis, sondern auch den Vorgang des Bildens. Und ebendieses Bilden mit dem Stand und Vermögen des Wissens hat auch Humboldt im Sinn, als er seine Denkschrift verfasst. Wissen soll einem sowohl etwas von Bedeutung in die Hand geben als auch weiter ins Offene der Zukunft entwickelt werden können. Die Berliner Universität sollte eine Bildungsanstalt in dem beschriebenen humboldtschen Sinne werden, und als in den 1840er Jahren Rudolf Virchow und Hermann von Helmholtz hier studieren, erleben sie eine Medizinische Fakultät, die in diesem Geist floriert und beiden Männern ermöglicht, ihr Leben der Förderung von Gesundheit auf allen Ebenen zu widmen. »Erst Gesundheit, dann Bildung!«, schreibt Virchow in seinen Abhandlungen über öffentliche Medizin, um den Zusammenhang zwischen den beiden großen Zielen der Menschen und des Staates hervorzuheben. »Kein Geld ist rentabler angelegt als dasjenige, welches für die Gesundheit aufgewendet wird«, lautet sein Fazit.

Dem Ziel einer freien Wissenschaft zum Nutzen der Menschen fühlen sich Virchow und Helmholtz gleichermaßen verpflichtet, und sie sind dabei, als die Berliner Schule der modernen Medizin aus der Taufe gehoben wird, von deren Erfolgen wir heute weltweit profitieren.

Die Wohltat eines Lebens voller Arbeit: Leben und Wirken von Rudolf Virchow

»Die Bedingungen des Wohlseins sind [...] Gesundheit und Bildung und die Aufgabe des Staates ist es [...], die Mittel zur Erhaltung und Vermehrung von Gesundheit und Bildung in möglichst großem Umfang durch die Herstellung von öffentlicher Gesundheitspflege und öffentlichem Unterricht zu gewähren.«

Diese Worte stammen von Rudolf Virchow, den Historiker als »ungekrönten König der Berliner Medizin« bezeichnet haben und dem sie bescheinigen, mit seinen wissenschaftlichen Beiträgen und seinem Wirken als Lehrer den »Weltruhm der Berliner Medizin« begründet zu haben. Sie hat, wie es Rolf Winau in seinem Buch *Medizin in Berlin* ausdrückt, »Deutschland in der zweiten Hälfte des 19. Jahrhunderts zur führenden Nation auf diesem Gebiet gemacht«. Die eingangs zitierten Sätze über »Gesundheit und Bildung« finden sich in der Wochenschrift *Die Medicinische Reform*, die Virchow zusammen mit Rudolph Leubuscher herausgegeben hat und deren erste Ausgabe am 10. Juli 1848 erschienen war. Im März dieses Jahres findet die Deutsche Revolution als Teil einer Freiheits- und Nationalbewegung statt und in Berlin kommt es am Alexanderplatz zu Barrikadenkämpfen. Virchow kehrt aus Oberschlesien, wo er eine Epidemie untersuchen sollte, in die deutsche Hauptstadt zurück, »um an den Bewegungen teilzunehmen«, wie er seinem Vater eilig schreibt. Er fühlt sich durch die Medizin seiner Zeit »in das sociale Gebiet geführt«, und so kann er nicht anders, als »Barrikaden bauen helfen«. Dabei wird ihm auch eine Pistole ausgehändigt, die er allerdings nicht einsetzen kann, »da die Soldaten meist in zu großer Entfernung schossen« und »ein Handgemenge [...] an meiner Barrikade nicht möglich war«, wie er seinen besorgten Eltern beschwichtigend mitteilt.

Auf dem Weg nach Berlin

Es geht offenbar wild zu in Virchows Leben. Es beginnt in dem kleinen Ort Schivelbein, der damals zu Hinterpommern gehört, heute in Polen liegt und Świdwin heißt. Am 13. Oktober 1821 wird Rudolf als einziges

Kind von Rudolf Ludwig und Johanna Maria Virchow geboren, und der Knabe erweist sich früh als wissbegierig und fleißig. Er liest »mit der größten Sorgfalt Bücher«, wie er selbst einmal geschrieben hat, um hinzuzufügen, dass er sich vor allem die Abbildungen der Tiere und Pflanzen in den Bänden einprägt. Rudolf ist in der Dorfschule Klassenbester, und so wird er als Dreizehnjähriger auf ein Gymnasium ins fünfzig Kilometer entfernte Köslin geschickt, eine Stadt, die man in diesen Tagen nur durch stundenlange Eisenbahnfahrten erreichen konnte, wobei die meisten Menschen froh waren, dass die ersten Lokomotiven überhaupt den Schienenverkehr zwischen entlegenen Orten ermöglichten.

Mit den 1830er Jahren verbinden viele Menschen den anheimelnden Begriff des Biedermeier, aber damit wird die bittere Armut der Bevölkerung bequem übertüncht. Die meisten müssen zusammengedrängt in engen und bescheiden eingerichteten Wohnräumen leben und wähnen sich schon glücklich, wenn im Winter wenigstens eine Stube geheizt werden kann. 1839 meldet sich der junge Rudolf zur Reifeprüfung an, die erst fünf Jahre zuvor als verbindlicher Schulabschluss eingeführt worden ist. Mit diesem Abschluss kann er sich an der Universität einschreiben. Der Eleve, der als Gymnasiast fleißig Notizbücher über die Tagespolitik füllt, neben den Naturwissenschaften die alten Sprachen schätzt und außer dem Latinum und dem Graecum sogar noch das Hebraicum absolviert, wählt als Thema seines Abituraufsatzes »Ein Leben voll Arbeit und Mühe ist keine Last, sondern eine Wohltat«, und sein Biograf Manfred Vasold meint zutreffend, man könne diesen Satz »ohne weiteres als Motto über sein Leben stellen«. Anzumerken ist, dass das, was manchen Menschen als Mühe und Arbeit erscheint, Virchow eher Freude zu bereiten scheint, etwa das Lernen von Vokabeln und fremden Sprachen. Im Verlauf seines Lebens wird er neben den alten Sprachen auch das Englische, Französische, Italienische, Holländische und selbst das Arabische lernen und in den meisten Fällen auch fließend sprechen.

Der bis ins hohe Alter ungemein lernbegierig bleibende Virchow bricht als achtzehnjähriger Jüngling im Oktober 1839 nach Berlin auf, um an der 1810 gegründeten und damals noch namenlosen Universität zu Berlin zu studieren. Genauer gesagt tritt er einer ihr angeschlossenen militärärztlichen Akademie bei, die als Pépinière bekannt ist und als Bildungsanstalt des preußischen Staates ihre Studenten kostenlos unterrichtet. Pépinière – so lautet das französische Wort für Baumschule, und mit diesem Namen bezeichnet der preußische König Friedrich Wilhelm II. eine 1795 errichtete medizinische Schule, die speziell Armeechirurgen ausbilden soll, und zwar in enger Kooperation mit der seit 1710 bestehenden Charité, die ihren angenehm klingenden Namen »Barmherzigkeit« von Friedrich Wilhelm I. bekommen hat.

Zwar wird Virchow später für eine »öffentliche Gesundheitspflege« buchstäblich auf die Barrikaden gehen, aber noch ist die Obrigkeit vor allem an der Gesundheit der Soldaten im Heer interessiert, und so gilt es dem Staat als dringendes Gebot, über ausreichend Chirurgen zu verfügen, um die Verwundeten auf den Schlachtfeldern zu versorgen, die es bald in einer kaum noch zu bewältigenden Zahl geben wird. Bei der Völkerschlacht von Leipzig kämpfen im Oktober 1813 eine halbe Million Soldaten auf engem Raum gegeneinander. Zehntausende verlieren ihr Leben, die Masse der Verwundeten ist unüberschaubar. Das Schlachtfeld kann man sich vermutlich gar nicht grauenvoll genug vorstellen: überall gequälte Leiber und dahinsiechende Menschen, deren Schreie nach Hilfe nur ins Leere gehen, auch wenn sie bis heute nachhallen.

In der Pépinière

Für den jungen Virchow zählt bei seinem Eintritt in die Pépinière vor allem die Tatsache, dass hier eine Einrichtung entstanden ist, die auch Kindern aus nicht begüterten Familien eine medizinische Ausbildung ermöglicht, und man muss dabei nicht unbedingt die Karriere eines Militärarztes anstreben, sondern kann auch eine akademische Laufbahn einschlagen. Virchow belegt anfangs neben allgemeinbildenden Fächern wie Logik und Geschichte Kurse in Anatomie. Aus Vorträgen von Hermann von Helmholtz, der als gleichaltriger Kommilitone ebenfalls in der Pépinière wohnt und studiert, ist bekannt, dass »die medizinische Bildung jener Zeit [...] noch wesentlich auf Bücherstudium« beruht. »Es gab noch Vorlesungen, die sich auf das Diktieren eines Heftes beschränkten; für Versuche und Demonstrationen in den Vorlesungen war zum kleinen Teil schon gut, zum großen Teil aber nur dürftig gesorgt; physiologische und physikalische Laboratorien, wo der Schüler selbst hätte angreifen können, gab es überhaupt nicht. […] Mikroskopische Demonstrationen kamen nur sehr vereinzelt und selten in den Vorlesungen vor. Die Instrumente waren noch teuer und selten.« Aller Anfang ist bekanntlich schwer.

1848 hat Virchow eine Reform des Medizinstudiums angeregt und dabei den praktischen Unterricht, den er im Verlauf seiner Ausbildung kennengelernt hatte, wie folgt beschrieben: »Teils waren die Präparate zu sparsam, teils gingen die einzelnen Anschauungen zu schnell vorüber; die Experimente waren zu selten und mehr als Zugabe geboten; die Lernenden selbst hatten zu wenig Gelegenheit, durch eigene Übung eine größere Teilhabe zu erlangen – kurz, der Unterricht war zu doktrinär, wenn man will zu vormundschaftlich; statt dass er sich überall auf Anschauung stützte, von der Anschauung ausging und den Lernenden zum selbständigen Naturstudium hinlenkte.«

Nicht nur der Unterricht wirkt höchst altmodisch, als Virchow und Helmholtz mit dem Studium beginnen. Damals gibt es in Berlin noch zwei Lehrstühle, die sich mit den magnetischen Heilkuren des Mesmerismus beschäftigen, und viele praktizierende Mediziner sprechen der Seele bei der Gesundheit eine wichtigere Rolle als den Organen des Körpers zu, wobei sie von beiden wenig wissen. In den Städten verschreiben die Armenärzte ihren Patienten neben Wacholder und Branntwein viel Lebertran, wie den Romanen von Theodor Fontane zu entnehmen ist, der in den 1830er Jahren in Berlin zum Apotheker ausgebildet wird. Doch in ebendiesem Jahrzehnt beginnen die Dinge sich zu ändern. Allmählich halten die Naturwissenschaften Einzug in die Medizin. Der aus Koblenz stammende Physiologe Johannes Müller bekommt 1833 den Lehrstuhl für Anatomie und Physiologie an der Berliner Universität, und er wird bis zu seinem Tod 1858 an dieser Institution bleiben und im Laufe seines Lebens eine ganze Generation von vornehmlich naturwissenschaftlich orientierten Medizinern heranziehen, aus deren Reihen Virchow und Helmholtz prominent hervortreten.

Die naturwissenschaftliche Wende

Müllers Berufung wird vor dem Hintergrund der damals aufkeimenden Hoffnung der Medizinischen Fakultät möglich, dass es gelingen könnte, in ihrer Wissenschaft ähnlich vorhersehbare Abläufe zu finden, wie sie den Physikern in der anorganischen Natur begegnen, und die praktische Medizin wird mehr und mehr als angewandte Naturwissenschaft angesehen. Diesen Vorstellungen kann Müller mit seinen Forschungen immer stärker Rechnung tragen, was ihn zusammen mit seinem 1839 an die heutige Humboldt-Universität berufenen Kollegen Johann Lukas Schönlein zu einem der Begründer der Berliner Schule der Medizin werden lässt. Müller arbeitet fast zwei Jahrzehnte mit Schönlein zusammen, der neben seinem Ordinariat noch als Leibarzt des Preußenkönigs Ludwig Wilhelm IV. fungiert.

Schönlein hat nach seiner Berufung an die Berliner Universität damit begonnen, die Geschichte eines einzelnen Krankheitsfalles mit den zugrundeliegenden physiologischen und pathologischen Prozessen zu verbinden, wobei das eine in der Klinik der Universität erkundet und das andere in angeschlossenen Laboratorien erforscht wird. Er unterrichtet Studenten am Krankenbett und predigt ihnen die Bedeutung des scharfen Beobachtens und der Überwindungskraft, wenn es gilt, eine Diagnose zu stellen. Als Beispiel zeigt er den Studenten eine Urinprobe, die man, wie er vorträgt, früher nicht nur nach ihrer Farbe, sondern auch nach ihrer Süße bewertet habe. Darauf steckt er seinen Finger in die Probe, leckt ihn ab und fordert seine Schüler auf, es ihm gleichzutun. Als sie der Aufforderung mit vor Ekel verzerrten Gesichtern nachkommen, meint Schönlein lobend, dass sie sich wohl gut überwinden könnten, fügt aber kritisch hinzu, dass sie weder gut beobachtet noch sorgsam aufgepasst hätten. Sonst wäre ihnen nicht entgangen, dass er zwar seinen Zeigefinger in das Harnglas getaucht, dann aber seinen Mittelfinger abgeleckt habe.

Es sind bewegte Jahre, in denen Virchow in Berlin mit großem Fleiß studiert, sodass er bereits im Juli 1843 eine Dissertation über die Hornhaut des menschlichen Auges und ihr Rheuma anfertigen und Johannes Müller als Dekan der Medizinischen Fakultät vorlegen kann. Erst im

April war Virchow in die Charité umgezogen, als deren Bewohner er im Sommer 1843 das Rigorosum bewältigt, was ihn nach dem Drucken seiner Arbeit schließlich berechtigt, den Doktortitel zu tragen. Kandidaten der Medizin mussten damals zwei Thesen verteidigen, die Virchow auf Lateinisch einreicht und die hier auf Deutsch wiedergegeben werden: »Nur der liberal Gesinnte vermag die Natur der Medizin zu erkennen«, lautet die erste, die zweite ist fachfremd: »Die Steine Pommerns sind Produkte der Eiszeit.« Offensichtlich zeigt Doktor Virchow neben seinem Hauptinteresse an der Medizin auch starke politische Neigungen, und außerdem lockt ihn die Urgeschichte seiner Heimat.

Als Virchow in die Charité wechselt, ist aus dem ursprünglichen Pesthaus am Rande der Stadt eine große Krankenanstalt in ihrer Mitte geworden, an deren Visiten er sich von Anfang an beteiligt. Nach der Promotion wird ihm die Verwaltung des Leichenhauses der Charité anvertraut, ohne dass dies mit einer voll bezahlten Stelle verbunden wäre. Anerkennung erfährt der 24-jährige Virchow auf andere Weise, nämlich durch die ehrenvolle Einladung, auf der jährlich abgehaltenen Gedenkveranstaltung für den Gründer der Pépinière, den Armeechirurgen Johann Goercke, die Festrede zu halten. Der programmatische Titel: *Über das Bedürfnis und die Richtigkeit einer Medizin vom mechanischen Standpunkt.* Sein erstes öffentliches Auftreten und das mit großer Überzeugungskraft vorgetragene Bekenntnis zu einer naturwissenschaftlichen Medizin, die ihre Aufmerksamkeit den physikalischen Gesetzen und chemischen Abläufen in einem Körper widmet, sorgen für hitzige Debatten. Während die einen ihm zujubeln, zeigen sich andere empört. Sie vertrauen weniger der Qualität des Experiments und dem induktiven Suchen als vielmehr dem Geist des Idealismus und seinen deduktiven Schlüssen, bei dem sie sich nicht die Hände schmutzig machen müssen, was für Virchow ganz selbstverständlich zum Forschen gehört.

Eine mechanische Medizin – das klingt nach Apparaten und Maschinen, die sich reparieren lassen, aber gemeint ist mehr eine Heilkunst, die sich an physikalischen Gesetzmäßigkeiten orientiert, gleich denen, die Newton für das Weltall gefunden hat und die es ihm erlauben, mit einer Himmelsmechanik den Kosmos als ein Uhrwerk zu verstehen. Natürlich rechnen die Mediziner nicht damit, einen Newton der Organe zu finden, aber sie bemühen sich im Rahmen der aufkommenden Wärmelehre um die Möglichkeit, die lebende Materie in ähnlicher Weise zu verstehen, um so ihre Medizin vom mechanischen – sprich: physikalischen – Standpunkt aus voranzubringen.

Befassen wird sich mit diesem Ansatz vor allem Hermann von Helmholtz, der sich dabei ebenso weit vom spekulativen Denken früherer Jahre entfernt wie Virchow. Letzterer setzt sich in der oben erwähnten Rede emphatisch für empirische Beobachtungen ein, plädiert für Experimente mit Tieren, solange sie »mitfühlend« behandelt werden, und fordert die sorgfältige Auswertung von Sektionsergebnissen. Er kann sich dabei auf die Arbeiten seines Lehrers Johannes Müller stützen, der ab 1833 ein mehrbändiges *Handbuch der Physiologie des Menschen für Vorlesungen* vorlegt. In diesem Grundlagenwerk stellt Müller unter anderem das von ihm selbst formulierte »Gesetz der spezifischen Sinnesenergie« vor, mit dem er zu erklären versucht, warum Sinnesorgane auf ihre ihnen eigentümliche Weise auf Reize unterschiedlicher Art reagieren und zum Beispiel das Auge einen Menschen Sternchen sehen lässt, wenn Druck auf die »Fensterlein« im Kopf ausgeübt wird. Bei aller Hinwendung zu den Naturwissenschaften zweifelt Müller nicht am »Bedürfnis der Physiologie nach einer philosophischen Naturbetrachtung«, wie das Thema seiner Antrittsvorlesung lautet, die er 1824 in Bonn gehalten hat.

Ähnlich wie Helmholtz und Virchow versucht auch Müller, schöpferische Naturphilosophie mit produktiver Naturwissenschaft zu verbinden. Dabei kann er sich auf Goethe stützen, den er 1828 persönlich getroffen hat, um ihm seine Abhandlung *Über die phantastischen Gesichtserscheinungen* zu überreichen, in der es unter anderem um die Bilder geht, die sich einem Einschlafenden bei geschlossenen Augen zeigen. Über sie wollte Goethe mehr erfahren und vor allen Dingen wollte er wissen, ob sich die träumerischen Erscheinungen willentlich hervorrufen lassen, um sie dann als kreative Eingebungen nutzen zu können.

Habilitation und Humanität

Zu Beginn des 19. Jahrhunderts bietet die aufstrebende Wissenschaft von den Lebensvorgängen, die Physiologie, ein aufregendes Betätigungsfeld für ehrgeizige Forscher wie Virchow, der sich zunächst auf Untersuchungen zu den Eigenschaften des Blutes konzentriert. Vor allem interessiert ihn, welche Veränderungen sein Strömen bei Kranken erfährt, besonders dann, wenn sie längere Zeit an ein Bett gefesselt sind. In einem Brief an seinen Vater schildert er die Beobachtungen, die er zu verstehen versucht: »Namentlich nach größeren Eingriffen wie Amputationen kommt sehr häufig die sogenannte Venenentzündung vor, ein Zustand, der sich durch den Übergang von Eiter in das Blut und Verstopfung der blutführenden Gefäße äußert und meistenteils den Tod des Kranken herbeiführt. Die Vorgänge bei dieser Krankheit sind durchaus dunkel, und doch scheinen sie für eine Reihe anderer Untersuchungen den Anknüpfungspunkt zu bilden; es ist also der Mühe wert, etwas Genaueres darüber zu erfahren«, und diese Anstrengung nimmt Virchow gerne auf sich.

Er führt eine Reihe von pathologisch-anatomischen Experimenten durch, in deren Verlauf er das identifizieren kann, was heute den Namen »virschowsche Trias« trägt. Gemeint ist damit das Zusammenwirken von einem Schaden der Gefäßwand, einer Erhöhung der Gerinnungsbereitschaft des Blutes und der Verlangsamung seines Fließens. Im Rahmen seiner Untersuchungen prägt Virchow die heute noch gängigen medizinischen Begriffe Thrombose und Embolie, die beide den Verschluss von Blutgefäßen meinen, sei es durch einen Pfropfen – alt-griechisch »thrombos« – oder durch geronnene Blutanteile, die Virchow nach dem ebenfalls griechischen »emballo« benennt. Wer diese und ähnliche Errungenschaften der Medizin richtig einordnen und würdigen will, muss sich vor Augen halten, wie wenig die Forscher damals wussten. Virchows Biograf Vasold fasst es so zusammen: »Vieles ist seinerzeit noch unbekannt, selbst die einfachsten Dinge, die heute jeder kennt. [...] Blutgruppen, Rhesusfaktoren, Vitamine, die Rolle der Blutplättchen bei der Gerinnung – das alles war ein Buch mit sieben Siegeln. Im Jahr 1846 nannte das führende deutsche Lehrbuch der mikroskopischen Pathologie von Julius Vogel nicht einmal die weißen Blutkörperchen.« Als Virchow bei einer 50-jährigen Frau, die in der Charité wegen einer unnatürlichen Helligkeit ihres Blutes um Rat nachgesucht hatte, durch mikroskopische Untersuchungen einen hohen Anteil von diesen weißen Blutkörperchen feststellen kann, prägt er für die hier erstmals diagnostizierte Krankheit des blutbildenden Systems den Namen »Leukämie«, der unter Laien auch als weißer Blutkrebs bekannt ist.

Um die Qualitäten des Blutes wie seine Gerinnungsbereitschaft zu erkunden, gilt es, Experimente am lebenden Tier durchzuführen, was in der damaligen Pathologie noch Neuland ist. Virchow greift für seine Versuche auf Hunde zurück, wobei der Wissenschaft die Einführung der Hundesteuer geholfen hat, in deren Folge viele verwahrloste Tiere durch die Stadt streunen, über deren Verschwinden niemand Buch führt. Nachdem er mit seinen experimentellen Erfahrungen seine Arbeit *Über die Verstopfung der Lungenarterie* publiziert hat, darf Virchow seine Ergebnisse einem Kreis von alten Militärärzten vortragen, die dem Redner nicht glauben wollen, »dass das Leben so ganz mechanisch konstruiert werden sollte«. Das »schien ihnen vollkommen umwälzerisch, wenigstens ganz unpreußisch«, berichtet er in einem Brief an seinen Vater.

Immerhin bekommt Virchow im Jahre 1846 eine feste Anstellung und die Gelegenheit zu einer Reise nach Prag und Wien, um die dort gemachten Fortschritte der Anatomie und Pathologie persönlich in Augenschein nehmen und aus ihnen etwas lernen zu können. Nach seiner Rückkehr äußert er fester denn je die Überzeugung, dass »der pathologische Anatom sich aus der Leichenkammer erheben und an das Krankenbett treten [muss]. Er begegnet auf diesem Weg dem Kliniker, dem praktischen Arzt, welcher den umgekehrten Weg einschlägt.« Virchow arbeitet damals mit Hochdruck an seiner Habilitationsschrift, die von pathologischen Verknöcherungen handelt. Sie trägt den lateinischen Titel *De ossificatione pathologica*. Die darin mitgeteilten Forschungsergebnisse trägt Virchow 1847 in der Berliner Aula vor, und zwar ebenfalls in lateinischer Sprache.

Nicht nur, dass der junge Gelehrte in Rekordzeit seine Habilitation abschließen kann, der rastlose Rudolf hat inzwischen auch eine eigene Zeitschrift gegründet. Sie heißt *Archiv für pathologische Anatomie und Physiologie und für die Medicin*, die erste Ausgabe erscheint im Mai 1847. Natürlich enthält das erste Heft einen grundlegenden Beitrag vom Herausgeber selbst. Virchow denkt darin über »die Standpunkte in der wissenschaftlichen Medicin« nach und erhebt dabei dieselben Vorwürfe an seine Kollegen, die zur gleichen Zeit auch von Helmholtz zu hören sind und beide umtreiben. Sie bedauern, dass die Medizin in Deutschland Mühe hat, induktiv vorzugehen, und kaum die Absicht erkennen lässt, aus einer großen Zahl von durch Beobachtung gesicherten Einzelfällen ein Gesetz oder eine Regelmäßigkeit abzuleiten. Virchow wendet sich gegen die ihm überholt erscheinenden deduktiven Denksysteme und wirbt für detaillierte Analysen, aus denen sich über die Erfahrung das Wissen ergibt, das die Ärzte und ihre Patienten brauchen.

Virchow zählt es mit zu den Aufgaben von Gelehrten, ihre Kenntnisse in verständlicher Sprache auszudrücken, und er hält überhaupt nichts von einem Philosophen wie Hegel, der gerne möglichst dunkel formuliert und etwa Wärme als »das Sich-Wiederherstellen der Materie in ihrer Formlosigkeit, […] als Triumph ihrer abstrakten Homogenität über die spezifischen Bestimmtheiten« definiert.

Virchow befürchtet, die Obrigkeit könne sich Sorgen machen, dass die Naturwissenschaften die Grundlagen der Gesellschaft untergraben, und so versichert er seinen Zeitgenossen, es sei »falsch, dass die naturwissenschaftliche Methode die Autorität, den Glauben, das Vertrauen ausschließe«. Sie schließt nur den blinden Glauben aus. Sie verlangt Prüfung und erkennt als Autorität nur an, wer diese bestanden hat. Nur so kann die Medizin ihre eigentliche Aufgabe in Angriff nehmen, denn »unsere letzte Forderung für die Praxis und die Theorie wird immer die Humanität sein. Die medizinische Praxis soll die eigentliche Trägerin der praktischen Humanität vorstellen, sei es, dass sie dem einzelnen Kranken Hilfe bringt, sei es, dass sie die sozialen Schäden ganzer Volksklassen oder ganzer Volksstämme in Angriff nimmt.« Da scheint sie hell und hilfreich auf, die Idee des Humanen, die jede wissenschaftliche Anstrengung lohnt.

Mit diesem Bekenntnis und durch sein eigenes Leben erweist sich Virchow als überzeugter Anhänger der vom Bildungsreformer Wilhelm von Humboldt gestellten Forderung, Wissenschaft aus dem Geist der Humanität zu betreiben. Er meint damit die zwischen Natur und Kultur und dem Geist ausgespannte Humanität, die es den Menschen erlaubt, Natur- und Geisteswissenschaft als innerlich wie äußerlich verbunden zu begreifen und zu betreiben. Wer dafür arbeitet, kann sein Leben nur als Wohltat empfinden, wie Virchow es in vieler Hinsicht vormacht.

»Die Medicin hat uns in das sociale Gebiet geführt«

Die »sozialen Schäden ganzer Volksklassen oder ganzer Volksstämme in Angriff« zu nehmen, diese Aufgabe sollte sich Virchow bald konkret stellen, genauer im Revolutionsjahr 1848, als der preußische »Minister der geistlichen, Unterrichts- und Medizinalangelegenheiten« ihn mit einer heiklen Mission betraute. Der noch keine 30 Jahre alte Virchow sollte in Begleitung eines Geheimen Obermedizinalrats nach Oberschlesien fahren, um einer Flecktyphusepidemie in dieser abgelegenen Provinz mit deutsch-polnischer Mischbevölkerung wissenschaftlich auf den Grund zu gehen.

Mitte der 1840er Jahre leiden die Menschen überall in Deutschland aufgrund schlechter Erntejahre unter derart verheerenden Hungersnöten, dass den preußischen König Friedrich Wilhelm IV. Bitten erreichen, er möge, statt den Kölner Dom fertigzustellen, besser ein Gotteshaus in Schlesien errichten. In diesem Teil von Deutschland machen gleich zwei existenzielle Krisen den Menschen zu schaffen: der Zusammenbruch der Textilindustrie und das Elend der Landwirtschaft. Zur Jahreswende 1847/48 bricht in Schlesien eine Seuche aus, an der weit über 10 000 Menschen sterben und sehr viel mehr erkranken. Was die Mediziner »Hungertyphus« nennen, wird in Berlin erst mit Verzug zur Kenntnis genommen. Dabei besteht dringender Handlungsbedarf. In einem Flugblatt wird darauf verwiesen, dass die »oberschlesische Hungerpest« eine »Frage an die preußische Regierung« ist.

Schließlich wird Virchow losgeschickt. Am 20. Februar 1848 bricht er zu seiner Mission auf. Über Ratibor, Rybnik und Sorau kommt er bis nach Gleiwitz und macht überall seine Beobachtungen, bevor er am 10. März nach Berlin zurückkehrt. Seine anschließend verfassten *Mittheilungen über die in Oberschlesien herrschende Typhus-Epidemie* gelten heute als ein Klassiker der Sozialhygiene. Neben den medizinischen Aspekten behandelt der Autor auch Sprache, Kultur, Religion und Ernährung der Oberschlesier, und selbst zum Klima finden sich Überlegungen in dem Text.

Bei allem Elend, das Virchow unter den besuchten Menschen vorfindet: Nachdem ihn seine Wissenschaft »in das sociale Gebiet geführt« hat und er die Qualen »einer armen, unwissenden und stumpfsinnigen Bevölkerung« erleben muss, der nur noch »der Branntweingenuss und die Befriedigung des Geschlechtstriebes« geblieben sind, sucht er nach einer »logischen Antwort auf die Frage, wie man in Zukunft ähnliche Zustände, wie sie in Oberschlesien vor unseren Augen gestanden haben, vorbeugen könne«. Abhilfe schaffe nur die »Bildung mit ihren Töchtern Freiheit und Wohlstand«. Er wiederholt diesen Wunsch unentwegt und verbindet ihn mit der energischen Forderung, dass die Schule endlich »dem Clerus entzogen werden und an die Stelle pfäffischer Überlieferung ein freisinniger Unterricht treten [muss], dessen Grundlage die positive Naturanschauung bildet«. Virchow sieht es nach der Erfahrung der katastrophalen Situation in Oberschlesien als »Aufgabe einer vernünftigen und volksthümlichen Regierung« an, »das Volk zu bilden und nicht bloß äußerlich, sondern noch mehr innerlich frei zu machen. Freiheit ohne Bildung bringt Anarchie, Bildung ohne Freiheit Revolution«, wie er beschwörend schreibt, um eine »vernünftige Staatsverfassung« zu fordern, die »das Recht des Einzelnen auf eine gesundheitsgemäße Existenz unzweifelhaft« feststellt. Virchow träumt von einem Land, in dem »die Menschen nicht bloß arbeiten, um sich Nahrung, Kleidung und Wohnung zu verschaffen, sondern wo die Arbeit ihnen zugleich als eine nützliche Muskelanstrengung dient, von der sie sich nur abwenden, um die andere Hälfte des Tages auf die Bildung des Geistes zu verwenden«.

In seinem Essayband *Deutsche Gestalten* hat Theodor Heuss, der später erster Präsident der Bundesrepublik wurde, auch Virchows *Mittheilungen* aus Oberschlesien gewürdigt: »Was der junge Doktor von Oberschlesien nach Hause brachte, war kein wissenschaftlicher Bericht, sondern eine Anklageschrift, ein Pamphlet gegen Bürokratie und Latifundienbesitzer«, der Medizin habe er neben ihrer Aufgabe als Heilkunst die weitere Verpflichtung zugewiesen, »eine soziale Wissenschaft« zu werden, die auch Lösungsvorschläge für das gesunde Leben von Menschen in ihrer Gesellschaft ausarbeiten müsse, die schließlich »der Staatsmann als praktischer Anthropologe« in die politische Tat umzusetzen habe.

Organismus und Gesellschaft

Virchows Erfahrungen als Arzt und Politiker führen im Laufe seines Lebens zur Ausprägung eines bio-politischen Weltbildes. Ein Lebewesen erscheint ihm als eine Art Contrat social der Zellen und im Organischen sieht er das bürgerlich-demokratische Prinzip von Gesellschaft verkörpert. Die Analogiemöglichkeiten beleuchtet er – zum Teil durchaus kritisch – in einem Vortrag mit dem bezeichnenden Titel *Atome und Individuen*:

»Was ist ein Organismus? Eine Gesellschaft lebender Zellen, ein kleiner Staat, wohl eingerichtet, mit allem Zubehör von Ober- und Unterbeamten, von Dienern und Herren, großen und kleinen. Im Mittelalter pflegte man zu sagen, der Organismus sei die Welt im Kleinen, der Mikrokosmos. Nichts davon! Der Kosmos ist kein Bild des Menschen! Der Mensch kein Bild der Welt! Es giebt keine andere Aehnlichkeit des Lebens, als wieder das Leben. Man kann den Staat einen Organismus nennen, denn er besteht aus lebenden Bürgern; man kann umgekehrt den Organismus einen Staat, eine Familie nennen, denn er besteht aus lebenden Gliedern gleicher Abstammung. Aber damit hat der Vergleich ein Ende.«

Während er die Spiegelung der Himmelsordnung in der Ordnung des Körpers für übertrieben hält, gehören das Leben der Staaten und das Leben von Individuen für ihn gedanklich zusammen. In beiden Fällen geht es um die »Gesundheit des Ganzen bedingt durch das Wohlsein und die Innigkeit der Beziehungen der Einzelglieder«, und nur indem man »zu einem gemeinschaftlichen Endzweck« zusammenarbeitet, wird »das höchste Ziel des Lebens erreicht«: die Gesundheit der Menschen und ihres Gemeinwesens.

Eng verbunden mit der Körper-Staat-Metapher ist auch eine neue Sicht auf die Aufgaben der Medizin. Virchow unterscheidet »natürliche« und »künstliche Seuchen«. Letztere deuten auf Mängel, »welche durch staatliche und gesellschaftliche Gestaltung erzeugt werden«. Die Geschichte der künstlichen Epidemien lasse sich beschreiben als »Geschichte der Störungen, welche die Cultur der Menschen erfahren hat«.

Ein Würzburger Zwischenspiel

Wie bereits erwähnt, steigt Virchow nach seiner Rückkehr aus dem Typhusgebiet in Berlin auf die Barrikaden, was bei der preußischen Ministerialbürokratie erwartungsgemäß Missfallen erregt. Sie entzieht ihm wegen »agitatorischer Wahlumtriebe« die lebensnotwendige freie Unterkunft in der Charité und droht sogar damit, ihn aus dem Lehramt insgesamt zu entfernen. Die »Wahlumtriebe« bestehen darin, dass Virchow in den Krankenzimmern Flugblätter verteilt, auf denen er geschrieben hat:

»Soll die Medizin ihre große Aufgabe wirklich erfüllen, so muss sie in das politische und soziale Leben eingreifen, [...] sie muss Hemmnisse angehen, welche der normalen Erfüllung der Lebensvorgänge im Wege stehen, und ihre Beseitigung erwirken.« Für Virchow wird immer deutlicher: »Die Medizin ist eine soziale Wissenschaft, und die Politik ist weiter nichts als Medizin im Großen.« Auf diese Formel bringt er seine Überzeugung im Revolutionsjahr 1848. Sein Weg in die Politik ist damit vorgezeichnet, und er soll ihn schon bald tatkräftig beschreiten, unter anderem dadurch, dass er Abgeordneter im Preußischen Landtag und später im Reichstag wird.

Doch erst einmal sieht der immer noch sehr junge Doktor der Medizin, wie ihm in Berlin immer mehr Steine in den Weg gelegt werden, was ihn zwingt, nach anderen Orten für seine wissenschaftliche Arbeit Ausschau zu halten. An der Universität Würzburg gibt es seit 1845 einen

Lehrstuhl für pathologische Anatomie, dessen Inhaber 1848 gestorben ist. Die medizinische Fakultät zeigt sich von Virchows Schriften so angetan – nicht nur von ihrer Vielfalt, sondern auch von der »Genialität der Auffassung«, von der »Klarheit der Darstellung« und der »Gediegenheit seiner Gelehrsamkeit«, wie ein Gutachten aufzählt –, dass ihm die Universität den vakanten Lehrstuhl anbietet. Sie tut dies trotz der Bedenken des bayerischen Königs, dem einige respektlose Aufsätze von Virchow bekannt geworden sind und der sich nicht unbedingt von der Idee begeistert zeigt, einem Radikalen aus Berlin einen Ruf in das brave Bayern zu erteilen. Virchow hat inzwischen verstanden, dass er in der preußischen Hauptstadt nicht bleiben kann, und versucht, den bayerischen König zu beruhigen. »Sehnte ich mich nach politischer Tätigkeit, so läge kein Grund vor, warum ich Berlin verlassen sollte«, lässt er ihn wissen, und so stehen seinem Wechsel bald keine Hindernisse mehr im Weg. Bevor Virchow im August 1849 seine Ernennungsurkunde zum Ordentlichen Professor erhält, gibt er dem Senat der Universität Würzburg die Zusicherung, »dass ich von dem Augenblicke an, wo ich meine Bereitwilligkeit, Ihrem Ruf zu folgen, erklärte, auch die Absicht gefasst habe, mir bei Ihnen eine gesicherte wissenschaftliche Stellung und nicht einen Tummelplatz für radikale Tendenzen zu erwarten«.

Der Wechsel von der Spree an den Main fällt Virchow nicht leicht, und die Gründe hierfür sind nicht nur beruflicher oder politischer Natur. Es gibt da auch noch ein Mädchen, von dessen Anwesenheit und Anblick sich loszureißen Virchow immer größere Schwierigkeiten bereitet. Gemeint ist die blutjunge Rose Mayer, die Tochter eines Kollegen, der zu den angesehensten Ärzten Berlins gehört und hier die Gesellschaft für Geburtshilfe gegründet hat. 1849 verloben sich die 17 Jahre alte Rose und der 11 Jahre ältere Rudolf noch vor dem Umzug nach Würzburg, und im August 1850 wird Hochzeit gefeiert. Danach nehmen Virchow und seine Frau die bayerische Staatsbürgerschaft an, und die ersten drei der sechs gemeinsamen Kinder werden in Bayern geboren. Ansonsten ist über die Ehe der Virchows wenig bekannt, wie Biografen mit Bedauern feststellen. Sie können nur berichten, dass Virchow als Familienoberhaupt zwar liebevoll agiert, aber gerne auch als Patriarch auftritt. »Seine Frau war nicht die ihm gleichgestellte Partnerin« und »spielte fast die Rolle eines Kindes«, wie zu lesen ist. Rose Virchow kränkelt viel, überlebt ihren Mann aber um mehr als zehn Jahre.

Die Hochzeitsreise unternimmt das Paar in die Schweiz, weil Virchow das Berner Oberland erwandern will, wobei sein »Röschen« aber leicht außer Atem gerät. So nutzt der Professor seine Flitterwochen zum Besuch des eidgenössischen Spitals für den Kretinismus, den er nach seiner Rückkehr nach Würzburg gründlich erforschen will. Heute erklärt man ihn durch einen Jodmangel, der zu Missbildungen des Skeletts, Sprachstörungen und anderen Beeinträchtigungen führen kann.

In Würzburg tritt Virchow von Anfang an als »die eigentliche Seele und treibende Kraft« der medizinischen Fakultät in Erscheinung, wie Freunde berichtet haben, die dabei waren, als er im Dezember 1850 zusammen mit mehr als 20 Kollegen eine Physikalisch-Medizinische Gesellschaft gründete, deren Ziel in der »Förderung der gesamten Medicin und Naturwissenschaft und Erforschung der naturhistorisch-medicinischen Verhältnisse von Franken« bestand, wobei es niemanden überraschen wird, dass Virchow sogleich das Amt des Generalsekretärs übernahm.

Obwohl Virchow politische Abstinenz zugesagt hat, sorgt er sich um die gesellschaftliche Macht der Kirche, und es bereitet ihm ein diebisches Vergnügen, gegen katholische Theologen zu sticheln. So hat er einem Geistlichen gegenüber den berühmten Satz fallen lassen: »Ich habe Tausende von Leichen seziert, aber keine Seele darin gefunden«, und dem medizinischen Nachwuchs stellt er in einer Prüfung gerne die Frage: »Herr Kandidat, haben Sie schon einmal beim Präparieren eine Seele gefunden?« Natürlich ist Virchow kein gläubiger Christ, aber nach einer religiösen Weltanschauung, die mehr als eine Abneigung gegen den Katholizismus ist, sollte man bei ihm nicht suchen. Virchow weiß, dass man sich auch vergeblich bemühen würde, »den Aberglauben durch das Seziermesser zu entdecken«, und er meint grundsätzlich, dass Menschen ihr Nachdenken nicht auf Dinge ausweiten sollten, die ihrem Gehirn nicht zugedacht sind und ihren Geist übersteigen. Im Übrigen weiß er sehr wohl, dass Menschen eine Seele haben können, vor allem diejenigen, die einem nahestehen. Als er 1891 seine Erinnerungen an den berühmten, mit ihm befreundeten Altertumsforscher Heinrich Schliemann zu Papier bringt, spricht der 70-jährige Virchow eindringlich von der »entseelten Hülle« des Verstorbenen, die im Grab des großen Mannes bleibt, während die Werke des Archäologen in den Gelehrtenstuben ihr Eigenleben entfalten.

Zwar möchte sich Virchow in Würzburg vor allem der Technik des Sezierens widmen, aber zunächst ist wieder der Sozialmediziner gefragt. Als 1851/52 im Spessart und in der Rhön der Typhus ausbricht, stimmt die bayerische Abgeordnetenkammer dem Antrag zu, »den Gelehrten Dr. Virchow in den Spessart zu entsenden«, damit er dort nach dem Rechten sehe. Im Februar macht sich der Gesandte auf den Weg, und am Zielort angekommen, erkennt er sogleich, dass die Anbauflächen viel zu klein und die Bauern und ihre Familien nicht in der Lage sind, ihre berechtigten Grundbedürfnisse zu befriedigen. Die Krankheit selbst wütet nur in einzelnen Familien, und so liegt das Problem weniger in der Seuche und mehr im Hunger, den es primär zu bekämpfen gilt, wie Virchow in seinem Bericht über die Not im Spessart schreibt. Er schließt wie in seinen *Mittheilungen* aus Oberschlesien mit einer Feststellung, die man nicht oft genug wiederholen kann: »Bildung, Wohlstand und Freiheit sind die einzigen Garantien für die dauerhafte Gesundheit eines Volkes.«

Die *Cellularpathologie*

»Omnis cellula e cellula« – jede Zelle entsteht aus einer Zelle. So lautet Rudolf Virchows ursprünglich in lateinischer Sprache vorgetragene Überzeugung über die Organisation des Lebens. Der philologisch gebildete Pathologe trat mit dieser prägnanten Formulierung im Jahre 1855 an die Öffentlichkeit, nachdem sich im Verlauf der frühen Jahrzehnte des 19. Jahrhunderts den mit immer besser werdenden und allmählich hochauflösenden Mikroskopen ausgestatteten Biologen immer deutlicher ein gemeinsames und einheitliches Bildungsprinzip aller Organismen zu erkennen gegeben hatte. Es waren der Pflanzenphysiologe Matthias Jacob Schleiden und der das Wachstum von tierischem

Gewebe untersuchende Theodor Schwann – übrigens ein Schüler und Mitarbeiter von Johannes Müller in Berlin –, die 1839 »den innigsten Zusammenhang beider Reiche der organischen Natur« darin erblickten, dass lebendige Wesen aus Zellen bestehen, und die Aussage wagten, dass »das Studium der Entstehung und Weiterentwicklung der Zelle den Schlüssel für die Entstehung aller übrigen Gewebe und letztlich für die Gestalt« eines Organismus liefern werde.

Bei den mikroskopischen Untersuchungen war Schleiden auch auf die Struktur gestoßen, die heute als Zellkern verstanden wird. Sie hat ihn dazu veranlasst, eine »Uhrglastheorie« der Zellbildung auszuarbeiten, der zufolge anfängliche Kernkörperchen sich erst nach und nach verdichten, bevor sie wie ein Uhrglas das »Zytoplasma« im Inneren überformen. Diese sich schon bald als nicht haltbar erweisende Vorstellung wird hier deshalb erwähnt, weil Virchow in seinem 1882 verfassten Nachruf auf Theodor Schwann diesen Gedanken erwähnte, um eine bis heute relevante Frage zu stellen: »Weshalb sollte man Schleiden und Schwann noch lesen, nachdem die Uhrglastheorie begraben worden ist?«

Ins Allgemeine gewendet: Weshalb sollte man Newton noch lesen, nachdem Einstein gezeigt hat, wie man das Weltall besser verstehen kann? Virchow antwortet für sein Fachgebiet, dass die Lektüre der Originalarbeiten sich auf jeden Fall lohnt, und sei es nur, »um die wunderbare Tatsache zu begreifen, dass trotz so großer Irrtümer in diesen Schriften die Grundlagen der wissenschaftlichen Fortschritte der späteren auch unserer und sicher auch der kommenden Zeit enthalten sind« und der aufmerksame Leser sie für sich herausholen und nutzen kann. Und was Newton angeht, so wurde Einstein selbst nicht müde, in dessen Texten zu lesen, um zu verstehen, von welchem Ausgangspunkt aus und auf welchen Wegen sich eine große Theorie wie die mathematische Mechanik Newtons entwickelt hat, die Einstein auf diese Weise mehr als eine Erfindung zu bewundern und weniger als eine Entdeckung zu ergänzen lernte. Klassiker der Wissenschaft sind ebenso unsterblich wie Klassiker der Literatur, auch wenn sich das Land der Dichter und Denker dieser Einsicht gerne verschließt, und deshalb ist es nicht zuletzt bis heute sinnvoll, Virchows Schriften zu lesen – und natürlich ebenso die von Helmholtz, wie im anschließenden Kapitel deutlich wird.

Als überzeugter Anhänger von Schwanns Zelltheorie hat Virchow mit eigenen Forschungen zur Pathohistologie des Menschen begonnen und dabei auch eine Arbeit des gemeinsamen Lehrers Johannes Müller berücksichtigt, in der sich dieser 1838 über »den feineren Bau und die Formen der krankhaften Geschwülste« geäußert hatte. Müller weist in seiner Publikation auf die zelluläre Struktur von Tumoren und die Ähnlichkeit ihrer Entstehung mit derjenigen embryonaler Gewebe hin, was Virchow dazu bringt, in Würzburg ein mehrjähriges Forschungsprogramm zu diesem Thema zu planen und konsequent durchzuführen. Es findet seinen triumphalen Abschluss in dem 1855 veröffentlichten Fachaufsatz *Cellularpathologie*, dem 1858 in Buchform die umfangreichere Darstellung *Die Cellularpathologie in ihrer Begründung auf physiologische und pathologische Gewebelehre* folgt. Mit diesen Werken schließt er eine sich ihm bereits seit 1847 stellende Aufgabe ab, die er damals so formuliert: »Nachdem einmal das Gesetz von der Identität der embryonalen und pathologischen Entwicklung festgestellt war, lag darin die Notwendigkeit implicite gegeben, die verschiedenen Krankheiten nicht mehr als gegebene, sondern als in der Entstehung begriffene Gewebe zu betrachten.« In dieser Einstellung zeigt sich die dynamische Grundhaltung, die Virchow zum Leben und seinen Zellen einnimmt.

Virchows Thesen sind natürlich nicht unumstritten. Zwar vertreten viele seiner Zeitgenossen wie auch spätere Historiker die Ansicht, er habe den Nachweis erbracht, »dass nicht Organe, nicht Gewebe, sondern letztlich immer einzelne Zellen Träger der krankhaften Veränderungen sind«, wie Rolf Winau schreibt. Doch gibt es zu seinen Lebzeiten auch bedeutende Pathologen, die zu konträren Schlüssen kommen. Der in Wien tätige Carl von Rokitansky meint nach der Untersuchung von vergleichbarem Material, wie es Virchow zur Verfügung steht, es gebe wohl Krankheiten, die nicht an Solida wie den Zellen, sondern an den Humores, dem Fließenden im Körper festzumachen seien. Hier soll der (auf Ambivalenztoleranz angelegte) Vorschlag gemacht werden, dass jeder der beiden Gelehrten etwas von Bedeutung ermittelt und gesagt hat. Denn als Virchow Krankheiten auf Zellen oder Zellgruppen lokalisieren konnte, war ihm – wie oben zitiert – nicht entgangen, dass es dazu einer Genese bedarf und man ihr Werden betrachten muss, was es erlaubt, seine Auffassung von Medizin mit dem Attribut »genetisch« zu versehen. Dieses Wort ist hier nicht von den Genen des 20. Jahrhunderts abzuleiten, sondern wie Goethes Forderung von 1795 zu verstehen, dass alle Wissenschaft »genetisch« werden müsse, um das Leben und seine Gestalten zu verstehen. Die von Virchow gleichwertig betonte Entstehung oder Bildung des pathologischen Gewebes gibt einer Krankheit neben der soliden (mechanischen) auch eine bewegte (dynamische) Ursache, was das Solidar- und das Humoralparadigma miteinander versöhnen und dem romantischen Verlangen nach einer Dualität oder Polarität Rechnung tragen kann.

Im 20. Jahrhundert wird Albert Einstein eine vergleichbare Dichotomie beim Licht finden, als er zu seiner eigenen Überraschung und der seiner Kollegen feststellen muss, dass Licht sowohl über Welleneigenschaften verfügt als auch Teilchencharakter erkennen lässt, was wiederum den dänischen Physiker Niels Bohr in den 1920er Jahren dazu veranlasst, allgemein den Gedanken der Komplementarität als Prinzip des wissenschaftlichen Erkennens zu formulieren. Bohr zeigt sich davon überzeugt, dass bei einer Erklärung im Rahmen der Naturwissenschaften notwendigerweise komplementäre Beschreibungen auftreten, die sich zwar an der Oberfläche widersprechen, die aber in der Tiefe zusammengehören und prinzipiell vollkommen gleichberechtigt sind. Jede komplementäre Beschreibung ist richtig, und keine ist wahr. Keine genügt für sich allein, beide sind zusammen notwendig, um das Phänomen als Ganzes zu verstehen. Die Gesamtheit aller komplementären Beschreibungen kann Bohr zufolge die ungeteilte materielle Realität repräsentieren, und nur wenn man die (dynamische) Genese der zuletzt fest vorgefundenen Solida in Form der Zellen mit berücksichtigt, kann man darauf hoffen, einer Krankheit auf den Grund zu gehen und sie in aller Tiefe zu verstehen. Gesunde Strukturen des Lebens sind – ebenso wie seine pathogenen (!) Störungen – im Wortsinne Bildungen, also etwas genetisch Gebildetes und sich permanent Bildendes zugleich.

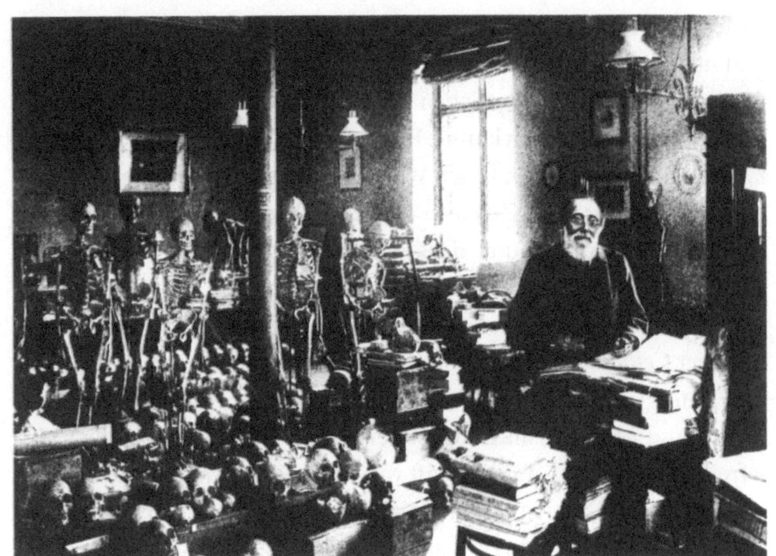

Rudolf Virchow in seinem Arbeitszimmer.

Neben der Dichotomie aus dem Bereich der Physik, die Licht als Welle und Teilchen versteht, kann man im Alltag auf die Komplementarität der Natur verweisen, die einmal als Mutter – als Mutter Erde – verehrt und daneben auch als Rohstofflieferant genutzt wird. Und wenn Biologen die Evolution des Lebens und die natürliche Hervorbringung seiner mannigfaltigen Formen im Laufe der Erdgeschichte erklären wollen, greifen sie auf das komplementäre Paar zurück, das aus Zufall und Notwendigkeit besteht.

Der Vorschlag, die Vielfalt der Lebewesen und den Ursprung der Arten auf einen evolutionären Prozess zurückzuführen, reift in den Überlegungen von Charles Darwin in ebenjenen Jahren heran, in denen Virchow an der *Cellularpathologie* arbeitet. Darwins in Kirchenkreisen anfänglich heftig angefeindete Theorie findet nach ihrer Publikation in Deutschland einen ihrer eifrigsten und wortgewaltigsten Verfechter in dem Zoologen Ernst Haeckel, der 1856 als junger Mann in Virchows Dienste tritt und eine durchaus aufschlussreiche Beschreibung von dessen Arbeitszimmer gegeben hat. Haeckel blickte in ein »kleines, einfenstriges Stübchen, in welchem es so kunterbunt mystisch und genial liederlich aussieht, dass eine Hexenküche oder, besser, das Laboratorium eines mittelalterlichen Alchimisten auch nur eine schwache Vorstellung davon geben kann«. Haeckel gefällt an Virchow, dass er sich zwar als Arzt versteht und auch Wert darauf legt, mit Kranken Umgang zu haben, dass er seine Zeit aber lieber mit Forschungen zubringt, was im Alltag konkret bedeutet, dass er sich als Professor für pathologische Anatomie vor allem über Leichen beugt.

»Das Leben wird immer etwas Besonderes bleiben«, betont Virchow in seiner *Cellularpathologie* von 1858 und spielt mit diesem Satz auf den im Hintergrund ausgetragenen philosophischen Streit zwischen Vitalismus und Materialismus an. Materialisten sehen das Leben als eine – freilich komplexe – Eigenschaft von toter Materie an, die sich mittels physikalischer Gesetze und chemischer Reaktionen erklären lässt, und sie rechnen Virchow ihrem Lager zu, weil er einmal geschrieben hat, das Leben sei »nur eine besondere Art der Mechanik, und zwar die allerkomplizierteste Form derselben«.

Vitalisten hingegen sehen im Leben entweder eine besondere Kraft wirksam, die sie »vis vitalis« nennen, oder sie weisen dem Organischen einen eigentümlichen Lebensstoff zu, den manche Anhänger des Gedankens auch gerne mit der Seele gleichsetzen, wobei sie diese nicht nur im Menschen, sondern auch in Tieren und Pflanzen verorten. Die Vitalisten versuchen ebenso wie die Materialisten, Virchow auf ihre Seite zu ziehen. Aber auch wenn er sich vielfach bemüht, die »Einheitsbestrebungen in der wissenschaftlichen Medicin« zu beschreiben, bekennt er sich nicht eindeutig zu einer materialistischen Vorstellung, und mit der »Lebenskraft« geht Virchow ebenso zweideutig um. Er folgt den Spuren seines Lehrers Müller, der hinter diesem Begriff vor allem miteinander in Wechselwirkung tretende chemische und physikalische Abläufe vermutete, deren Erkundung er zu den künftigen Aufgaben der physiologischen Forschung rechnet.

Wenn an dieser Stelle ein kurzer Blick aus dem 21. auf die Debatte des 19. Jahrhunderts zwischen den Materialisten und Vitalisten erlaubt ist, muss man zunächst darauf hinweisen, dass die Materie keineswegs ein so einfacher Begriff ist, wie Gegner und Befürworter des Materialismus damals meinten, vor allem, wenn man versucht, sie aus den Atomen heraus zu verstehen, aus denen sie sich zusammensetzt und aus denen heraus alles erklärt werden soll. Das Wort »Materie« leitet sich von dem lateinischen Ausdruck für »Mutter« ab, und darin steckt eine tiefe Weisheit über das Materielle, der nachzusinnen nur empfohlen werden kann. Und was das Leben angeht, so hat es zwar ein berühmtes Duo der Wissenschaftsgeschichte gegeben – Francis Crick und James Watson –, das sich 1953 lautstark mit den Worten vernehmen ließ, sie hätten »das Geheimnis des Lebens« gelöst, nachdem sie die Struktur des Erbmaterials in Form einer Doppelhelix sichtbar machen konnten. Aber wie bei jedem großen Fortschritt der Wissenschaft stellen sich danach neue und schwierigere Fragen, und man kann nur staunen, wie recht Virchow hatte, als er schrieb, dass das Leben »immer etwas Besonderes bleiben« wird. Seiner kühnen These »omnis cellula a cellula« kann man zudem auch nach wie vor zustimmen, sollte aber ergänzen, dass sie keine Auskunft über die Frage gibt, wo denn die erste Zelle hergekommen ist, aus der die anderen schließlich entspringen oder schlüpfen können. Natürlich taucht hier das alte Problem auf, ob es zuerst die Henne oder das Ei gegeben hat, aber niemand wird erwarten, dass ein Zellularpathologe solche die Ewigkeit berührenden Fragen bei seiner zupackenden Arbeit am Seziertisch klärt, zumal er noch viele andere Aufgaben übernommen hat, nicht zuletzt in der politischen Arena.

Die Politik beeinflusst sein Denken, denn während Virchow den beiden genannten philosophischen Lehren nur wenig abgewinnen konnte, dachte er in Hinblick auf die Zellentheorie weniger an eine materialistische und mehr an eine politische Struktur. Ein Organismus erschien ihm wie ein »Zellenstaat«, ein Körper wie »eine Art von gesellschaftlicher Einrichtung, […] eine Einrichtung socialer Art, wo eine Masse von einzelnen Existenzen aufeinander angewiesen ist, aber so, dass jedes Element für sich eine besondere Thätigkeit hat«. Als Republikaner fällt es Virchow nicht schwer, seine politischen Vorstellungen von Demokratie auf die Zellenlehre zu übertragen, zugleich lässt sich aber auch umgekehrt eine Rückkopplung seiner politischen Vorstellungen

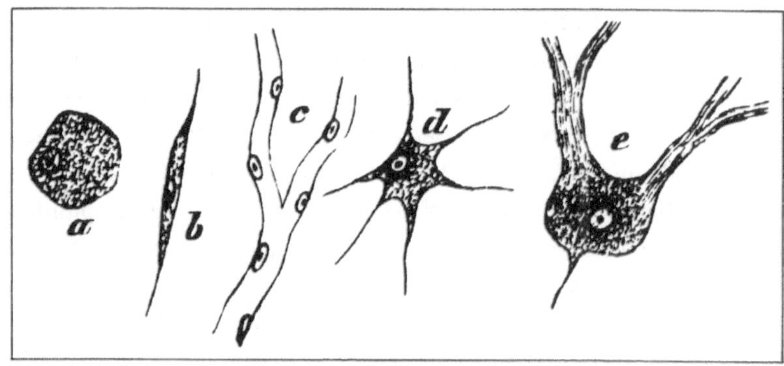

Zellformen aus Virchows *Cellularpathologie*. Die grundsätzliche Bedeutung des Konzeptes der *Cellularpathologie* beruht auf der präzisen Beschreibung und Zuordnung von verschiedenen Zelltypen und ihren Veränderungen bei Gesundheit und Krankheit.

an die biologische Theoriebildung feststellen. Er hat in der von ihm gegründeten Zeitschrift *Medicinische Reform* bereits im Jahre 1848 geschrieben: »Die Zelle ist so gut der eigentliche Bürger, der berechtigte Repräsentant der Einzel-Existenz, wie jeder von uns beansprucht, es in der menschlichen Gesellschaft, in dem Staate, wie er eben konstituiert ist, zu sein.«

Zurück in Berlin

Als Virchows *Cellularpathologie* erscheint, ist er mit seiner Familie wieder nach Berlin zurückgekehrt. 1856 hat man ihm die Stelle des Prosektors, also des Hauptsezierers an der Charité angeboten, und obwohl Virchow attraktive Angebote vor allem von der Universität Zürich bekommen hat, an der der Lehrstuhl für Pathologie, Anatomie und Physiologie darauf wartet, von ihm besetzt zu werden, will er zurück in die preußische Hauptstadt. Die Zeit für den Wechsel ist günstig. Seine ersten Kinder werden schulpflichtig und ihm graut vor den katholischen Erziehungsstätten in Bayern. Im April 1856 trifft das Schreiben mit der Berufung nach Berlin ein, und besonders erfreulich ist, dass die Universität sich bereit erklärt hat, ihm »2000 Taler Gehalt zu geben, ein neues pathologisches Institut zu bauen und eine Abteilung in der Charité hinzuzufügen«, wie er seinen Eltern nach Hause schreibt. Aufregend findet Virchow, dass »der Kultusminister mich ohne Bedingungen politischer Art zulassen würde«, was, wie er hinzufügt, »großes Aufsehen gemacht hat«.

Virchow beginnt seine Lehrtätigkeit in Berlin mit zwanzig Vorträgen zur Zellularpathologie. Er erläutert darin seine genetische Auffassung der Medizin und erklärt, dass weder das Solidar- noch das Humoralparadigma allein die Wahrheit gepachtet haben, wie er an vielen Beispielen vorzuführen versucht. Die erste Auflage der *Cellularpathologie* ist bald vergriffen, es folgen eine zweite und eine dritte Auflage und Übersetzungen in fünf Sprachen. Bis 1871 die stark erweiterte vierte Auflage erscheint, hat Virchow noch ein dreibändiges Werk über krankhafte Geschwülste verfasst, das zwischen 1863 und 1867 herauskommt. Darin meint er, zeigen zu können, dass Karzinome (Krebsgeschwülste) aus dem Bindegewebe heraus entstehen – und nicht aus den als Epithel bezeichneten Zellschichten, die innere und äußere Körperoberflächen bedecken –, was inzwischen als unzutreffend gelten kann. Als der letzte Band von Virchows Studie zu den Geschwülsten erscheint, weist der deutsche Pathologe Wilhelm von Waldeyer-Hartz nach, dass es Epithelzellen sind, die sich in Krebszellen wandeln, deren Vermehrung anschließend von einer Proliferation (Wucherung) des Bindegewebes begleitet wird. Waldeyer-Hartz publiziert diese Einsicht im *Archiv für die pathologische Anatomie und Physiologie und für die klinische Medizin*, und dessen Herausgeber ist – wie könnte es anders sein? – Rudolf Virchow. In einem zweiten Aufsatz stellt Waldeyer-Hartz weiter fest, dass die verschiedenen Zellformen sich nicht mehr genetisch vermischen und ihren Charakter beibehalten. Seine Arbeiten helfen, die moderne Krebstheorie zu begründen, und sie ermöglichen davon abgeleitete operative Eingriffe.

»Von 1856 bis zu seinem Tod hat Virchow in der Charité gearbeitet«, schreibt Winau und merkt an, dass man »erst zum Ende seines Lebens [...] das umgebaute Leichenhaus durch einen Neubau ersetzt [hat], dessen Fertigstellung Virchow nicht mehr erlebte. In dem alten Gebäude hatte er ganze Generationen von Ärzten und Wissenschaftlern ausgebildet, die selber zum Begründer neuer Wissenschaftszweige in der Medizin werden sollten.«

Als Lehrer zieht Virchow auch zahlreiche ausländische Studenten an, sodass in dem Auditorium, in dem er seine Vorlesungen zu halten pflegt, Diskussionen unter anderem in französischer, italienischer und englischer Sprache zu hören sind, wobei das Vergnügen der Studenten nur dadurch getrübt wird, dass Virchow oft zu spät im Hörsaal eintrifft. Er hat beim Sezieren wie so oft nicht auf die Uhr geschaut und muss dann um Entschuldigung bitten, was er auch aufmunternd tut.

In der Politik

Seine Lehrtätigkeit und seine medizinischen Forschungsarbeiten scheinen Virchow nicht auszulasten. Er sucht sich ein weiteres Betätigungsfeld und findet es in der Politik. Zwei Freunde und Kollegen, die als Stadtverordnete von Berlin aktiv sind, laden Virchow ein, sich ihnen anzuschließen, und 1859 wird er im 7. Berliner Kommunalwahlkreis zum Stadtverordneten gewählt, ein Amt, das er für den Rest seines Lebens innehaben wird. Virchow hält es für seine demokratische Pflicht, als Einzelner zum politischen Leben der Gemeinschaft beizutragen, und er hätte sich sehr gewundert, wenn ihm die Einschätzung von Friedrich Engels zu Ohren gekommen wäre, der Virchows politisches Engagement als »den Gipfelpunkt des deutschen Kleinbürgertums« bezeichnete. Virchow hätte Engels ausgelacht und ihm zu verstehen gegeben, dass dies doch nur als erster Schritt durch die Institutionen zu sehen ist, den radikal Denkende stets vor Augen haben und anvisieren. Und tatsächlich: 1862 wurde Virchow ins Preußische Abgeordnetenhaus gewählt, in dem er seiner Stimme vielfach Gehör verschaffte und regelmäßig Unruhe stiftete.

Schon im Sommer 1861 hat er zusammen mit einer Gruppe von bekannten Persönlichkeiten, zu denen der Arzt Paul Langerhans oder der Verleger Franz Duncker gehören, die liberale Deutsche Fortschrittspartei (DFP) gegründet, die sich bald als oppositionelle Kraft der Politik Otto von Bismarcks entgegenstellt.

Als Virchow für die DFP in das Berliner Abgeordnetenhaus einzieht, tobt ein heftiger Streit um die Finanzierung der Heeresreform, für die der preußische Kriegsminister, Generalfeldmarschall Albrecht von Roon, ein Viertel des Gesamtbudgets fordert. Als keine Einigung erzielt werden kann, setzt König Wilhelm I. Neuwahlen an, die aber nur eine Stärkung der liberalen Opposition bringen und der DFP eine Mehrheit der Sitze verschaffen. 1862 wird Bismarck zum Ministerpräsidenten ernannt, und er regelt das Problem mit den Finanzen verfassungswidrig, indem er ohne Budgetgesetz regiert. Seine lapidare Begründung: »Der Staat muss leben.«

Bismarcks Verletzung der Verfassung kommt im Januar 1863 im preußischen Abgeordnetenhaus zur Sprache, und Virchow meldet sich mit dem Antrag zu Wort, der König solle Bismarcks Handeln verurteilen, das budgetlose Regieren untersagen und somit die alte verfassungsgemäße Ordnung wiederherstellen. Als der Ministerpräsident meint, es ginge in dieser Angelegenheit lediglich um den Gegensatz zwischen Landesrecht und Ministerialmacht, antwortet ihm Virchow, dass es ihm und seinen Parteifreunden gerade darum ginge, »die Ministerialmacht zu brechen« und der Volksvertretung die ihr zustehenden Rechte zur Bewilligung eines Budgets zu bewahren. Der ihnen bislang vorgelegte Etat halte sich nicht an das Gesetz, und mit der Behauptung »Der Staat muss leben« bettle sich die Regierung »von Tag zu Tag fort«, praktiziere mithin »die reinste Willkür«.

Während sich der Streit mit Bismarck zuspitzt, gibt es wie immer noch tausend andere Dinge, die Virchow umtreiben. Er trägt in Stettin auf der Tagung der Gesellschaft Deutscher Naturforscher und Ärzte vor, fährt nach Schivelbein, um seinen Vater zu beerdigen, erhält den Betrieb der Charité aufrecht, schreibt an seinen Büchern, freut sich über weiteren Nachwuchs und muss sich Gedanken über einen von der dänischen Regierung losgetretenen Konflikt machen, bei dem die Dänen versuchen, die Herzogtümer Schleswig, Holstein und Lauenburg zu vereinnahmen. Die Hintergründe zu diesem Anspruch sind derart kompliziert, dass der in die Verhandlungen mit den Preußen eingeschaltete englische Außenminister dazu die Bemerkung verlauten ließ, von den drei Männern, die den Streit verstanden hätten, sei einer gestorben, der zweite verrückt geworden und der dritte – er meinte sich selbst – habe alles wieder vergessen.

Das Thema »Geldbedarf des Militärs« kommt immer mal wieder auf die Agenda des Abgeordnetenhauses, und 1865 hat Virchow die Aufgabe übernommen, als Berichterstatter der Budget-Kommission zu begründen, warum der in diesem Jahr eingereichte Entwurf erneut wegen seiner technischen und finanziellen Probleme abzulehnen sei. In einer am 2. Juni 1865 gehaltenen Rede im Abgeordnetenhaus greift Virchow den Ministerpräsidenten Bismarck direkt an, indem er ihm vorwirft, »sich nicht die Mühe gemacht« zu haben, »den Bericht ganz zu lesen« und angemessen »seiner Prüfung zu unterziehen«. Virchow räumt gerne ein, dass Bismarck »sich um die schwebende Schleswig-Holsteinische Frage« kümmern muss. Das bedeute aber nicht, dass er falsche Behauptungen wie die aufstellen könne, in dem Bericht sei kein Wort der Anerkennung oder Sympathie zu finden. Wenn er das aber verbreite, wisse Virchow nicht mehr, was er »von seiner Wahrhaftigkeit denken soll«.

Das Zweifeln an seiner Wahrhaftigkeit und Wahrheitsliebe erzürnt Bismarck derart, dass er Virchow mitteilen lässt, sich berechtigt zu fühlen, hierfür Genugtuung von ihm zu verlangen. Mit anderen Worten: Er fordert ihn offiziell zu einem Duell heraus. Ein Duell zwischen satisfaktionsfähigen Kontrahenten, das damals mit Pistolen ausgetragen wird, gehört im 19. Jahrhundert noch als fester Bestandteil zu machtpolitischen Auseinandersetzungen auf gehobenem Niveau, und Bismarck hat sich bereits 1852 mit dem westfälischen Parlamentarier und Rittergutsbesitzer Ludwig von Vincke duelliert, allerdings ohne dass einem der beiden bei dem Schusswechsel ein körperlicher Schaden zugefügt worden wäre.

Natürlich lehnt Virchow Bismarcks Ansinnen ab. Stattdessen entschuldigt sich der Abgeordnete beim Ministerpräsidenten, ist allerdings nicht bereit, eine Ehrenerklärung für Bismarck abzugeben, weil er sich nach wie vor von der Richtigkeit seiner Vorwürfe überzeugt zeigt – eine Affäre, die damals hohe Wellen schlägt.

Pest und Cholera

Für den Arzt Virchow gibt es bald wieder sehr viel mehr zu tun als für den Politiker. 1866 bricht in Berlin eine Cholera-Epidemie aus, und zu der Zeit kennt noch niemand die genaue Ursache für die seit vielen Jahrzehnten gefürchtete Krankheit. Erst 1883 wird Robert Koch die bakteriellen Erreger der Cholera identifizieren, die seinerzeit Angst und Schrecken unter der Bevölkerung verbreitet, da es vom Moment der Ansteckung an nur wenige Stunden dauert, bis die Infizierten der Tod ereilt.

Die Cholera, die ihren Namen dem griechischen Wort für Galle verdankt und ursprünglich »Durchfallerkrankung« hieß, schien aus dem fernen Südostasien zu kommen. So berichtet es eine *Chronik der Seuche*, die der Tübinger Arzt Friedrich Schnurrer 1825 verfasst hat, nachdem es 1817 und 1822 erste Epidemien in der islamischen Welt gegeben hat und ein Übergreifen auf Europa offenbar nicht mehr weit war. 1830 kommt die Cholera bis Odessa, 1831 taucht sie in Hinterpommern und Hamburg auf, und 1832 erreicht sie schließlich zum ersten Mal Berlin. Die Behörden zählen über 2000 Erkrankte, von denen knapp 1500 sterben, darunter auch der Philosoph Hegel. 1837 empfiehlt der Brockhaus »als Mittel zur Vorbeuge« gegen eine Infektion mit der Cholera »Furchtlosigkeit, eine nüchterne Lebensweise« und das Vermeiden von »übermäßigen geistigen und körperlichen Anstrengungen«. Man hat schlicht keine Handhabe gegen die Seuche. Und so wundert es nicht, dass sie im Revolutionsjahr 1848 erneut auftaucht und Tausende von weiteren Opfern fordert. Virchows Zeitschrift *Medicinische Reform* berichtet damals über den ersten Toten, einen Fuhrmann, »der in der Nacht plötzlich unter heftigem Durchfall, Brechen erkrankte, ein cyanotisches Aussehen bekam [sich also blau verfärbte], pulslos und marmorkalt wurde, während er über brennende Hitze innen klagte und nach 7½ Stunden in der Charité starb«.

Als es 1848/49 mehr als 85 000 Cholerafälle in Preußen gibt, erkennt Virchow klar die soziale und politische Dimension der Krankheit, die von den Menschen wie eine Pest aus dem Mittelalter gefürchtet wird. Nicht umsonst bezeichnet man noch heute eine Alternative zwischen zwei schlechten Möglichkeiten ironisch als Wahl zwischen Pest und Cholera. Virchow schreibt 1848: »Epidemien gleichen großen Warntafeln, an denen der Staatsmann von großem Styl lesen kann, dass in dem Entwicklungsgange seines Volkes eine Störung eingetreten ist, welche selbst eine sorglose Politik nicht länger übersehen kann« – ein Gedanke, der ihn 1866 zum Handeln veranlasst, als die Cholera in Berlin erneut ihren Tribut fordert.

In dem Jahrzehnt davor, in der Mitte der 1850er Jahre, hat die Cholera im Süden Deutschlands gewütet, was die Wissenschaft vermehrt zwingt, Erklärungen zu liefern. 1865 erhält der prominente Gelehrte Max Pettenkofer in München den ersten deutschen Lehrstuhl für Hygiene, und er macht Ausdünstungen aus dem Boden, sogenannte Miasmen, für die Seuche verantwortlich, weil er so die Beobachtung erklären kann, dass das auf felsigem Grund liegende Würzburg von der Cholera bislang verschont geblieben ist. Dies ändert sich 1866, als die angeblich immune fränkische Stadt von der Epidemie getroffen wird, die sich im Anschluss an den Deutsch-Österreichischen Krieg dieses Jahres ausbreitet. Die Zahl der Soldaten, die an der Cholera sterben, übersteigt die Zahl der Männer, die im Kampf fallen oder ihren Verwundungen erliegen. Dass die Cholera in der Truppe grassiert, will Virchow im Deutsch-Französischen Krieg von 1870/71 mit aller Macht verhindern. Zunächst hat er aber mit der Cholera-Epidemie von 1866 in Berlin zu tun, und man kann als Chronist seines Lebens nur staunen, wenn man sieht, was er alles bewerkstelligt und anschiebt, um die Ausbreitung der Seuche in der rasant wachsenden Stadt einzudämmen.

Er initiiert den Bau neuer Krankenhäuser zum Beispiel im Stadtteil Moabit und in Friedrichshain, er kümmert sich um die Berliner Wasserversorgung und die Beseitigung der Abwässer mit der Einrichtung von Rieselfeldern, er setzt den Bau von Schlachthöfen, Armenasylen, Markthallen und Gartenanlagen durch, er lässt Armenschulen zu Volksschulen umbauen, und natürlich streitet er mit Pettenkofer über die Ursache der Cholera. Die Bodentheorie des bayerischen Hygienikers erscheint ihm viel zu unbestimmt, und was die zeitweilige Immunität von Würzburg angeht, so kennt sich Virchow aus seinen dort verbrachten Tagen besser aus. Die Stadt besaß schon länger Wasserwerke, aus denen die Bewohner ihr Trinkwasser bezogen. Virchow wird sich bei seinem Nachdenken immer sicherer, dass die Cholera durch zwischenmenschlichen Kontakt oder durch verseuchtes Wasser verbreitet wird, weshalb er zu verhindern versucht, dass das Abwasser einer Stadt einfach in den Fluss geleitet wird, an dem sie liegt. Das mag zwar Kosten verursachen, aber »salus publica suprema lex«, wie Virchow auf politischer Bühne verkündete: Es gibt kein höheres Gut als die öffentliche Gesundheit. Bei der öffentlichen Gesundheitspflege darf es auf ein Mehr oder Weniger an Ausgaben nicht ankommen, und die Kosten machen sich bezahlt, wie in den kommenden Jahren deutlich wird, als Seuchen wie Cholera und auch Typhus immer weniger Opfer fordern. 1878 wird in Berlin in diesem Zusammenhang nur noch ein Toter gezählt. Als Virchow 1890 auf dem 10. Internationalen Medizinischen Kongress in seiner Stadt die Eröffnungsrede hält, lobt er an ihrem Ende Berlin als »eine reine, eine gesunde, vielleicht kann man in einem gewissen Sinne sogar sagen, eine schöne Stadt«. Eingeleitet hat er seine Bemerkungen mit dem sorgenvollen Hinweis, »die großen Übel des Menschengeschlechts, Armut und Krieg, bedrohen fort und fort die Gesellschaft und die Staaten. Aber es ist ein Trost für uns, dass Volk und Regierung in Deutschland mit anhaltender Sorge beschäftigt sind, die sozialen Schäden zu mildern und den Frieden, den goldenen Frieden, zu wahren.«

Einige Pandemien im 19. Jahrhundert

1813	Fleckfieber überfällt Napoleons Truppen auf ihrem Rückzug vom Russlandfeldzug; 30 000 Soldaten sterben
1831	Cholera in Berlin und preußischen Provinzen
1847/48	Typhus-Epidemie in Kanada, durch irische Emigranten
1852–1860	Cholera in Teilen Asiens, des Maghreb und Europas
1862	Pocken an der Pazifikküste der USA, 14 000 Tote unter der indigenen Bevölkerung
1892	Cholera in Hamburg mit mehr als 8000 Toten, der letzte Ausbruch in Deutschland

1894	Polyomyelitis in den USA
1894–1912	Beulenpest weltweit (China, Hongkong, Karibik)

Krieg gegen Frankreich

1890 liegt die Erinnerung an den Krieg schon lange zurück, den das Deutsche Reich 1870/71 gegen Frankreich geführt hat und der in den 1860er Jahren durch eine verbreitete Franzosenfeindlichkeit erst an Wahrscheinlichkeit zunahm und dann von der Bevölkerung sogar herbeigesehnt wird. Es ist hier weder der Platz, zu ergründen, woher diese Aversion damals rührt, noch zu beschreiben, wie Bismarck den Krieg auslöst, indem er der Welt mit der berühmten (manipulierten) Emser Depesche vortäuscht, der Kaiser der Franzosen, Napoleon III., habe den Krieg provoziert. Stattdessen soll hier erzählt werden, dass sich Virchow auf der 1869 in Innsbruck abgehaltenen Versammlung der Deutschen Naturforscher und Ärzte (GDNÄ) Gedanken über die Versorgung der Kranken und Verletzten aus den letzten Kriegen macht und seine Zuhörer fragt, ob die Mediziner nicht nur Seuchen verhüten und eindämmen sollten, sondern auch aus diesen Kriegen etwas lernen könnten. Virchow verkündet energisch, man müsse die Regierenden lautstark daran erinnern, dass niemand wissen müsse, »mit wem man sich zuerst schlagen und wen man zuerst töten soll«, sondern dass man vor allem wissen müsse, »wie das Volk gesund, wie das Volk glücklich gemacht werden kann«.

Als die militärische Auseinandersetzung mit Frankreich losgeht, hat sich Virchow längst auf die Kriegsheilkunde vorbereitet, und zwar mit Hilfe umfangreicher Publikationen, die das amerikanische Militär im Zusammenhang mit dem Sezessionskrieg vorgelegt hatte. Virchow zeigt sich begeistert vom »Reichtum der Erfahrungen« und von einer »bis ins Kleinste gehende Statistik« der militärischen Aufzeichnungen, die einem Arzt damit an die Hand gegeben ist.

Im Lauf des Krieges entwirft Virchow Gesundheitsregeln für die Soldaten im Feld. Ein Berliner Hilfsverein lässt seine Empfehlungen in einer Auflage von 120000 Exemplaren drucken und verteilen, und wer sie liest, kann lernen, »dass die Heere ungleich mehr Verluste durch Krankheiten als durch Verwundung und Tötung auf dem Schlachtfelde erleiden«. Virchow rät den Soldaten dazu, »frisches Bier in nur mäßiger Menge« zu trinken und Baumwollhemden solchen aus Flanell vorzuziehen und auch »ein Unterwams von dünner Wolle« zu tragen. Und wer jetzt den Eindruck bekommt, hier redet einer ohne jede Fronterfahrung vom bequemen Heim aus, hat damit ohne jeden Zweifel recht, und Virchow muss sich einige Beschimpfungen von Seiten der Soldaten anhören, die ihm und seinem Hilfsverein versichern, »zu spät aufgestanden« zu sein. Was solle denn ein Soldat an der Front mit täglich reiner Wäsche, wo er doch noch nicht einmal genug Brot habe, unentwegt geknechtet werde und jederzeit dem Tod ins Auge blicken müsse?

Das Leichenfeld wird bald »unabsehbar«, wie Theodor Fontane in seinem vierbändigen Werk *Der Krieg gegen Frankreich 1870–1871* schreibt, und die Verletzten können an Ort und Stelle nur notdürftig behandelt werden. Vor allem das Wundfieber macht den Ärzten und den Leidenden schwer zu schaffen. Zwar kennt die Medizin die antiseptische Wundbehandlung in der Klinik seit 1867, aber auf dem Kriegsschauplatz kommt davon noch nichts an. Außerdem gibt es kaum Transportmittel für Verwundete und Verletzte, und auch die Krankenpflege funktioniert nur sehr unzulänglich. Der Berliner Hilfsverein, dem Virchow angehört, hat Geld gespendet, mit dem sich zehn Sanitätswaggons finanzieren lassen, die mit Hilfe der von schlesischen Gutsbesitzern großzügig zur Verfügung gestellten Mittel mit kleinen Apotheken und Verbandsmaterial ausgerüstet werden können.

In den Oktobertagen 1870 fährt Virchow mit einem Sanitätszug an die Front, um Verwundete und Verletzte mit zerschmetterten Knochen, durchschossenen Schultern und durchbohrten Händen aufzunehmen, um nur einige der Schrecken aufzuzählen, die sich ihm im Kriegsgebiet zeigen. Die verwundeten Gliedmaßen lösen sich bei der normalen Reisegeschwindigkeit des ruckelnden Zuges aus den Verbänden, was die Rückkehr stark verzögert und Virchow klarmacht, wie wichtig geschultes Pflegepersonal ist. Er nimmt sich vor, nach dem Krieg für eine an den Erkenntnissen der Naturwissenschaften orientierte Schulung der

Krankenpfleger beiderlei Geschlechts zu sorgen und überhaupt weiter für seinen Grundsatz zu kämpfen, dass Bildung und Freiheit für die Gesundheit des Volkes unerlässlich sind. Die Wurzel allen Leids ist für ihn »Unwissenheit und was daraus folgt, Unwahrheit, Unsittlichkeit und Hoffart«. Als der Krieg endlich beendet ist, empfindet Virchow den Ausgang nicht als Triumph des deutschen Volkes, sondern als Sieg des Militärs und der Herrschenden, ohne dass damit ein echter Frieden erreicht werden konnte und es zu einer wirklichen Aussöhnung mit Frankreich kam. Darauf mussten die Menschen noch bis weit ins 20. Jahrhundert hinein warten.

Ein Kulturkampf nach dem anderen

Im Deutsch-Französischen Krieg stehen sich auch Protestanten und Katholiken gegenüber, und der evangelische Bismarck will die Gelegenheit des preußischen Sieges nicht ungenutzt lassen, um der nach wie vor bestehenden Bevormundung des Staates durch die römisch-katholische Kirche Einhalt zu gebieten. Er löst 1871 die »Katholische Abteilung« im preußischen Kultusministerium auf, ersetzt 1872 die geistliche Schulaufsicht durch eine staatliche Behörde, überträgt 1873 dem Staat die Ausbildung und Einstellung von Geistlichen und erlaubt gewählten Gemeindemitgliedern, das kirchliche Vermögen zu verwalten. 1874 setzt er durch, dass vor dem Gesetz nur noch die Eheschließung vor dem Standesamt – die Zivilehe – gültig ist (und jeder, der sich kirchlich trauen lassen will, dies nur im Anschluss daran machen kann), und im darauffolgenden Jahr löst er die Klostergenossenschaften in Preußen mit Ausnahme derjenigen auf, die sich um die Pflege von Kranken kümmern.

Keine Frage – bei diesen Themen kämpfen Bismarck und Virchow auf derselben Seite gegen denselben Gegner, und als der Arzt und Pathologe im Januar 1873 im Zusammenhang mit dem Gesetzentwurf für die Anstellung von Geistlichen vor dem Abgeordnetenhaus das Wort ergreift, bringt er den schwelenden Konflikt zwischen Kirche und Staat in einen großen historischen Zusammenhang und benutzt dabei einen Begriff, der heute in den Geschichtsbüchern steht und als Teil einer grundlegenden historischen Umwälzung namens Säkularisierung gesehen wird. Virchow nennt besagten Konflikt »einen großen Kulturkampf«, denn das den Abgeordneten vorgelegte Gesetz sei »aus der großen Entwicklung der Jahrtausende« hervorgegangen, in deren Verlauf eine ursprünglich »spezifisch christliche Kultur« eine »humane Entwicklung« durchgemacht habe und sich nun endlich aus der dogmatischen Enge des konservativen Papsttums befreien könne.

Historiker wie Thomas Nipperdey bestätigen, dass die Verbreitung des Ausdrucks Kulturkampf dem Bismarckgegner Virchow zu verdanken ist, auch wenn das Wort schon länger in der Auseinandersetzung zwischen Kirche und Staat zirkulierte. Eine erste Belegstelle findet sich ironischerweise in der katholischen *Zeitschrift für Theologie*, und zwar in einer bereits 1840 erschienenen Rezension über eine Schrift von Ludwig Snell mit dem Titel *Die Bedeutung des Kampfes der liberalen katholischen Schweiz mit der römischen Kurie.* Aufgegriffen hat den Ausdruck in den 1850er Jahren dann erst Ferdinand Lasalle, ein Vordenker der deutschen Arbeiterbewegung und Gründungsmitglied der SPD, und Virchow gibt dem Wort 1873 dann seine anhaltende Wirkmächtigkeit.

Der Kulturkampf ist nicht nur ein deutsches, sondern ein europäisches Phänomen, weshalb ihm Nipperdey in seiner *Deutschen Geschichte 1866–1918* ein eigenes Kapitel widmet, in dem er den Kulturkampf von 1870 bis 1914 dauern lässt. In diesen Jahrzehnten gibt es zahlreiche Auseinandersetzungen zwischen dem modernen Staat mit einer liberalen Weltanschauung und der katholischen Kirche, die »ultramontan« geworden war, wie das Schimpfwort ihrer Gegner heißt. Sie wollen damit ausdrücken, dass die Kirche ihre Befehle vom Papst aus Rom bekommt, der jenseits der Alpen – ultramontan – sitzt und vom Vatikan aus antiliberal und antimodern agiert. Der damalige Papst Pius IX. macht sich unter anderem deshalb eine höchst konservative Haltung zu eigen, weil er im Rahmen der politischen Einigung Italiens im 19. Jahrhundert Sorgen um seinen Kirchenstaat haben muss und seine weltliche Herrschaft bedroht sieht. Er beruft 1869 ein (erstes) Vatikanisches Konzil ein und proklamiert auf ihm das Dogma von der Unfehlbarkeit des Papstes in Fragen der Glaubens- und der Sittenlehre. Virchow lässt kein gutes Haar an der Verkündigung. Er beklagt die Verengung des freien Denkens und die Bändigung des Geistes durch immer neue Dogmen, die letztlich zur Unterdrückung der Freiheit durch kirchliche Institutionen führen. 1873 spricht er in Wiesbaden über die Naturwissenschaften in ihrer sittlichen Bedeutung für die Erziehung der Menschheit und unterscheidet dabei zwischen äußerlicher und innerlicher Sittlichkeit, wobei er die Kirche nur für die erste als zuständig erachtet. Sie könne zwar nützliche Verhaltensregeln aufstellen und für Sicherheit bei den menschlichen Beziehungen sorgen, sie sei aber weit davon entfernt, »innere Sittlichkeit zu begründen«. Virchow wehrt sich insgesamt gegen die dogmatische Wissenschaftsfeindlichkeit der Kirche und ihrer Repräsentanten, die Wundergläubigkeit an die Stelle der Wahrheitssuche setzen.

Während für Bismarck der von ihm geführte Kulturkampf vor allem das Ziel hat, die 1870 von Vertretern des katholischen Deutschlands gegründete Zentrumspartei, die christliche Grundsätze in politische Arbeit ummünzen will, auszuschalten oder klein zu halten, geht es Virchow weniger um einen politischen Machtkampf und mehr um eine kulturelle Aufgabe. Es geht um Glaube gegen Wissenschaft, um dogmatischen Obskurantismus gegen fortschrittliche Aufklärung, und Virchow fragt seine Zuhörer, was ihnen ihr christlicher Glaube in der wissenschaftlich werdenden Zeit noch einbringen könne:

»Der Gedanke, dass der Existenz und der Weiterbildung der Menschheit ein allgemeines Entwicklungsgesetz zugrunde liegt, ist doch ungleich mehr befriedigend als irgendeine theologische Konstruktion, die wir bisher kennen. Ich behaupte, dass die Mehrzahl aller Kirchen sich gerade die höchsten Probleme des Menschengeistes: warum ist die Welt da? Wozu ist der Mensch geschaffen? Was ist der Zweck des Menschen? in ihrer mystischen Erklärung zu leicht machen; sie gehen zu schnell über diese Fragen hinweg und beschäftigen sich vielmehr mit der banalen und traditionellen Überlieferung der einmal gegebenen Gebote und Vorschriften.«

Über sich und seine Mitstreiter sagt er: »einen Glauben haben auch wir: den Glauben an den Fortschritt in der Erkenntnis der Wahrheit«, den es natürlich nur geben kann, wenn sich den Bemühungen keine

Dogmen in den Weg stellen und keine Denkverbote von einem Katheder aus verkündet werden. Das heißt, Virchow glaubt zwar, dass es in der Welt und ihrer Natur so etwas wie »eine allgemeine Ordnung gibt«, für die auch ein Gott zuständig sein mag. Aber zugleich zeigt er sich davon überzeugt, dass kein »Sterblicher diese Ordnung zu durchschauen im Stande ist«, und deshalb gebe es auch keine Kirche, »welche in dem vollen Besitz der Erkenntnis wäre, welche die göttliche Ordnung erschließen könne«.

Zwar hat Papst Leo XIII. als Nachfolger des 1878 verstorbenen Papstes Pius IX. von Seiten des Vatikan der preußischen Regierung Friedensangebote gemacht, den Kirche-Staat-Konflikt besänftigt und 1887 den Kulturkampf, »welcher die Kirche schädigte und dem Staat nichts nützte« sogar öffentlich für beendet erklärt, aber das heißt nicht, dass sich alle Katholiken seitdem daran halten. Im September 2008 hat zum Beispiel ein Bischof auf dem Forum Deutscher Katholiken angesichts einer vermeintlichen »Propagierung der Homosexualität« zu einem neuen Kulturkampf für »die reale Stärkung der Familie« aufgerufen, ohne die Missbrauchsvorwürfe gegen die Geistlichen in den eigenen Reihen auch nur mit einem Wort zu erwähnen. Virchow hätte getobt, wenn ihm solch eine Heuchelei zu Ohren gekommen wäre, und es hätte ihn in seiner Ansicht bestärkt, »dass Leute, die ihren Gott immer auf der Zunge tragen, und die sowohl in Feuilletons wie auf der Tribüne ihn vor sich hertragen, nur zu oft eine etwas zweifelhafte Position in Beziehung auf ihre wahre Religiosität haben«. Das Christentum erschien ihm »durch die Kirche aufs äußerste gefälscht«, die Lippenbekenntnisse ihrer Vertreter hielt er für ärgerlich bis abscheulich.

»Die göttliche Ordnung« spricht Virchow in vielen Reden vor dem Abgeordnetenhaus an, wenn er sich mit der katholischen Zentrumspartei auseinandersetzt, deren Repräsentanten »die göttliche Ordnung wesentlich in der Gestaltung der Kirche« sehen, während sie sich für ihn und seine Parteigenossen mehr »in der Gestaltung der Individuen« zu erkennen gibt. Als sich Virchow in den 1870er Jahren mit diesen Worten äußert, hat Charles Darwin seinem 1895 erschienenen Klassiker *Über den Ursprung der Arten* bereits ein zweites viel beachtetes Werk mit dem Titel *Die Abstammung des Menschen* folgen lassen. Diese erklärt der Brite durch einen zweiten selektiven Mechanismus. Der natürlichen Selektion stellt er eine »selection in relation to sex« an die Seite, was in der ersten deutschen Übersetzung mit dem gewöhnungsbedürftigen Ausdruck »geschlechtliche Zuchtwahl« wiedergegeben wurde. Als Virchow davon spricht, »dass der Existenz und der Weiterbildung der Menschheit ein allgemeines Entwicklungsgesetz zugrunde liegt«, meint er natürlich Darwins Theorie, um die in dessen Heimat Großbritannien so etwas wie ein angelsächsischer Kulturkampf tobt, eine scharfe Auseinandersetzung zwischen der anglikanischen Kirche und den Darwinisten.

So überzeugend Darwin in seinem Buch von 1859 darlegt, wie eine natürliche Selektion dafür sorgen kann, dass zufällige Varianten im Tier- und Pflanzenreich zuerst nur zu modifizierten, dann aber in der Folge von nachkommenden Organismen zu besser an ihre Umwelt angepassten Lebensformen führen können, so unübersehbar ist auch, dass die Evolutionstheorie die Wissenschaft vor ganz neue Herausforderungen stellt. »Wenn ich an das menschliche Auge denke, bekomme ich Fieber«, hat Darwin einmal gemeint. Er konnte sich beim besten Willen nicht vorstellen, wie sich ein derart kompliziertes Organ in einem Schritt schaffen lässt, sah aber auch nicht, welche Vorteile etwaige Vorstufen wie halbe oder kleinere Augen hätten haben können. Allerdings sollte man bei der Diskussion über Darwins evolutionäre Gedanken nicht vergessen, dass damals weder Erbregeln noch Erbelemente bekannt waren und zum Beispiel die Versuche, die der Mönch Gregor Mendel 1865 in einem Klostergarten mit Erbsenpflanzen durchgeführt hatte, erst nach 1900 die Aufmerksamkeit der Wissenschaft fanden.

Als Virchow von Darwins Theorie und dem Nachdenken über humangesellschaftliche Folgen erfährt, reagiert er grundsätzlich positiv, hält er doch als ein den Fortschritt bejahender und vorantreibender Politiker wenig von konstant bleibenden und unveränderlichen Gegebenheiten. Er bekennt, »im Herzen Darwinist« zu sein, empfiehlt seinen Kollegen aber, ihre Begeisterung für die neue Lehre zu mäßigen. Als Virchow 1877 auf der Tagung der Deutschen Naturforscher und Ärzte in München über die Freiheit im modernen Staat spricht – was eigentlich nicht auf eine Beschäftigung mit der Theorie der Evolution hinweist –, schließt er seine Rede mit den folgenden Worten: »wir können es nicht als eine Errungenschaft der Wissenschaft bezeichnen, dass der Mensch vom Affen oder von irgendeinem anderen Tier abstamme. Wir können das nur als Problem bezeichnen: es mag noch so wahrscheinlich erscheinen und noch so nahe liegen.«

Dummerweise lobt ihn danach die katholische Presse. Sie jubelt, »die Affenfanatiker« hätten »eine große Niederlage erlitten«, was sich weniger auf den evolutionären Gedanken an sich und mehr auf Darwins Ideen über die Abstammung des Homo sapiens bezieht, die der Brite als »Hauptschlussfolgerung« seines zweiten Buches durch die Worte verkündet hatte, »dass der Mensch von irgendeiner niedrig organisierten Form abstamme«, so widerlich manchem dieser Gedanke vorkommen würde. Widerlich findet Virchow diese Hypothese keineswegs, sie scheint ihm sogar einleuchtend, aber eben noch nicht ausreichend genug bewiesen und voller offener Fragen. Deshalb will Virchow zunächst die Evolution nicht als Tatsache lehren oder gar als Wahrheit verkünden, was zu einem Streit mit seinem ehemaligen Schüler Ernst Haeckel führt, der seinem anatomischen Lehrer voller Leidenschaft vorwirft, den Darwinismus mit dem Sozialismus zu verbinden:

»Der Sozialismus fordert für alle Staatsbürger gleiche Rechte, gleiche Pflichten, gleiche Güter, während die Deszendenz-Theorie gerade umgekehrt beweist, dass die Verwirklichung dieser Forderung eine Unmöglichkeit ist. […] Die Selektionstheorie lehrt, dass im Menschenleben wie im Tier- und Pflanzenleben überall und jederzeit nur eine kleine bevorzugte Minderheit existieren kann, während die übergroße Mehrheit darbt und mehr oder weniger frühzeitig zu Grunde geht.«

Vermutlich stört Virchow solch eine elitäre Haltung, weshalb er sich noch 1885 auf der Naturforscherversammlung in Straßburg lustig macht über »die Herren Zoologen«, die zwar »über Deszendenz und Selektion vortragen«, während noch kein Mensch beobachtet habe, »dass eine Rasse in eine andere übergegangen ist, […] dass eine weiße Bevölkerung, welche sich unter den Tropen angesiedelt hat, schwarz geworden wäre, [...] dass eine Negerbevölkerung, die sich in Polargebiete oder wenigstens nach Kanada begeben hätte, weiß geworden wäre«. Zwar hat Darwin in seinen Büchern so etwas nirgendwo geschrieben oder angedeutet, aber Virchow blieb bei seiner skeptischen Haltung, zumal ihm in dem gesamten und jetzt neuen Bild des Lebens »der gesuchte Tiermensch« fehlte, der als »missing link«, als Verbindungsglied zwischen dem Reich der Tiere und der humanen Sphäre in Frage kommen könnte.

Die Entwicklung des Menschen

Das Reizwort des letzten Abschnitts ist das Wort »Rasse«, das nicht nur die im Wissenschaftsbetrieb eingebundenen Menschen im 19. Jahrhundert stark beschäftigt. 1853 veröffentlicht der Franzose Joseph Comte de Gobineau einen »Versuch über die Ungleichheit der Menschenrassen« und kann sich bei der Formulierung seiner Thesen sogar auf seinen Landsmann Voltaire berufen, der 1755 geschrieben hat: »Die Rasse der Neger ist eine von der unsrigen völlig verschiedene Menschenart, wie die der Spaniels sich von der der Windhunde unterscheidet. [...] Man kann sagen, dass ihre Intelligenz nicht einfach anders geartet ist als die unsrige, sie ist ihr weit unterlegen.« Das sind wohlgemerkt die Worte eines Aufklärers. Sie geben einem seit Menschengedenken schwelenden Rassismus ein säkulares Fundament, und mit derartigen Legitimationsversuchen hatte mehr als einhundert Jahre später noch Virchow zu ringen.

Rassisten nutzen die wahrnehmbare Tatsache, dass man Menschengruppen ihrer Erscheinung oder ihrem Aussehen nach unterscheiden kann, und suggerieren, dass ihre eigenen Merkmale höherwertig sind, was es erlaubt, andere Menschen als minderwertig zu diskriminieren. Wie historische Analysen zeigen, reichen die Wurzeln des Rassismus weit in die Geschichte des Menschen zurück, denn um spätestens 1500 vor Christus haben in Indien hellhäutige Eroberer Dunkelhäutige unterworfen und als Sklaven niedere Arbeiten verrichten lassen. Die Eroberer nennt man in der wissenschaftlichen Debatte Arier, und damit ist ursprünglich eine Gruppe von Menschen gemeint, die in einer indoiranischen Sprache miteinander kommunizierten. In der Rassenideologie der Nationalsozialisten des Dritten Reichs wurde aus den Ariern eine angeblich geistig, kulturell und politisch überlegene nordische Rasse, die als minderwertig verunglimpfte Gruppen, vor allem Juden, verachtete und hasserfüllt bekämpfte. Vorzustellen hatte man sich die Arier »so blond wie Hitler, so groß wie Goebbels und so schlank wie Göring«. So ging zumindest ein Witz, über den man früher in der Schule lachen konnte – ungeklärt bleibt indes die Frage, warum das unsinnige Reden von Ariern bei vielen Deutschen im Dritten Reich so leicht verfing.

Überhaupt nicht zum Lachen ist die Tatsache, dass es Rassismus leider durchgängig in der Geschichte gegeben hat, wobei sich unter Weißen der Irrglaube verbreitete, sie müssten ihre europäische Kultur gegen »die farbigen Horden von Schwarzen, Roten und Gelben verteidigen«. Genau dazu forderte sie der erwähnte Gobineau auf, der auch dogmatisch verkündete, dass die Kulturwelt davon abhängt, manche Rassen zu vernichten und andere reinzuhalten. Die Ideologen der vermeintlichen weißen Überlegenheit – in den USA nennt man sie White Supremacists – sprachen stets gern vom unreinen Blut der Minderwertigen, das man nicht mit dem eigenen reinen vermischen dürfe, weshalb in den USA Eheschließungen zwischen Weißen und Schwarzen oder Indianern lange verboten waren, obwohl sich die Menschen selbst »bemerkenswert uninteressiert an den sichtbaren Unterschieden zeigten«, wie historische Analysen belegen.

In Deutschland gab es erste Ansätze zu einer rassistischen Theoriebildung im 19. Jahrhundert durch Friedrich Ludwig Jahn, der als Turnvater Jahn bekannt geworden ist. Mit seinen Leibesübungen wollte er vor allem dafür sorgen, dass sich die deutsche Jugend auf einen Kampf gegen die napoleonische Besatzung vorbereitet. Nach der Reichsgründung erstarkte in Deutschland eine völkische Bewegung – Volk und Rasse wurden nicht sorgfältig auseinandergehalten –, die Antisemitismus und Antislawismus predigte und die Idee hervorbrachte, dass die deutsche Rasse sich Lebensraum im Osten verschaffen müsse und die dort lebenden »minderwertigen Völker« vertreiben könne. Bismarck setzte eine

»Preußische Ansiedlungskommission« ein, um einen »lebendigen Wall gegen die slawische Flut« zu errichten, und diese »Germanisierungspolitik« war Virchow ein Dorn im Auge, wusste er doch, dass sich sein Heimatland Pommern im Laufe der Zeit »in seinem größten Teil vollständig germanisiert« hatte, ohne dass es dazu »irgendeiner unerhörten Regierungsmaßregel« bedurft hätte. Virchow fragte die Regierung: »Ist denn eine europäische Gefahr vorhanden, welche drängt?«, und er verwies auf die vielen Deutschen – im Jahre 1881 waren es mehr als 200 000 – die nach Übersee auswanderten, während Menschen aus dem Osten in die Städte an Rhein und Ruhr zogen, wo die Industrie Arbeitsplätze zu vergeben hatte. Das Verschmelzen von polnischen und deutschen – oder slawischen und germanischen – Eigenheiten von Volksgruppen gehörte zu den Lebenserfahrungen von Virchow, bei deren Beschreibung Begriffe wie höher- oder minderwertig keinen Platz beanspruchen konnten.

Der Begriff der Rasse taucht in Virchows Denken auf, nachdem der Naturforscher Johann Carl Fuhlrott 1856 im Neandertal bei Düsseldorf einen Knochenfund melden konnte, zu dem auch ein Schädel gehörte. Erste Analysen ließen den Finder auf die Überbleibsel eines »sintflutlichen Menschenwesens« schließen, das zu einer »primitiven, wilden Urrasse« gehören sollte, was Virchow nicht ruhen ließ und ihn dazu brachte, den Schädel selbst zu inspizieren. Virchow agierte dabei als Anthropologe und deutete die Abflachungen und Vertiefungen an dem Skelett »als eine fortschreitende Atrophie der äußeren Schichten«, was ihn schlussfolgern ließ, »dass es sich um den Schädel eines alten, vielleicht sehr alten Individuums handelt«. Die heutige Forschung bestätigt Virchows Verdacht eines kranken Individuums und vertritt die Ansicht, der Neandertaler habe unter Rachitis gelitten.

Als Virchow seine Ergebnisse 1872 in der Berliner Gesellschaft für Anthropologie, Ethnologie und Urgeschichte vorstellt, hält er sich merkwürdigerweise nicht lange bei dem Schädel des Neandertalers auf. Er will möglichst rasch zu seinem zweiten Referat kommen, dessen Thema ihm mehr am Herzen liegt, und das sind die Pfahlbauten bei Lübtow in Pommern. Wer hätte damals auch ahnen können, wie prominent der Neandertaler in der Wissenschaft der kommenden Jahrhunderte noch werden sollte? Dank Genomanalysen wissen wir inzwischen sogar, dass die heute lebenden Menschen einige Gene von Neandertalern in sich tragen und es im Laufe der Geschichte zu sexuellen Handlungen zwischen Mitgliedern der Art Homo neanderthalensis und der Art Homo sapiens gekommen ist. Wenn man dies Virchow sagen könnte, würde er darauf hinweisen, dass er stets davor gewarnt habe, eine Rasse einer anderen gegenüber als überlegen einzustufen. Von »niederen Menschenrassen« hat er nur gesprochen, um zu bezweifeln, dass man diese Feststellung »auf vorurteilsfreie Weise« treffen kann, wobei er von dem überzeugt war, was er 1871 in einem Aufsatz über »Deszendenz und Pathologie« geschrieben hat: »Sicherlich wird niemand behaupten dürfen, dass unter den lebenden Rassen eine einzige wäre, welche nicht als vollmenschliche angesehen werden müsste.«

Im Auftrag der Deutschen Anthropologischen Gesellschaft führt Rudolf Virchow 1874 eine Untersuchung im gesamten Deutschen Reich über die körperlichen Charakteristika von sieben Millionen Schulkindern durch und erfasst Haarfarbe, Augenfarbe und Körpergröße. Die Ergebnisse sind in der Schlussfolgerung Virchows »fast beschämend, wenn gesagt werden muss, dass wir nicht einmal so weit sind, für die uns zunächst angehenden Völkergruppen oder Nationalitäten, für Kelten, die Germanen und die Slawen typische Unterscheidungsmerkmale im naturwissenschaftlichen Sinne des Wortes zu finden – Merkmale, an denen wir sicher zu entscheiden wüssten, ob ein bestimmtes Individuum zu der einen oder anderen Nationalität in wirklicher und reiner Abstammung gehöre. Am Ende sind die Unterschiede zwischen den einzelnen Individuen größer als die zwischen den Rassen.«

Zum Vordringen des Rassismus zu Virchows Lebzeiten gehört auch ein Erstarken des Antisemitismus. Dieser verbreitet sich vor allem im seltsam ängstlichen deutschen Bürgertum, in dem gerne davon die Rede ist, dass Parteien oder Wirtschaftsverbände »verjudet« seien, und in dem man neidisch auf erfolgreiche jüdische Ärzte und Bankiers blickt. Viel Zuspruch findet damals ein Hofprediger namens Adolf Stoecker, der sich als preußisch, protestantisch und konservativ versteht, aber in seinen unsäglich verhetzenden öffentlichen Auftritten den Eindruck erweckt,

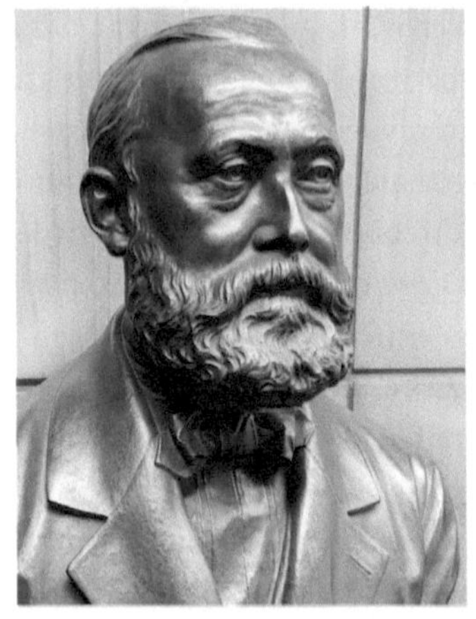

Bronzereplik der Marmorbüste von Rudolf Virchow, geschaffen 1882 von Bernhard Afinger.

»er werde wirklich zuletzt die Vernichtung der Juden fordern«, wie Virchow im Landtag sagt, als er die antisemitischen Schriften Stoeckers anprangert. Als Wissenschaftler ärgert ihn, dass bei Stoecker und Konsorten dauernd Religion und Rasse verwechselt werden, und als Politiker macht ihn der Irrsinn wütend, dass man als Christengemeinschaft die Juden erst zwingt, sich abzusondern, um ihnen danach vorzuwerfen, dass sie es tun. Er bringt in seinen Reden seine humanitäre Grundhaltung zum Ausdruck und betont nicht das Trennende, sondern das Einende, wohl wissend, dass für die Durchsetzung einer solchen Sichtweise noch viel Bildungsarbeit zu verrichten ist und dieser Kampf lange dauern wird. Er muss selbst im 21. Jahrhundert täglich neu bestanden werden.

Späte Jahre

Als im März 1888 Wilhelm I. stirbt, folgt ihm auf dem deutschen Kaiserthron Friedrich III., allerdings nur für 100 Tage. Friedrich erliegt im Juni den Folgen einer Kehlkopferkrankung, um deren Diagnose heftiger Streit ausgebrochen war. Es ging unter den Ärzten um die Frage, ob dem Kaiser ein bösartiger Tumor durch eine Operation entfernt werden sollte oder ob man gutartige Wucherungen vor sich hatte und noch zuwarten konnte. Virchow wurden Proben aus dem Stimmband des Kaisers zur Untersuchung vorgelegt, an denen er keine Bösartigkeit erkennen konnte, was im Rückblick dafür gesorgt haben mag, dass eine rechtzeitige Operation unterblieben ist. Zwar wurde nach dem Tod des Kaisers gemunkelt, dass man Virchow den Zutritt zum Toten verwehrt habe, Fakt ist aber, dass die Hohenzollern ihn und einen Assistenten mit der Aufgabe betraut haben, die Leiche zu sezieren.

Trotzdem – einige Zeitgenossen fragen sich, warum Virchow ausgerechnet im Dreikaiserjahr 1888 in Ägypten umherreisen muss, um dort mit seinem Freund Heinrich Schliemann zusammenzutreffen, der die Ruinen von Troja gefunden und ausgegraben hat. Virchow hat Schliemann kennengelernt, weil sich der Pathologe in der zweiten Hälfte seines Lebens immer mehr der Urgeschichte zuwendet und die seiner Heimat leidenschaftlich erforscht. Ihn interessiert ihre Besiedlung durch Slawen und Germanen vor allem in den Jahrhunderten des Mittelalters, er bereist das Fränkische und studiert die Sammlungen des Germanischen Nationalmuseums in Nürnberg, er sieht sich in den Höhlen von Muggendorf in der Fränkischen Schweiz um und meldet sich unzählige Male im preußischen Abgeordnetenhaus zu Wort, um längere Öffnungszeiten für Völkerkundemuseen zu fordern und deren Schauflächen zu erweitern. »Rudolf Virchow wurde zu einem bedeutenden Archäologen, und er kam nicht umhin, Deutschlands berühmtesten Altertumsforscher kennenzulernen«, Heinrich Schliemann eben, wie Virchows Biograf Vasold schreibt, um zu ergänzen, dass beide zusammen über »die schönsten Eigenschaften« verfügen: »Schliemann besaß den frohen Unternehmungsgeist und den Mut und die Phantasie des Laien [er war zunächst Geschäftsmann], Virchow brachte die analytische Denkweise des Gelehrten und das systematische Vorgehen des Naturforschers mit ein.«

In der zweiten Hälfte der 1870er Jahre stehen die beiden in einem regen Briefwechsel, und 1879 drängt Schliemann Virchow, mit nach Kleinasien zu kommen, um dort an den Grabungen teilzunehmen. In seinen *Beiträgen zur Landeskunde Trojas* berichtet Virchow später, wie bedrückend er die gerodete Landschaft empfunden habe, die er dabei erleben musste, und als Schliemann 1881 sein Buch *Ilios – Stadt und Land der Trojaner* herausbringt, widmet er die deutsche Fassung seinem Freund Rudolf Virchow.

Die 1880er Jahre sehen Virchow sehr häufig auf Reisen, und Anfang 1888 bricht er zusammen mit Schliemann nach Ägypten auf, wo Virchow die Schädelformen der einstigen und der späteren Bewohner des Niltals untersuchen und miteinander vergleichen will. Für diese Arbeiten greift er auch auf antike Statuen wie die in Assuan zurück, wo die Reisenden im Februar 1888 eintreffen. In der Gegend rebellieren damals »Derwische, wie man annahm« und wie man Virchows Briefen entnimmt. Bald kann er seine Reise nur unter Militärschutz fortsetzen. Schliemann und er erreichen Abu Simbel, als sie vom Tod des Kaisers in der Heimat erfahren und den Rückweg antreten.

Im Frühjahr 1890 bereitet Schliemann eine Konferenz in Troja vor, zu der auch Virchow eingeladen ist. Bei gemeinsamen Ausflügen fällt Virchow der schlechte Gesundheitszustand seines Freundes auf, der sich aber erst spät zu einer genaueren Untersuchung überreden lässt – zu spät. Im Dezember 1890 bricht Schliemann auf offener Straße zusammen, und am zweiten Weihnachtsfeiertag tritt der Tod ein. Virchow hat noch zu Lebzeiten des Freundes seine »Erinnerungen an Schliemann« verfasst, die dann in der Zeitschrift *Die Gartenlaube* erschienen sind. In dem Text beklagt Virchow den schweren Verlust, bewundert neben der archäologischen Leistung auch die Sprachkenntnisse und das Gedächtnis Schliemanns, der viele Suren aus dem Koran zu rezitieren wusste und über den heiligen Text der Muslime mehr wusste als mancher Imam. Natürlich kannte Schliemann auch seinen Homer auswendig, aber völlig gleichgültig war er allen botanischen Dingen gegenüber und überhaupt schien er von der Natur wenig wissen zu wollen.

Inzwischen war Virchow so berühmt geworden und seine internationale Anerkennung so stark gewachsen, dass gegen Ende seines Lebens die Geburtstage zu Festtagen mit internationaler Beteiligung wurden. Der 70. Geburtstag 1891, das fünfzigjährige Doktorjubiläum, der 80. Geburtstag 1901 bringen viele Menschen zusammen, die ihm gratulieren und danken wollen. In einer Dankesansprache geht er auf sein »recht unruhiges Leben« ein, das manchem Beobachter »verwirrend erscheinen« mag. Aber es hat ihn eben so vieles interessiert – die Medizin, die Naturwissenschaften, die Anthropologie, die Archäologie, die

Literatur, die Philosophie und auch die Politik, die ihn auf die Wohnverhältnisse in Berlin, auf die Wasserzuleitung der großen Stadt, auf den Bau und Umbau von Krankenanstalten und manches mehr aufmerksam gemacht und seine Aktivität herausgefordert hat. Virchow bedankt sich für die Ehrenbürgerschaft der Stadt Berlin und anderer europäischer Städte, er freut sich darüber, dass Straßen nach ihm benannt sind und dass die Behörden das größte Krankenhaus Berlins mit seinem Namen versehen haben. Der große alte Mann der Medizin erwähnt in seiner Dankesrede ausdrücklich die Teilnahme der »Menschen in seiner Straße« und des Berliner Handwerkervereins: »Vertraut dem Volke und arbeitet für dasselbe, dann wird Euch der Lohn nicht fehlen, wenngleich der Abbruch zahlreicher Einrichtungen, das Verschwinden vieler Menschen, die völlige Umgestaltung des öffentlichen Lebens, den Gedanken unserer Vergänglichkeit ganz nahe bringt. Das ist mein Glaubensbekenntnis, und mit dem hoffe ich, solange ich lebe, auskommen zu können«, schließt Virchow seine Ansprache an die Geburtstagsgäste.

Bis zu seinem 80. Geburtstag ist Virchow niemals ernsthaft krank, und offenbar kommt er auch mit wenig Schlaf aus. Er bleibt bis zum Ende seines Lebens tätig. Im Januar 1902 ist auf dem Weg zu einer wissenschaftlichen Sitzung, als er beim Verlassen einer Straßenbahn stürzt und sich einen Oberschenkelhalsbruch zuzieht. Damit scheint auch seine Gesundheit gebrochen zu sein, und Kuraufenthalte können sie nicht zurückbringen. Im September 1902 stirbt Rudolf Virchow an einer Herzschwäche. Seine Kollegen betrauern den »Führer der Medizin des 19. Jahrhunderts, den Reformator der Pathologie, einen Herrscher zugleich auf den Gebieten der Biologie und der Anthropologie«, wie es in einem von vielen Nachrufen heißt, der abschließend Virchows »unermüdliche Bereitschaft zu Rat und Tat« und neben der Überzeugungstreue die »Festigkeit des Glaubens an sich selbst« lobt.

Der Reichskanzler der Physik: Leben und Wirken von Hermann von Helmholtz

Es ist Kaiser Wilhelm I., der im Jahre 1883 den 1821 in Potsdam geborenen Hermann Helmholtz in den Adelsstand erhebt, kurz nachdem der als Mediziner ausgebildete, als Sinnesphysiologe erfolgreiche, als Philosoph beeindruckende, als Physiker überragende und sich in vielen populär gehaltenen Schriften um die Vermittlung seines Wissensschatzes bemühende Universalgelehrte zusammen mit Industriellen und Freunden eine Denkschrift verfasst hat, in der vorgeschlagen wird, ein »Institut für die experimentelle Förderung der exakten Naturforschung und Präzisionstechnik« zu gründen. Das Vorhaben kann mit Erfolg durchgeführt werden und hat die berühmte Physikalisch-Technische Reichsanstalt entstehen lassen, zu deren erstem Präsidenten der preußische Staat 1887 den verehrten Bildungsbürger und Kulturträger Hermann von Helmholtz beruft. Ihm wird dafür sogar ein exorbitantes Salär zugebilligt, dessen Höhe Helmholtz selbst vorgeschlagen hat.

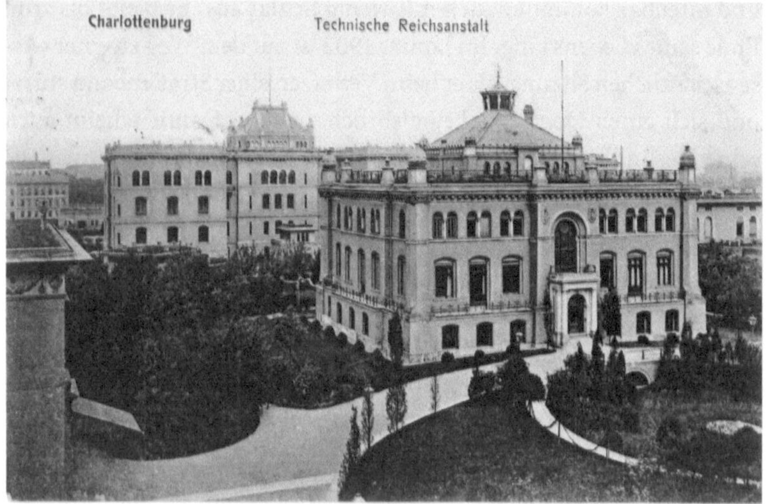

Die Physikalisch-Technische Reichsanstalt (jetzt: Physikalisch-Technische Bundesanstalt) wird 1887 auf maßgebliche Initiative von Werner von Siemens in Berlin gegründet. Hermann von Helmholtz ist ihr erster Präsident.

Er meint, dass ihm dies als »Reichskanzler der Physik«, wie er in Anspielung auf Bismarck von seinen Kollegen respektvoll genannt wird, zustehe. Schließlich habe er eine Gelehrtenrepublik zu regieren wie der Reichskanzler seine Nation, und tatsächlich beklagt sich niemand über die Besoldung des Präsidenten. Man betrachtet sie wohl als angemessen angesichts des Arbeitspensums, das Helmholtz als Leiter der großangelegten Institution zu bewältigen hat. Unter seiner Leitung führen Wissenschaftler eine Fülle von Forschungsarbeiten durch, um den Einsatz von Elektrizität zu erproben oder zu einem besseren Verständnis von Wärme und Licht zu gelangen. Zudem müssen sie sich mit Materialprüfungen jeder Art beschäftigen, die aus akademischen und industriellen Kreisen angefragt werden. Bei diesem riesigen Aufgabengebiet sind tatsächlich die Fähigkeiten eines »intellectual giant« gefragt, wie der große schottische Physiker James Clerk Maxwell seinen deutschen Kollegen Helmholtz einmal bewundernd genannt hat. Der preußische Gigant des Geistes hat eine Leidenschaft für Präzision, was ihn dazu bringt, sein Leben lang mit großer Gründlichkeit vorzugehen, nicht erst als Präsident der Physikalisch-Technischen Reichsanstalt, die unter seiner wissenschaftlich orientierten Führung eine solche Bedeutung entwickelt, dass sie unter einer leicht geänderten Bezeichnung als Physikalisch-Technische Bundesanstalt bis heute fortbesteht. Den neuen Namen trägt die Einrichtung seit der Nachkriegszeit, sie verfügt inzwischen über neun wissenschaftliche Fachabteilungen und wird von ihrem Hauptsitz in Braunschweig aus geleitet.

Brotlose Kunst

Angefangen hat alles natürlich viel kleiner. Als Sohn eines Berliner Gymnasialprofessors für alte Sprachen und der Tochter eines Hannoverschen Artillerieoffiziers wächst der Knabe Hermann in Potsdam in einem mit einer großen Bibliothek ausgestatteten Haus auf. In gut bildungsbürgerlicher Tradition wird er auf der Schule zunächst humanistisch gedrillt, und neben dem Lateinischen und Griechischen lernt er noch Hebräisch, Arabisch, Italienisch und auch ein wenig Englisch, was alles sehr an den Lerneifer des gleichaltrigen Virchow erinnert. Als der reifer werdende Jugendliche trotz aller Antike im Kopf Physik studieren will, lehnt sein Vater dies mit der Begründung ab, das sei eine brotlose Kunst. Für einen humanistisch gebildeten Deutschen mag das damals ein nachvollziehbares Urteil sein, zumal man über der Verehrung für Goethe und Fichte leicht übersieht, dass Isaac Newton in England bereits im 17. Jahrhundert seine Mechanik begründet hat und dass der britische Zeitgenosse Michael Faraday bahnbrechende Entdeckungen macht, mit deren Hilfe die Elektrizität in die Haushalte gekommen ist, sodass auch die Bildungsbürger im Licht der Glühlampen ihren Homer lesen können.

Vater und Sohn handeln einen Kompromiss aus: 1838 geht der 17-jährige Abiturient nach Berlin und tritt genau wie Rudolf Virchow in die Pépinière ein. Vier Jahre später verlässt er sie als promovierter Anatom. Die vier Jahre in der Pépinière, die für die Familie keine übermäßige finanzielle Belastung mit sich bringen, ziehen allerdings die Verpflichtung nach sich, im Anschluss an die Studienzeit die doppelte Länge als preußischer Militärarzt abzudienen. Helmholtz absolviert nicht einmal die Hälfte, weil man bei ihm trotz aller Liebe zu seinen Mitmenschen keine Neigung zum ärztlichen Beruf erkennen kann und seinen wissenschaftlichen Ambitionen ab Mitte der 1840er Jahre nicht mehr im Weg stehen will. Zunächst aber tritt der frischgebackene Doktor der Medizin als Assistent in die Charité ein, bevor er eine attraktive Stelle als »Schwadronschirurg« in Potsdam erhält und die Aufgaben übernimmt, die man heute einem Kompaniearzt anvertrauen würde.

Während seiner Studienjahre lernt Helmholtz eine Medizin kennen, in der »jemand, der in physikalischen Betrachtungsweisen nur mäßig bewandert war, einen fruchtbaren jungfräulichen Boden zur Beackerung« vorfindet, wie er rückblickend schreibt. Er meint damit vor allem die Vorlesungen des Physiologen Johannes Müller, der seine Studenten nicht nur in allgemeiner, vergleichender und pathologischer Anatomie, sondern vor allem in der als Physiologie bezeichneten Wissenschaft von den Lebensvorgängen unterrichtet. In den Jahren von 1833 bis 1840 ist Müllers *Handbuch der Physiologie des Menschen* erschienen, und Helmholtz zeigt sich von den darin behandelten Themen so begeistert, dass er sich ein eigenes Mikroskop anschafft und bei seinem Lehrer Müller mit einer Arbeit über mikroskopische Anatomie promoviert, in der er Verbindungen zwischen Zellen und deren Entwicklung erkundet. Die Dissertation wird in lateinischer Sprache verfasst, und auf Latein läuft auch das dazugehörige mündliche Examen ab. Der Doktorvater und der Direktor der Pépinière zeigen sich so zufrieden mit dem jungen Helmholtz, dass er auserkoren wird, an dem jährlich gefeierten Gründungstag der Anstalt im August 1842 eine Rede über ein wissenschaftliches Thema zu halten. Der 21-jährige Helmholtz referiert über Operationen von Tumoren in Blutgefäßen, die er allerdings nur aus Büchern kennt. Immerhin gibt er damit aber zu erkennen, wie umfassend schon jetzt seine Interessen als aufstrebender Forscher sind. Früh zeigt sich, dass er die Welt der Wissenschaft bis in den verborgensten Winkel durchstreifen und auskundschaften will.

In den Jahren nach dem Abschied von der Pépinière steht Helmholtz als Militärarzt offenbar viel Zeit zur Verfügung. Er liest Kant, Goethe, Homer und andere Klassiker und übt täglich eine Stunde das Klavierspiel – bevorzugt Sonaten von Beethoven und Mozart –, vor allem aber unternimmt er physiologische Experimente, die 1845 zu seiner ersten Veröffentlichung mit dem Titel *Über den Stoffwechselverbrauch bei Muscelaktion* führen. Mit seinen Messungen analysiert er die Produktion von Wärme im tierischen Körper. Oberflächlich betrachtet klingt das harmlos, aber in der Tiefe wird hier eine Frage behandelt, die für die damalige Lebenswissenschaft – also die Physiologie – von größter Bedeutung ist: Gelten die physikalischen Gesetze, die man in der Thermodynamik für die anorganische Welt gefunden hat, auch in der organischen Welt? Verhält sich also die sprichwörtliche Lebensglut ähnlich wie eine konkrete Feuersglut oder kann im Leben anders als in toter Materie eine Lebenskraft ausfindig gemacht werden, die den Stoffwechsel im Körper antreibt, die Muskeln mit Energie versorgt und sie in Bewegung setzt. Und wie ließe sich diese Lebenskraft gegebenenfalls messen?

Müller hängt an dem Gedanken einer solchen Lebenskraft, während Helmholtz versucht, von dieser ihm hinderlich scheinenden Vorstellung loszukommen und alles durch mechanische Gesetze zu erklären, die denen der Physik entsprechen und aus ihrem Denken zu gewinnen sind. Trotzdem orientiert er sich auch weiterhin an Müller, der unabhängig von seiner vitalistischen Haltung einmal versucht hat, ein Gesetz für die spezifischen Nervenenergien aufzustellen, mit dem er seine Überzeugung ausdrücken wollte, dass jeder periphere Nerv eine besondere Form von Energie in sich trägt, die von dem Sinnesorgan bestimmt wird, mit dem er verbunden ist. Helmholtz hat diese Einsicht anfangs so hoch eingeschätzt wie das Gravitationsgesetz von Newton, wobei diese Bewertung inzwischen als überzogen betrachtet werden sollte.

Zu den grundlegenden Themen der damals aufkeimenden Lebenswissenschaft, die bereits erkannt hat, dass Organismen aus Zellen zusammengesetzt sind, gehört die Frage nach der Herkunft der ersten und damit wörtlich ursprünglichen Zelle. Diese wollen Vitalisten auf eine Urzeugung zurückführen, was Helmholtz nicht behagt. 1843 veröffentlicht er seine Gedanken dazu im Aufsatz *Über das Wesen der Fäulnis und Gärung*. Der Text erscheint zwar in dem von Johannes Müller herausgegebenen *Archiv für Anatomie, Physiologie und wissenschaftliche Medicin*, aber der Autor wendet sich darin gegen die Ansicht seines Lehrers und bemüht sich mit großem Engagement, unerklärt bleibende Lebenskräfte prinzipiell auszuschließen. Wie in einer ersten Zelle ein erstes Leben zustande gekommen ist oder kommen kann, gehört bis heute zu den Geheimnissen der natürlichen Welt, und wahrscheinlich werden noch viele Generationen von Wissenschaftlern nötig sein, um dieses Rätsel zu ergründen (ohne Zuflucht zu der manchmal geäußerten, aber nicht wirklich hilfreichen Behauptung zu nehmen, das Leben sei aus den Tiefen des Weltalls gekommen, wo erst recht niemand seinen Ursprung erklären kann).

Um die Lebensvorgänge konsequent auf physikalisch-chemische Abläufe zurückzuführen, finden sich Helmholtz und andere Physiologen wie Emil du Bois-Reymond und Ernst Brücke in einer Gruppe zusammen, die später als »organische Physiker von 1847« bekannt werden sollte. Die Mitglieder, die sich schon seit 1842 kennen, haben wie in einem Geheimbund einen Eid darauf geleistet, nicht mit metaphysischen Spekulationen, sondern auf naturwissenschaftlich-experimenteller Basis die »Grenzen des Naturerkennens« auszuloten. Das Ziel dieser Berliner »Firma für organische Physik« besteht darin, die Lebenswissenschaften »ganz in die große Staatseinheit der theoretischen Naturwissenschaften« einzugliedern, die Physiologie also nach dem Vorbild der zeitgenössischen Physik zu formulieren und sie – wie die Mitglieder der Gruppe proklamieren – von mystischen Lebenskräften zu befreien.

Die Erhaltung der Energie

Von Oktober 1845 an hält sich Helmholtz für fünf Monate in Berlin auf, um nach der Promotion noch das medizinische Staatsexamen abzulegen, und als er im Jahr danach wieder in Potsdam ist, teilt er den »organischen Physikern« mit: »im nächsten Quartal habe ich Lazarettwache, da werde ich hauptsächlich Konstanz der Kräfte treiben«. Das zeugt nicht nur von wenig Respekt für seine militärischen Pflichten, sondern erinnert auch an den ähnlich kecken Einstein, der seine großen Theorien der Physik als Angestellter des Patentamtes entwickelt und seinen Schreibtisch dort zu seinem »Büro für Theoretische Physik« erklärt.

Als Helmholtz Lazarettwache hält und über die »Konstanz der Kräfte« nachdenkt, versucht er vertrautes philosophisches Denken und neues wissenschaftliches Wissen unter einen Hut zu bringen. Hinter dem Begriff »Konstanz« verbirgt sich eine Grundhaltung oder Überzeugung, die Helmholtz den Schriften von Kant entnommen hat, der zu den Bedingungen der Möglichkeit, überhaupt so etwas wie Physik zu treiben und dabei Naturgesetze zu finden, die Annahme zählt, dass zu allen natürlichen Veränderungen und Abläufen grundlegende Invarianzen gehören. Es muss Größen geben, die erhalten oder eben konstant bleiben, während die Welt in Bewegung ist, und dieses Unveränderliche und Stabile kann vom forschenden Verstand erkannt, auf den Begriff gebracht und in eine wissenschaftliche Erkenntnis eingebaut werden. Das Ziel der Naturwissenschaften steht Helmholtz bei seiner Lazarettwache klar vor Augen: Es gilt, die Bewegungen der Materie auf »unveränderliche Bewegungskräfte, welche nur von den räumlichen Verhältnissen abhängig sind«, zurückzuführen.

Der nachdenkliche Militärarzt sucht in diesem theoretischen Rahmen nach einer feststehenden Größe, die hinter allen Lebenserscheinungen – und sogar hinter allen physikalischen Prozessen – stecken könnte, und er lenkt seine Aufmerksamkeit auf die Kraft, mit der alle Bewegungen in Gang gesetzt und alle Änderungen möglich werden. Solch eine Kraft schwebte schon Newton bei den Überlegungen zu seinem Gesetz der Gravitation, also der Schwerkraft, vor, etwas Vergleichbares steckt in der »Spannkraft« eines Bogens oder eines Muskels, und selbst die Vitalisten verwenden denselben Begriff, wenn sie nach der Lebenskraft suchen, wobei dem vielsprachigen Helmholtz sicher bekannt ist, dass der ursprüngliche Gebrauch des Wortes »Kraft« eine Muskelanspannung meint. Als Helmholtz den Muskeleinsatz mit einem körperlichen Verbrauch verbinden kann und als ihm nach und nach klar wird, dass Muskelbewegungen – etwa beim Zittern vor Kälte – für körpereigene Wärme sorgen, fasst er seine Überlegungen in einer philosophisch-physikalischen Arbeit zusammen, die 1847 unter dem Titel *Über die Erhaltung der Kraft* erscheint. Darin heißt es explizit: »In allen Fällen der Bewegung freier materieller Punkte unter dem Einfluss ihrer anziehenden und abstoßenden Kräfte [...] ist der Verlust an Quantität der Spannkraft stets gleich dem Gewinn an lebendiger Kraft, und der Gewinn der ersteren gleich dem Verlust der letzteren. *Es ist also stets die Summe der vorhandenen lebendigen und Spannkräfte konstant.*« Den letzten Satz lässt Helmholtz zur Betonung eigens kursiv setzen.

Historiker bescheinigen dieser Arbeit, dass sie einen Paradigmenwechsel angestoßen hat, und weisen darauf hin, dass das von Helmholtz ausgelöste Umdenken seinen Niederschlag in jedem Physikbuch gefunden hat. In einer modernen Version des Textes wäre vielleicht nicht mehr von Spannkraft und lebendiger Kraft die Rede, sondern von potenzieller beziehungsweise kinetischer Energie, aber die »Erhaltung der Energie« ist nur ein anderer Ausdruck für das, was die Physiker stolz als ihren Ersten Hauptsatz der Thermodynamik präsentieren: »Die Energie der Welt ist konstant«. Was so kühn klingt, bedeutet auch, dass Energie unzerstörbar ist, sie kann weder erzeugt noch vernichtet werden, sie muss immer in der Welt vorhanden gewesen sein und muss ihr immer zur Verfügung gestanden haben – vor allem an ihrem Anfang, an dem es der Bibel zufolge neben einem Gott nur die Finsternis über der Urflut gab. Diese Dunkelheit muss voller Energie gesteckt haben, weshalb man mit ihr auch erst die Welt schaffen und sie dann in Bewegung versetzen konnte.

Das Wort »Energie« ist uralt. Eingeführt hat es Aristoteles, der verstehen wollte, wie das Wirkliche, das sich vor den Augen der Menschen abspielt, aus den Möglichkeiten entsteht, die von der Welt in jedem Augenblick bereitgehalten werden. Um das Potenzielle aktuell werden zu lassen, führt der griechische Philosoph die von ihm als »energeia« bezeichnete Wandlungsfähigkeit ein. Das Wort »Energie« ist heute in aller Munde, aber es brauchte Zeit, um sich durchzusetzen. Die ersten Physiker im 17. und 18. Jahrhundert haben nicht von Energie gesprochen und nur die Kräfte im Sinn gehabt, die sie wahrnehmen, spüren und vermessen konnten. Die unsichtbare Energie kam erst nach 1800 zum Tragen, als sich der romantische Geist eine polare Welt zurechtlegte, in der es zum Beispiel neben dem sichtbaren Licht und dem bewussten Denken auch unsichtbare Strahlen und unbewusste geistige Prozesse geben konnte, an deren Existenz heute kein Zweifel mehr möglich ist.

Mit der Romantik tauchte, wie bereits erwähnt, auch die allgemeine Idee auf, dass sich alles in Bewegung befindet, und da alles in Bewegung sein sollte, brauchte das Denken – wie Kant es erwartet und vorhergesehen hatte und wie es zu der auf Polarität angelegten romantischen Denkweise passt – als Gegenstück eine konstante Größe, die permanent die Transformationen und Wandlungen antreibt. Die Physiker einigten sich nach und nach darauf, die Energie als diese Größe zu verstehen. »Die Energie der Welt ist konstant«, lautet bald der Konsens, und Helmholtz drückt es so aus, dass Energie weder gewonnen werden noch verloren gehen kann und als unzerstörbare Größe nur umzuwandeln ist.

Als Aristoteles sich vorstellte, dass es etwas geben muss, was die Welt in Gang hält, nannte er dieses Etwas den unbewegten Beweger. Ein Beweger war die Energie sicher, aber sie wandelte sich dabei selbst und wechselte ihr Dasein zum Beispiel von Wärme- in Bewegungsenergie oder von Sonnen- in Lebensenergie. Die Energie erwies sich nicht als unbewegter, sondern als bewegter Beweger, und sie sollte fortan nicht nur die Wissenschaftler, sondern die ganze Menschheit beschäftigen. Ihren endgültigen und von gleichsam höchster Stelle besiegelten Eintritt in die Physik machte sie um 1849, als der hochberühmte und hochgeehrte britische Physiker William Thomson, der später als Lord Kelvin geadelt wurde, zum ersten Mal bei mechanischen Bewegungen einer Masse den Begriff der kinetischen Energie verwendete. Ihm folgte 1851 der schottische Ingenieur William Rankine, der Gegenständen durch ihren Abstand vom Erdboden eine potenzielle Energie zusprach. Einige Jahre später übernahm dann Helmholtz den Begriff und verwendete ihn nach ersten Einsätzen in der Physiologie, wo es um Sinnes- oder Muskelenergien ging, schließlich auch in seinen physikalischen Überlegungen.

Auch wenn die meisten Geschichtsbücher Helmholtz als den Vater des Energiesatzes feiern, darf der aus Heilbronn stammende Arzt Julius Robert Mayer nicht vergessen werden. Helmholtz hat dies nie getan und explizit von »Robert Mayer's Priorität« gesprochen. Mayer hatte bereits 1845 die Wandelbarkeit der Energie wissenschaftlich ins Auge gefasst und sich unter anderem sorgfältig darum bemüht, ein »mechanisches Wärmeäquivalent« zu vermessen, mit dem er anzugeben versuchte, wie mechanische Arbeit (Bewegung) etwa über die Reibung zu Hitze (Schwitzen) werden kann. Diese Umwandlungsprozesse wurden damals vielfach untersucht, was insofern nicht banal war, als dabei immer neue Einheiten festzulegen und ineinander umzurechnen waren – Newtonmeter und Joule in Kalorien etwa, was aber hier nur am Rande bemerkt werden soll, ergänzt um den Hinweis, dass einfaches Dasitzen etwa 50 Kilokalorien pro Stunde verbraucht, während für Sport das Zehnfache zu veranschlagen ist.

Als Mayer als Schiffsarzt in tropischen Zonen unterwegs war, bemerkte er bei damals noch üblichen Aderlässen an den erkrankten Matrosen, dass das ansonsten dunkle Venenblut der Europäer, das wenig Sauerstoff enthielt, in den wärmeren tropischen Regionen eine ähnlich hellrote Farbe angenommen hatte wie das Arterienblut, das mit viel Sauerstoff zirkulierte. Mayer stellte bei seinen Überlegungen zu diesem Befund eine Verbindung zwischen der äußeren Wärme (der atmosphärischen Temperatur) und der inneren Verbrennung (dem körperlichen Stoffwechsel) her und veröffentlichte seine Einsichten in der 1845 publizierten Schrift *Die organische Bewegung im Zusammenhang mit dem Stoffwechsel*.

Helmholtz kennt Mayers Arbeit nicht, als er seine Einsichten in die »Erhaltung der Kraft« aufschreibt. Aus historischer Perspektive ist nicht zu übersehen, dass der heute als Fundament der Physik dienende Hauptsatz der Thermodynamik zunächst von zwei Wissenschaftlern formuliert worden ist, die beide eher fachfremd und mehr als Ärzte tätig waren und aus dieser Position heraus das Leben und seine Spannkräfte oder seine Wärmeverteilung beobachteten. Irgendwie müssen die 1840er Jahre für das Auftauchen dieser tiefen Einsicht in eine fundamentale Konstanz reif gewesen sein.

Zu Helmholtz und seiner Arbeit über die Erhaltung der Kraft gibt es noch zwei Ergänzungen, eine erfreuliche und eine unerfreuliche. Die erfreuliche besteht darin, dass Helmholtz sich während der Arbeit an dem historischen Manuskript in die 20-jährige Olga von Velten verliebt hat, und zwar derart heftig, dass er das Manuskript zunächst mit dem länglichen Titel *Über die Erhaltung der Kraft, eine physikalische Abhandlung zur Belehrung seiner theuren Olga, bearbeitet von Dr. Helmholtz* versieht. Im August 1849, als Helmholtz endlich genug Geld verdient, um eine Familie ernähren zu können, heiraten die beiden, und Olga schenkt ihm zwei Kinder, erst die Tochter Catharina, die 1850 geboren wird und leider schon im Alter von 28 Jahren verstirbt, und zwei Jahre später den Sohn Richard, der Ingenieur und Konstrukteur von Dampflokomotiven werden sollte.

Die unerfreuliche Ergänzung ist, dass Helmholtz' große Arbeit im Wesentlichen ignoriert wird, sowohl von den Physiologen als auch von den Physikern. Zu letzteren zählt auch der als Vater des Zweiten Hauptsatzes der Thermodynamik gefeierte Rudolf Clausius, der damals sogar ausgesprochen feindselig reagiert. Die Zurücksetzung hat Helmholtz tiefe Wunden zugefügt. Noch 1859 erwähnt er dem schottischen Physiker Peter Tait gegenüber, wie schwer diese Abweisung auf ihm lastet, zumal in seinen Gedanken völlige Klarheit herrscht und er verstanden hat, was mit den Kräften und ihren Bewegungen sowohl im Organischen als auch im Anorganischen passiert.

Eine mögliche Erklärung für die enttäuschende Haltung der Kollegen ist, dass der auf Helmholtz und Mayer zurückgehende Satz über die Unzerstörbarkeit der Energie endgültig die Möglichkeit ausschließt, von der Menschen seit ewigen Zeiten geträumt und an deren Umsetzung sie lange Jahre gearbeitet haben. Gemeint ist der Bau einer Maschine, die aus dem Nichts Arbeit schafft und ewig weiterläuft. Man sprach und spricht von einem Perpetuum mobile, über das Physiker und Ingenieure sich endlos Gedanken gemacht und in das sie große Hoffnungen gesetzt hatten, bis Helmholtz und Mayer sie eines Besseren belehrten. In einem Vortrag über die Wege und Umwege der Energie bringt Helmholtz seine Einsichten auf den Punkt:

»Die Energie des fallenden Wassers kann den Bergen nur entströmen, wenn Regen und Schnee es ihnen zuführen. Um diese zu liefern, müssen wir Wasserdampf in der Atmosphäre haben, der nur durch Wärme erzeugt werden kann, und diese Wärme kommt von der Sonne. Die Dampfmaschine bedarf des Brennmaterials, welches das Pflanzenleben liefert; sei es das jetzt thätige der uns umgebenden Vegetation, oder das erloschene Leben, welches die mächtigen Steinkohlelager in den Tiefen der Erde erzeugt hat. Wir werden später noch sehen, in welcher innigen Beziehung das Pflanzenleben zum Sonnenlicht steht. Die Energie der Menschen und Tiere muss wieder ersetzt werden durch Nahrung, und Nahrung kommt zuletzt aus dem Pflanzenreich und führt uns auf dieselbe Quelle zurück.«

Im Zusammenhang mit dem Energiesatz lohnt auch ein Blick auf Helmholtz' ästhetische Vorlieben. Er liest mit Vergnügen in den Werken von Friedrich Schiller. Gut bekannt ist ihm unter anderem dessen langes, 1795 entstandenes Gedicht *Der Spaziergang*. Schiller bewundert darin zuerst die Farben der Natur – den »röthlich strahlenden Gipfel« im Sonnenlicht, die »ruhige Bläue« des Himmels, den »grünlichten

Strom« und manches mehr »im braunen Gebirg über dem grünenden Wald« – und kommt dann auf den Menschen zu sprechen, der »im stillen Gemach« sinnend und »forschend den schaffenden Geist« einsetzt, um »der Stoffe Gewalt« zu prüfen und »das vertraute Gesetz in des Zufalls grausenden Wundern« zu suchen. Der Mensch hält Ausschau nach dem »ruhenden Pol in der Erscheinungen Flucht«, und dabei »zerrinnt vor dem wundernden Blick der Nebel des Wahns, und die Gebilde der Nacht weichen dem tagenden Licht«.

Das Ziel, das Schiller in seinem Gedicht umschreibt, erreicht der Physiker Helmholtz in der Wissenschaft. Mit der Kraft oder Energie und ihrer Erhaltung hat er »den ruhenden Pol in der Erscheinungen Flucht« gefunden und die Nebel aufgelöst, hinter denen der forschende Mensch die Klarheit der Ordnung sieht, von deren Existenz er von Anfang an überzeugt war.

Im 20. Jahrhundert hat der Energiesatz eine besondere Begründung bekommen. Zu verdanken ist sie einer großen Einsicht der Mathematikerin Emmy Noether. In dem nach ihr benannten Theorem hat die junge Wissenschaftlerin die mathematische Form von Naturgesetzen betrachtet, und um 1918 ist es ihr gelungen, zu zeigen, dass es bei einer Symmetrie in der mathematischen Darstellung in der Natur eine Größe gibt, die erhalten bleibt. Konkret besagt das Noether-Theorem, dass die Konstanz der Energie aus der Symmetrie der Zeit folgt, die man als Translationsinvarianz kennt. Mit diesem Fachausdruck ist gemeint, dass das Ergebnis eines Experiments unabhängig vom Zeitpunkt der Durchführung immer gleich bleibt. Mathematiker verstehen unter Symmetrie eine Operation, die sie vornehmen können, ohne dass sich etwas an den Gegebenheiten ändert. Die physikalischen Gesetze sind in dem beschriebenen Sinne symmetrisch in Hinblick auf die Zeit, und daraus folgt unabhängig von sämtlichen Messungen und allen experimentellen Überprüfungen und allein aus der theoretischen Tiefe des mathematisch gestützten wissenschaftlichen Denkens die Erhaltung der Energie, um deren Nachweis Hermann von Helmholtz so gerungen hat. Er wäre vom Noether-Theorem begeistert gewesen, und die Welt sollte es auch sein.

In Kants Königsberg

Wie aus der Beschreibung des Lebens von Rudolf Virchow erinnerlich, kommt es 1848 zu politischen Unruhen, die als Märzrevolution in die Geschichte eingehen. Und während Virchow auf die Barrikaden steigt, lässt es Helmholtz ruhig angehen. Er arbeitet zunächst als Lehrer an der Kunstschule (!) der Akademie in Berlin – er hat die Stelle übernommen, die nach dem Weggang des zum Kreis der organischen Physiker zählenden Mediziners Ernst Wilhelm Brücke freigeworden ist – und wird im September 1848 von den letzten drei Jahren seiner militärischen Dienstzeit mit der ungeliebten ärztlichen Praxis befreit. Von nun an kann er sich ganz der wissenschaftlichen Arbeit widmen. Von der ebenfalls ungeliebten Politik hält er sich im Gegensatz zu Virchow fern.

So erfreulich das Engagement an der Kunstschule auch ist, die paar Hundert Taler, die ihm seine Tätigkeit dort einbringen, reichen nicht, um seine Braut Olga zu ehelichen, in die er so verliebt ist. Die Lage bessert sich, als ihm Ende 1848 die vakante Professur für Physiologie und allgemeine Pathologie an der Universität Königsberg angeboten wird. Auf Helmholtz fällt die Wahl auch deswegen, weil das preußische Kultusministerium in Erfahrung gebracht hat, dass der Gegenkandidat sich aktiv an den revolutionären Unruhen von 1848 beteiligt hatte und weil die Gutachter Helmholtz ausdrücklich eine »sittliche Haltung« bescheinigen und in ihm eine »vertrauenserweckende Persönlichkeit« erkennen. Helmholtz hat sich tatsächlich nicht für den politischen Umsturz vor seinen Augen interessiert, und Kenner seiner Biografie haben bei ihm »außer einem vage empfundenen Preußentum keinerlei politische Überzeugungen« ausmachen können. Damit gehören ihm die Sympathien der preußischen Staatsregierung unter Friedrich Wilhelm IV., und so kann er im Mai 1848 seine zunächst außerordentliche Professur in der Kantstadt Königsberg antreten, die 1851 in eine ordentliche und damit besser besoldete Professur umgewandelt wird. Doch so ehrenvoll diese Beförderung auch ist, das raue Klima Ostpreußens behagt seiner tuberkulosekranken Frau nicht. Er muss sich nach anderen akademischen Stellen umsehen, und fündig wird er 1855 in Bonn, wo der Lehrstuhl für Physiologie und Anatomie frei geworden ist, den er mit

Unterstützung des ihm durchweg gewogenen Alexander von Humboldt besetzen kann.

Alexander von Humboldt und Hermann von Helmholtz

Als Helmholtz 1869 seinen Vortrag *Über das Ziel und die Fortschritte der Naturwissenschaft* hält, erwähnt er ausdrücklich die überragende Qualität Alexander von Humboldts, der in der Lage ist, »die damaligen naturwissenschaftlichen Kenntnisse bis in ihre Spezialitäten zu überschauen und in einen großen Zusammenhang zu bringen«. Als Vorbild sah er ihn auch, weil er darauf vertraute »dass die vollerkannte Wahrheit auch die Heilmittel mit sich führt gegen die Gefahren und Nachtheile, welche halbes Erkennen der Wahrheit hier und da zur Folge haben mag«.

Beide Universalgelehrte sind davon überzeugt, dass kein erworbenes Wissen in der Lage sein wird, das menschliche Gefühl für die geheimnisvolle Natur erkalten zu lassen, und sie sehen immer wieder voller Freude die Naturforschung als ewig unvollendete Aufgabe der Fantasie an. Der preußische Kultusminister Heinrich von Mühler nennt um 1870 Helmholtz »einen großen Gelehrten im Rang von Alexander von Humboldt« und bezeichnet ihn als Sprecher der Wissenschaft in der Nachfolge des großen Welterkunders, der durch seine Kosmos-Vorlesungen großen Ruhm erlangt und von den Berlinern bewundert wird. Helmholtz übernimmt die Fackel der Aufklärung von Humboldt. Er glaubt fest an die Fähigkeit der Menschen, die Naturgesetze zu finden und für die Entwicklung der Humanität einzusetzen. Sowohl Humboldt als auch Helmholtz verstehen Bildung im Sinne von Goethe als »wirklich gewonnene Freiheit«, und beide glauben daran, dass die Wissenschaften einen inneren Zweck haben, bei dessen Verfolgung der ästhetische Hauch zu spüren ist, der Menschen ein Gefühl für die Freiheit geben kann, die mit dem Glück des Forschens einhergeht.

In Königsberg beginnt Helmholtz mit Experimenten zur Physiologie der Sinne und konzentriert sich dabei auf das Auge und das Ohr, also das Sehen und Hören, außerdem unternimmt er erste Versuche, um die Geschwindigkeit zu messen, mit der sich Erregungen entlang von Nervenbahnen bewegen. Helmholtz gelingt es tatsächlich, den Zeitunterschied zwischen der Reizung eines Froschschenkels und der dadurch ausgelösten Zuckung zu bestimmen. Er konstruiert einen Apparat, in dem ein Froschbein mit einem Schalter verbunden ist, der einen Stromkreis unterbrechen kann. Wenn sich der tierische Muskel kontrahiert, wird der Stromkreislauf abgeschaltet, und auf einem mit zu der Messapparatur gehörenden Galvanometer kann die Zeit abgelesen werden, die zwischen dem Einsetzen der Stimulation und der Unterbrechung des Stromes vergangen ist. Indem man sie durch die Länge der leitenden Nerven teilt, kann man die gesuchte Geschwindigkeit ausrechnen. Nachdem Helmholtz diese Schritte durchgeführt hat, kann er der Fachwelt im Januar 1850 mitteilen: »Ich habe gefunden, dass eine messbare Zeit vergeht, während sich der Reiz, welchen ein momentaner elektrischer Strom auf das Hüftgeflecht eines Frosches ausübt, bis zum Eintritt des Schenkelnerven in den Wadenmuskel fortpflanzt. Bei großen Fröschen, deren Nerven 50 bis 60 Millimeter lang waren und welche ich bei 2 bis 6 Grad Celsius aufbewahrt hatte, während die Temperatur des Beobachtungszimmers zwischen 11 und 15 Grad lag, betrug diese Zeitdauer 0,0014 bis 0,0020 einer Sekunde.«

Es darf ruhig über die winzige Zeitdimension gestaunt und das dazugehörige experimentelle Geschick von Helmholtz bewundert werden, der allerdings erneut das Pech hat, unter den Kollegen auf Skepsis zu stoßen. Sein Lehrer Johannes Müller hatte noch in den Jahren davor die Ansicht geäußert, dass es wohl niemandem gelingen würde, die Nervenleitgeschwindigkeit zu messen, da die dafür benötigte Zeit unendlich klein sein würde. Nun kann Helmholtz verkünden, dass die Fortpflanzung der Erregung, für die er noch den neuen und bis heute gebräuchlichen Namen eines Aktionspotenzials einführt, eher ruhig vonstattengeht. Sie ist mehr als zehnmal langsamer als die Schallgeschwindigkeit, bewegt sich also mit etwa 30 Meter pro Sekunde auf ihr Ziel zu. Diese vergleichsweise gemächliche Geschwindigkeit bedeutet zum einen, dass ein Gehirn auf Ereignisse reagiert, die schon vorbei sind und zur Vergangenheit gehören. Die Wahrnehmung hinkt der Ge-

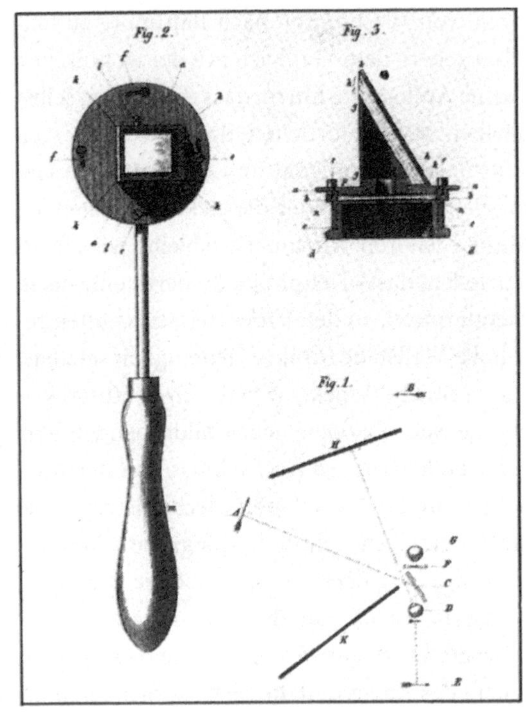

Der von Helmholtz entwickelte Augenspiegel.

genwart also hinterher, was für den Gebrauch des Wortes »Jetzt!« einige philosophische Fragen aufwirft. Sie bedeutet für Helmholtz aber auch, dass es gilt, den Unterschied zwischen der Elektrizität im Organischen und dem Stromfluss in Drähten zu verstehen, die offenbar verschiedenen Gesetzmäßigkeiten folgen.

Trotzdem: Als er 1851 über diese Vermessung der organischen Ströme vorträgt, vergleicht er das dazugehörige Nervensystem zwecks Veranschaulichung mit einem Verbund aus »elektrischen Telegraphendrähten«, »die augenblicklich jede Nachricht von den äußersten Grenzen her dem regierenden Centrum [gemeint ist das Gehirn] zuführen und dann ebenso dessen Willensmeinung nach jedem einzelnen Theile des Ganzen zurückbringen, um daselbst in Ausführung zu kommen«. Zur Erinnerung – die heute veraltet wirkende Telegrafie war erst 1844 erfunden worden, und zwar in den USA, als es Samuel Morse gelang, eine

Nachricht über einen Draht von Washington nach Baltimore zu senden. Helmholtz fügt in Königsberg dem Vergleich mit der technischen »Fernschreibung« noch seine Auffassung hinzu, dass die Nerven selbst keinen Einfluss auf das haben, was sie fortleiten, dass also Sehnerven nach demselben Mechanismus funktionieren und mit derselben Geschwindigkeit operieren wie Hörnerven oder die elektrisch leitenden Zellen, die zu anderen Sinnen gehören. Anzumerken bleibt, wie Historiker übereinstimmend urteilen, dass »Helmholtz' Experimente bis in unsere Zeit die Experimentierpraxis in den Lebenswissenschaften revolutionierten und neue hohe Maßstäbe für ihre Genauigkeit setzten«. Auch die Konzentration auf zeitliche Aspekte wirkte sich richtungsweisend aus: »Bis heute zieht die Neurobiologie neben bildgebenden Verfahren vor allem aus zeitlichen Messungen Rückschlüsse auf die innere Beschaffenheit des Gehirns und die beteiligten Mechanismen«, wie David Cahan in seiner umfangreichen Helmholtz-Biografie schreibt.

Als sich Helmholtz in Königsberg der Sinnesphysiologie zuwendet, knüpft er an Versuche von Ernst Brücke an, der in den späten 1840er Jahren versucht hat, ein Verfahren zu entwickeln, mit dem es möglich werden könnte, die Netzhaut des Auges und die sie versorgenden Blutgefäße in den Blick zu bekommen. Es galt, den Augenhintergrund zu beleuchten und zu vergrößern, um etwa beobachten zu können, wie die hellrot erscheinenden Arterien, die aus dem blinden Fleck der Retina entspringen – hier verlassen die Sehnerven das Auge und nehmen den Weg ins Gehirn –, sich mit den dunkelroten Venen kreuzen. Als Helmholtz sich auf die Spuren von Brücke begibt, gelingt ihm die »Construktion des Augenspiegels«, über die er voller Stolz berichtet, weil er weiß, dass sie »für meine äußere Stellung vor der Welt […] sehr entscheidend« ist. Und tatsächlich: In den kommenden Jahrzehnten wird erfolgreich darauf hingewirkt, dass der Augenspiegel auch Eingang in die Grundausstattung von Kliniken der Inneren Medizin findet.

Der von Helmholtz entwickelte Apparat besteht aus einer Lichtquelle und einem kleinen Hohlspiegel mit einem Blickloch. Der betrachtende Arzt kann durch die Öffnung in das zu untersuchende Auge blicken und dessen Hintergrund durch eine geeignete Stellung des Spiegels intensiv beleuchten, ohne selbst geblendet zu werden. Das von der Netzhaut reflektierte Licht ermöglicht das Aufspüren krankhafter Veränderungen im Auge, etwa Ablösungen der Retina, die das Sehvermögen beeinträchtigen.

Neben der »populärsten meiner wissenschaftlichen Leistungen« – so Helmholtz selbst über den Augenspiegel – galt die Aufmerksamkeit in den Königsberger Jahren der Theorie der Farben und der sogenannten Akkommodation der Augen. Gemeint ist damit die Fähigkeit der Sehorgane, sich auf die verschiedenen Entfernungen einzustellen, in denen sich betrachtete Gegenstände befinden. Bevor Helmholtz sich dieses Themas annahm, vermuteten die Physiologen, die Augen akkommodierten, indem sie ihre Gestalt ändern oder den Augapfel verschieben. Nachdem Helmholtz dem Thema mit dem von ihm entwickelten Ophthalmometer auf den Grund gehen konnte, zeigte sich, dass es die Linsen der Augen sind, die ihre Gestalt verändern und sich stärker krümmen, und bewerkstelligt wird dies mit Hilfe des sogenannten Ziliarmuskels, der kurz zuvor erstmals von Brücke beschrieben worden war. Durch die muskulär bewirkte Kontraktion des Auges nimmt die Krümmung – Konvexität – der elastischen Linse zu, wenn ein Objekt näher heranrückt und das Organ des Lichts es für seinen Träger scharfstellen möchte.

So nach und nach kann Helmholtz über die Funktionsweise des Auges immer besser Auskunft geben, und als die Stadt Königsberg im Februar 1855 ihrem größten Sohn ein Denkmal errichtet, wird Helmholtz gebeten, bei dessen Einweihung zu sprechen. In seiner Rede mit dem Titel *Über das Sehen des Menschen* lobt er Kants Philosophie, die nie beabsichtigt habe, »die Zahl unserer Kenntnisse durch das reine Denken zu vermehren, denn ihr oberster Satz war, dass alle Erkenntnis des Wirklichen aus der Erfahrung geschöpft werden müsse«. Zugleich kann sich Helmholtz einen Seitenhieb gegen Kants eifrige Nachfolger nicht verkneifen. Philosophen wie Schelling und Hegel seien »nicht mehr zufrieden mit der Stellung, die Kant ihr [der Philosophie] angewiesen hatte« und meinten, »neue Wege entdeckt zu haben, um die Resultate, zu denen die Erfahrungswissenschaften schließlich gelangen, im Voraus und ohne jede Erfahrung durch das reine Denken finden zu können«, was Helmholtz vermessen erscheint. Er spricht bei der Einweihung des Denkmals konkret die Lehre von den sinnlichen Wahrnehmungen an, denn hier meint er, den Punkt ausmachen zu können, »an dem sich Philosophie und Naturwissenschaften am stärksten berühren«. Neben der von ihm untersuchten Akkommodation der Sehorgane thematisiert er auch Müllers Vorstellung von spezifischen Sinnesenergien, die Helmholtz in die von ihm selbst »paradox« genannte Formulierung kleidet: »Licht wird erst Licht, wenn es ein sehendes Auge trifft.« Ohne Auge ist Licht nur eine »Aetherschwingung«, wie das 19. Jahrhundert zu wissen meint. Erst im 20. Jahrhundert gelingt es Albert Einstein, diese Sichtweise durch die Idee von Lichtteilchen – Photonen im Jargon der heutigen Wissenschaft – aufgrund neuer und ungewohnter Erfahrungen zu korrigieren.

Auf jeden Fall macht Helmholtz in seiner Kant-Rede klar, dass das (physikalische) Licht in der Welt noch längst nicht das (bewusste) Sehen im Kopf ist und dass es diese Qualität erst auf dem Weg von außen nach innen erreichen kann. Die Signale schleichen durch die Nervenleitungen und nehmen nacheinander erst einen biochemischen und dann einen neuronalen Charakter an – ein Wandel, der der Wissenschaft eine Fülle von Aufgaben beschert, wenn sie die Physiologie des Sehens verstehen will, mit der sie sich an eine Theorie des menschlichen Erkenntnisvermögens heranwagen kann. Helmholtz zollt Kant Anerkennung dafür, dass er gezeigt hat, welchen Anteil die »eingeborenen Gesetze des Geistes« an den menschlichen Vorstellungen von der Welt haben, bedauert aber zugleich, dass die neuere Philosophie – also die des 19. Jahrhunderts – sich übernommen hat, als sie versuchte, »diese Gesetze des Geistes auch zu Gesetzen der Wirklichkeit zu machen«, was auf den vergeblichen Versuch hinauslief, »die Gleichheit unserer Sinnesempfindungen mit den wirklichen Eigenschaften der wahrgenommenen Körper nachzuweisen«.

Helmholtz greift diese Fragen immer wieder in vielen Vorträgen auf und versucht langfristig, eine Zeichentheorie der Erkenntnis zu entwickeln, die er mit einer psychologischen Vorstellung von unbewussten Schlüssen zu verbinden versucht. Das Thema beschäftigt ihn ein Leben lang, und seine Nachfolger beschäftigt es sogar darüber hinaus. Seine philosophisch fundierte und mit wissenschaftlich-medizinischen Experimenten gestützte Sehtheorie wird erst in der 1896 – also posthum – erschienenen Überarbeitung des *Handbuchs der Physiologischen Optik* zum Abschluss gebracht.

Eine Theorie der Farben

Oben wurde erwähnt, dass Helmholtz wissenschaftlich und literarisch großes Interesse an Farben zeigt – Schillers Spaziergang zählt eine Fülle von bunten Eindrücken in der Natur auf –, und man kann sich denken, dass er Goethes Farbenlehre genau studiert hatte. Allerdings hat er als Physiker mehr Sympathien für seinen Kollegen Newton, mit dem Goethe auf Kriegsfuß stand. Helmholtz bleibt unverständlich, dass Goethe sich erdreistete, Newtons Erklärung der Farben als »baren Unsinn« und als »fratzenhafte Erklärungsart« voller Lügen zu bezeichnen, wie Helmholtz 1853 in seinem Königsberger Vortrag *Über Goethe's naturwissenschaftliche Arbeiten* fassungslos zitiert.

Die Versuche, Farben zu verstehen und ihre Vielfalt in ein System zu bringen, haben schon früh in der Geschichte des menschlichen Denkens begonnen und erkennen lassen, dass Physiker dabei andere Interessen verfolgen als Chemiker, Botaniker, Maler, Lackfabrikanten, Modeschöpfer, Fotografen, Philosophen oder auch die Designer von farbigen Smartphone-Displays. Zu den berühmten Versuchen, die Fülle der Farben zu ordnen, gehört der Farbenkreis von Newton, der zwar vorgibt, reine Physik zu sein, der aber tatsächlich neben dem Licht (als physikalischem Signal) auch das Sehen (als physiologischen Mechanismus) einschließt, indem aus dem offenen Spektrum der Farben ein geschlossener Kreis der Wahrnehmung gemacht wird. Newtons berühmte Entdeckung bestand darin, das weiße Sonnenlicht durch ein Prisma in seine farbigen Bestandteile zu zerlegen und auf diese Weise ein Spektrum zu erzeugen, das vom langwelligen Rot über mittelwelliges Grün zum kurzwelligen Blau und Violett führt, gefolgt vom Ultravioletten, das aber für Menschen ebenso unsichtbar ist wie das Infrarote am anderen Ende des Spektrums. Während sich bestimmte Wellenlängen unserer Wahrnehmung entziehen, haben wir aber keine Probleme, vom Sinneseindruck her das Violette wieder an das Rote anzuschließen. So macht es Newton in seinem Farbenkreis, dessen Geometrie Goethe stillschweigend übernimmt, nur dass er statt der gemessenen Farben die damit verbundenen Sinneseindrücke als geschlossenes und dem schauenden Auge gefälliges Gebilde präsentiert. Für einen historisch informierten Betrachter ist der Unterschied zwischen Goethe und Newton einfach zu formulieren. Während der Physiker unter reinem Licht das Licht versteht, dessen Strahlen alle dieselbe Wellenlänge (einer Farbe) haben, denkt der Dichter bei reinem Licht an das (weiße) Licht, das ihm von der Sonne geschenkt wird, weshalb Goethe wütend macht, dass Newton es im Prisma zerteilt und insofern zerstört. Und während Newton wissen will, was passiert, wenn Lichtenergien in ein Auge fallen, will Goethe nur wissen, was passiert, wenn die Sonnenstrahlen in sein Auge fallen.

Als Helmholtz anfängt, sich mit den Farben zu beschäftigen, gibt es bereits etliche Theorien, über die leidenschaftlich gestritten wird, und es ist erstaunlich, mit welcher Souveränität der immer noch junge Professor in Königsberg viele Konfusionen ausräumt, indem er auf einen bis dahin von allen übersehenen Unterschied hinweist.

Helmholtz macht darauf aufmerksam, dass sich Farben als Lichtstrahlen nicht auf die gleiche Art mischen, wie wenn sie als Wasser- oder Ölfarben auf festem Untergrund – Pappe oder Papier – zu sehen sind. »Die Mischung der Farbstoffe ergibt durchaus andere Resultate als die Zusammensetzung des farbigen Lichts«, schreibt er, wobei er die »subtraktive Mischung« bei den Malfarben von der »additiven Mischung« bei den Lichtfarben unterscheidet. Er veranschaulicht seine These mit einem Beispiel: »Die auffallendste Unterscheidung […] zeigt sich bei der Vereinigung von Blau und Gelb, welche, wenn Farbstoffe gemischt werden, Grün ergibt, und Weiß, wenn entsprechend farbiges Licht gemischt wird.« Bei diesen Überlegungen fällt ihm noch auf, dass Grün »am unvollkommensten durch Zusammensetzung andersfarbigen Lichtes hervorgebracht werden« kann, was ihn anfänglich von der damals verbreiteten Sicht zurücktreten lässt, »dass alle möglicher Weise existierenden

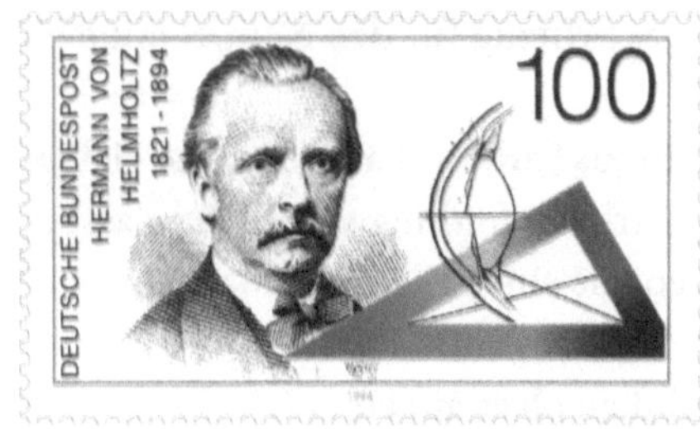

Sonderbriefmarke der Deutschen Bundespost zum 100. Todestag von Hermann von Helmholtz.

Farben aus den drei sogenannten Grundfarben Roth, Gelb, Blau zusammengesetzt werden könnten.« Helmholtz meint noch 1852, dass man zwar »die matteren zusammengesetzten Farben der Naturkörper ziemlich gut durch drei einfache Farben des Spektrums nachahmen« kann, dass man dazu aber »Roth, Grün und Violett wählen« muss. »Will man indessen die Reihe gesättigter Farben [...] nachahmen, so braucht man wenigstens fünf einfache, Roth, Gelb, Grün, Blau, Violett.«

Das Attribut »gesättigt« weist auf eine der drei Variablen hin, die Helmholtz eingeführt hat, um eine einzelne Farbe charakterisieren zu können. Er spricht von ihrem Farbton, ihrer Sättigung und ihrer Helligkeit, worin sich Erfahrungen der Art niedergeschlagen haben, »dass die einfachen Farben bei großer Lichtstärke ihren Farbenton merklich verändern. Dann wird Violett und Blau blauweiß oder ganz weiß, Grün und Gelb gelbweiß, endlich Roth hellgelb«, wie jeder durch eigene Beobachtungen feststellen kann.

In den Farben stecken noch viele Geheimnisse, etwa bei den Kontrasterscheinungen, die Helmholtz faszinieren: »So sah das Gelb der braunen Balsame, wo es neben dem glänzenden Roth steht, lebhaft grün aus, isoliert betrachtet blieb es das reinste Gelb«. Und das Nachdenken über all diese wunderbaren Phänomene brachte ihn zu der Einsicht, »dass die Farbe nicht eine Eigenschaft der Körper an sich [ist], sondern eine Eigenschaft, welche das Auge erst den Körpern anhaftet«. Licht- und Farbempfindungen, so die philosophische Quintessenz, »sind nur Symbole für Verhältnisse der Wirklichkeit; sie haben mit den letzteren ebenso wenig und ebenso viel Aehnlichkeit oder Beziehung, als die

Namen eines Menschen, oder der Schriftzug für den Namen mit dem Menschen selbst.«

Als Helmholtz das genannte Trio aus Farbton, Sättigung und Helligkeit zur Charakterisierung einer Farbempfindung vorschlägt, lässt er sich von den drei Parametern leiten, die einen Klang ausmachen: Lautstärke, Tonhöhe und nicht zuletzt die Klangfarbe, die ein und denselben Ton anders erklingen lässt, je nachdem ob er auf einer Klarinette oder einem Fagott hervorgebracht wird. Für einen physikalisch orientierten Wissenschaftler bietet die Zahl Drei etwas Verlockendes, lässt sich doch der ganze Raum mit den drei Dimensionen erfassen, die in den Koordinatensystemen mit den Buchstaben x, y und z markiert werden, weshalb nicht nur viele Physiker vor Helmholtz, sondern zuletzt auch er selbst sich der Idee einer Dreifarbigkeit anschließt. Allerdings weiß er sehr wohl, dass man additive Grundfarben – Rot, Grün, Blau – von einem subtraktiven Trio – Cyan, Gelb, Magenta – unterscheiden muss. Das bringt ihn dazu, sich letztlich für Rot-Grün-Blauviolett zu entscheiden, was die Deutsche Bundespost berücksichtigte, als sie zum 100. Todestag des Physikers eine Sonderbriefmarke herausbrachte, die neben einem Porträt ein menschliches Auge und ein Farbdreieck zeigt.

Anfänglich träumt Helmholtz davon, sämtliche optischen Phänomene auf physikalische Gesetze und chemische Prozesse zurückzuführen, aber ihm wird nach und nach immer klarer, dass Sinnestäuschungen, die Tiefenwahrnehmung und das Phänomen der Farbkonstanz – ein weißes Blatt Papier ist weiß im Sonnenlicht und bei Mondschein, obwohl unterschiedliches Licht von ihm kommt und ins Auge fällt – ohne Rückgriff auf psychologische Überlegungen und psychische Mechanismen unverstanden bleiben. Helmholtz hat sich lange gesperrt gegen die Ansichten, die Psychologen wie Ewald Hering zu den Farben vortrugen. Der in Leipzig tätige Wahrnehmungsforscher meint, ihm sei völlig gleich, ob und wie ein Physiker die Farbe Gelb als Stoff oder Licht zusammenmischen könne. Für einen Menschen sei Gelb eine »reine Empfindung« und nichts Durchmischtes, weshalb Hering für vier Grundfarben plädiert und dem damals vorgeschlagenen Trio etwa aus Rot, Grün und Blau sein reines Gelb gleichberechtigt an die Seite stellt.

Heute meint man zu wissen, dass im Auge tatsächlich drei Farbempfänger – Zellen mit entsprechenden Pigmenten – zu finden sind, während im Gehirn vier auf die genannten Farben spezialisierte Nervenzellen zur Wahrnehmung beitragen. Somit haben beide erfreulicherweise recht, sowohl der physikalische als auch der psychologische Physiologe – der eine im Auge und der andere im Gehirn –, und sowohl Hering als auch Helmholtz haben wesentliche Aspekte des Farbensehens erkennen können.

So verschieden die von Helmholtz und Hering vorgeschlagenen Theorien zum Farbsehen, so verschieden sind auch ihre Theorien zur Schwarzempfindung. Der eine glaubt, dass Schwarz durch die Abwesenheit von Licht verständlich wird, der andere ist überzeugt, dass bei jeder visuellen Wahrnehmung – also auch bei Schwarz – Licht beteiligt sein muss. In seinem *Handbuch der Physiologischen Optik* schreibt Helmholtz:

»Das Schwarz ist eine wirkliche Empfindung, wenn es auch durch die Abwesenheit allen Lichts hervorgebracht wird. Wir unterscheiden die Empfindung des Schwarzen deutlich von dem Mangel aller Empfindung. Ein Fleck unseres Gesichtsfeldes, von welchem kein Licht in unser Auge fällt, erscheint uns schwarz, aber die Objekte hinter unserem Rücken, von denen auch kein Licht in unser Auge fällt, erscheinen uns nicht schwarz, sondern für sie mangelt alle Erfahrung.«

Die Idee, dass Schwarz eine wirkliche Wahrnehmung ist, die durch einen Mangel an Lichtreiz zustande kommt, geht bis auf Aristoteles zurück und findet sich auch bei Goethe. Doch trotz dieser illustren Gesellschaft konnte sich Hering für die Idee von Helmholtz nicht erwärmen, und er begründete dies in seiner 1874 erschienenen Arbeit *Über die sogenannte Intensität der Lichtempfindung und über die Empfindung des Schwarzen.* Der Text führt aus, dass man kein Schwarz, sondern vielmehr ein Grau sieht, wenn man die Augen schließt. Hering spricht in dem Zusammenhang vom »Eigengrau«, und er nimmt dieses Phänomen als Beweis dafür, dass Schwarz nicht durch die Abwesenheit von Lichtreizen auftreten kann. In Herings Worten:

»Gleichwohl ist es eine Thatsache der alltäglichen Erfahrung, welche ich jedoch noch nirgends besonders betont gefunden habe, dass die eigentliche schwarze Empfindung erst unter dem Einfluss des äußeren Lichtreizes zu Stande kommt, wie ja auch die weiße Empfindung für gewöhnlich durch objectives Licht hervorgerufen wird; nur mit dem Unterschiede, dass sich die weiße Empfindung unter dem directen, die schwarze aber unter dem indirecten Einfluß des Lichtreizes entwickelt, nämlich durch den sogenannten simultanen oder successiven Contrast.«

Hering zufolge resultiert die Empfindung Schwarz also durch räumliche (simultane) oder zeitliche (sukzessive) Kontraste. Ein Gegenstand könnte große Mengen Licht reflektieren und dabei zum Beispiel als Rot, Grün, Gelb, Blau oder Weiß wahrgenommen werden. Wenn nun aber dieser Gegenstand entweder von intensiv leuchtenden Objekten umgeben ist oder nach der Empfindung eines gleißenden Lichts gesehen wird, würde er anfangen, schwarz zu erscheinen. Wenn die Intensität der Kontrastreize zunimmt, wirkt der ursprünglich anvisierte Gegenstand immer schwärzlicher, bis er zuletzt vollkommen schwarz aussieht.

Man kann in einem Experiment mit einer glatten schwarzen Scheibe und einer einzelnen Lichtquelle demonstrieren, was Hering meint. Wenn die Lichtquelle, die nicht direkt sichtbar ist, nur die Scheibe und nicht die Umgebung beleuchtet, dann erscheint die Scheibe nicht mehr schwarz, sondern weiß (wie man sich leicht ausmalen kann, selbst wenn man das Experiment nicht vorgeführt bekommt). Doch wenn man ein Blatt weißes Papier vor die Scheibe hält, springt der Eindruck um, und die Scheibe sieht wieder schwarz aus.

Anders als Hering ging Helmholtz von der Wissenschaft des Lichtes und der physikalisch motivierten Idee des trichromatischen Sehens aus, und deshalb postulierte er, dass es im Auge drei Rezeptoren für drei Grundfarben gebe. Die Farbe Weiß resultiert, wenn alle drei Pigmente gleichartig und gleich stark aktiviert werden, und die Farbe Schwarz tritt hervor, wenn keiner der Rezeptoren stimuliert wird – so der Großmeister der Biophysik und Physiologie des 19. Jahrhunderts. Tatsächlich hat Helmholtz im Auge (auf der Netzhaut) recht, denn hier hat man drei verschiedene Typen von Zapfen gefunden, die uns zum Farbsehen verhelfen, und genau sie sprechen nicht mehr an, wenn es Nacht wird. Folglich erscheint den Menschen der Himmel jetzt schwarz und lichtlos.

Ist damit die Frage nach dem Schwarz geklärt? Helmholtz würde mit Ja antworten, aber Hering würde bemerken, dass diese Erklärung nicht über das Auge hinauskommt und ungerechtfertigterweise das Gehirn aus dem Spiel lässt. Dass es hier anders zugeht und es mehr als die Rezeptoren im Auge geben muss, konnte Hering erkennen, weil er nicht von physikalischen Beobachtungen, sondern stattdessen von phänomenologischen Erfahrungen ausging, und zu denen gehört, dass es so etwas wie ein grünliches Rot oder ein gelbliches Blau nicht gibt. Diese Komplementärfarben kommen offenbar nicht unabhängig für sich, sondern durch antagonistische Prozesse zustande, und Hering postuliert dafür sogenannte Opponenten-Zellen. Er beschränkt sich dabei zunächst auf die bunten Farben – er nimmt also zum Beispiel eine Rot-Grün-Opponenten-Zelle an –, und weitet sein Schema dann auch auf das unbunte Paar Schwarz-Weiß aus. Hering nimmt folglich an, dass es eine besondere physiologisch-chemische Reaktion gibt, die in einer Nervenfaser stattfinden muss, um die Empfindung oder Wahrnehmung Schwarz auszulösen. Schwarz hat also seine eigene Aktivität und kommt nicht durch ein Fehlen oder Unterbleiben zustande.

Tatsächlich hat die moderne Forschung gezeigt, dass Herings Beschreibung zutrifft, wenn die Information, dass auf der Netzhaut Licht eingetroffen ist, das Auge verlassen konnte und sich über Nervenbahnen (Ganglienzellen) den Weg in die höheren Regionen des zentralen Nervensystems unter der Schädeldecke bahnt. Es gibt in der zellulären Wirklichkeit des zentralen Nervensystems genau die Opponenten-Zellen, die Hering postuliert hat, und die moderne wissenschaftliche Erklärung nutzt sie entsprechend aus. Sie benötigt dazu allerdings noch ein paar Einzelheiten mehr, und jüngste Veröffentlichungen zum Thema kombinieren physiologische Ereignisse und biochemische Reaktionen aus zentral und peripher gelegenen Zellen, um schließlich auch die Kontrastphänomene erklären zu können, von denen oben die Rede war.

All dies zeigt, wie raffiniert die Natur zu Werke geht, damit der Mensch die Dunkelheit erleben kann. Sie hat eben nicht einfach nichts getan, denn dann würden Augen da, wo ihnen jetzt etwas Schwarzes begegnet, einfach nichts sehen. Schwarz ist der Evolution offenkundig eine Herzensangelegenheit, und sie hat weder Zellen noch Reaktionen gescheut, um uns dieses Erlebnis zu ermöglichen. Schwarz ist für Menschen gemacht, und es lässt sich vermuten, dass alle Welt dies fühlt und die Farbe der Nacht deshalb so faszinierend ist.

In der Stadt Beethovens

1855 wechselt Helmholtz von Königsberg nach Bonn, wo er seine Studien zu den Sinnesempfindungen fortsetzt. »In der Vaterstadt Beethovens, des gewaltigsten unter den Heroen der Tonkunst, schien mir zur Besprechung in einem größeren Kreise kein Gegenstand geeigneter als die Musik«, sagt er einleitend in einer Vorlesung zu den »physiologischen Ursachen der musikalischen Harmonie«. Auf den ersten Blick mag das Umfeld für solche Forschungen günstig erscheinen, in Wirklichkeit ist es aber so, dass sich Helmholtz in Bonn nie besonders glücklich gefühlt hat. Die wissenschaftlich konservative Fakultät verlangt von ihm, das Fach Anatomie zu unterrichten, was er nur ungern tut. Allgemein ist anzumerken, dass Helmholtz zwar als Vortragsredner begeistern kann, dass seine Studenten in den Vorlesungen aber eher den Eindruck bekommen, einem uninspirierten, schlecht vorbereiteten und manchmal regelrecht langweiligen Lehrer zuhören zu müssen. Als ihm die badische Regierung einen Lehrstuhl für Physiologie in Heidelberg anbietet und ihm zugleich zusagt, ein neues Institut für ihn zu bauen, folgt er diesem Ruf, ohne zu zögern. Zum Wintersemester 1858/59 siedelt er mit seiner Familie vom Rhein an den Neckar, obwohl er fürchtet, »dass die gesetzliche Bestimmung, welche das physiologische Praktikum zu einem Zwangskolleg für die Badenser macht, eine Übertreibung aufklärerischer Prinzipien ist und für mich sehr lästig werden kann«, wie er Du Bois-Reymond im Oktober 1858 aus Heidelberg schreibt. Insgesamt zeigt sich Helmholtz aber sehr zufrieden mit dem Umzug in den Süden, zumal ihm die badische Regierung das sensationelle Gehalt von 3600 Talern bewilligt. Zum Vergleich: Ein Ordinarius der Philosophischen Fakultät verdient damals nicht einmal die Hälfte dieser Summe.

Vielleicht kann Geld doch Tore schießen oder fachliche Erfolge produzieren, denn die kommenden dreizehn Jahre, die Helmholtz in Heidelberg zubringt, gehören zu den wissenschaftlich produktivsten seines Lebens. Doch bevor davon erzählt wird, soll noch ein Blick auf die Vorlesung geworfen werden, die Helmholtz in der Stadt Beethovens gehalten hat und in der es – wie erwähnt – um die musikalische Harmonie geht.

Helmholtz will erkunden, welchen Beitrag Physik und Physiologie zum Verständnis musikalischer Phänomene liefern können, und er verweist darauf, dass sich die hohe Kunst der Musik bislang hartnäckig einer wissenschaftlichen Analyse entzogen hat. Dabei hatte sich Pythagoras schon darüber gewundert, dass die durch Schlagen von Röhren produzierten Schwingungen konsonant klingen und dem Ohr Freude bereiten, wenn sich die Relationen ihrer Frequenzen in kleinen ganzen Zahlen ausdrücken lassen. Helmholtz erinnert seine Zuhörer in Bonn an die Tatsache, dass »die musikalische Höhe eines Tones nur von der Zahl der Luftschwingungen in der Sekunde [abhängt], nicht von der Art, wie sie hervorgebracht werden«. Das heißt, »es ist gleichgültig, ob der Ton gebildet wird durch die schwingenden Saiten eines Clavieres und der Violine, durch die Stimmbänder des menschlichen Kehlkopfes, durch die Metallzungen des Harmonium, die Rohrzungen der Clarinette, Oboe und des Fagotts, durch die Schwingungen der Lippen des Blasenden im Mundstück der Blechinstrumente, oder durch die Brechung der Luft an den scharfen Lippen der Orgelpfeifen und Flöten«.

Helmholtz geht im Verlauf des Vortrags auf viele anatomische Details des Ohres ein, um zu verstehen, wie es diesem raffinierten Gebilde mit seinen Knöchelchen und Membranen gelingt, »zusammengesetzte Luftbewegungen in ihre Theile zu zerlegen«, was ihm – anders als dem Auge – die Fähigkeit verleiht, Harmonie wahrzunehmen. Sie fehlt dem Sehorgan, das deshalb zusammengesetzte Farben nicht voneinander scheiden kann und das Weiß des Sonnenlichts als reinen Eindruck vermittelt. Helmholtz greift nun auf einen Fortschritt der Mathematik aus dem 19. Jahrhundert zurück und erklärt: »Das leibliche Ohr thut genau dasselbe, was der Mathematiker thut vermittels des Fourier'schen Satzes.« Er erklärt seinen Zuhörern die von Jean Baptiste Fourier 1822 erkannte Transformation in einem Satz – »Jede beliebige Wellenform kann aus einer Anzahl einfacher Wellen von verschiedener Länge zusammengesetzt werden« – und gibt dem Publikum zu erkennen, dass damit ein Grundstein für die moderne Physik und ihre technischen Möglichkeiten gelegt worden ist.

Ausführlich erörtert Helmholtz, wie die Harmonie der Musik von der Anatomie des menschlichen Ohres und der Physik von Schallwellen abhängt, ohne die musikalische Empfindung auf körperliche oder materielle Phänomene zu reduzieren. Ihm war als Liebhaber der Kompositionen Beethovens und anderer Tonkünstler klar, dass die akustische Wahrnehmung die Seele oder den schöpferischen Geist im Menschen erreichen muss, und er spricht davon, dass »die Erscheinungen des rein sinnlichen Wohlklangs [...] erst der niedrigste Grad des musikalisch Schönen« sind. Während bei Disharmonie »der Hörnerv von den Stößen unerträglicher Töne gequält« wird, sehnt sich das Ohr »nach dem reinen Abfluss der Töne in der Harmonie«, und beim Hören eines musikalischen Kunstwerks folgen Menschen mit den von ihnen wahrgenommenen Strömungen der organischen Gegebenheiten »der erregten Seele des Künstlers«, wie Helmholtz emphatisch meint, um seinen Bonner Vortrag zu Harmonie mit bemerkenswerten Worten zu schließen:

»Bald sanft dahin fließend, bald anmutig hüpfend, bald heftig aufgeregt, von den Naturlauten der Leidenschaft durchzuckt oder gewaltig arbeitend, überträgt der Fluss der Töne ungeahnte Stimmungen, die der Künstler seiner eigenen Seele abgelauscht hat, in ursprünglicher Lebendigkeit in die Seele des Hörers, um ihn endlich in den Frieden ewiger Schönheit emporzutragen, zu dessen Verkündern unter den Menschen die Gottheit nur wenige ihrer erwählten Lieblinge geweiht hat. Hier aber sind die Grenzen der Naturforschung und gebieten mir Halt.«

In Heidelberg

Ende September 1858 trifft Helmholtz an der Universität Heidelberg ein, und er wird dort in dem kommenden Jahrzehnt zusammen mit den Begründern der Spektralanalyse, Robert Bunsen und Gustav Robert Kirchhoff, den Grundstein für eine Glanzzeit der Naturwissenschaften legen und viele Studenten aus dem In- und Ausland an den Neckar locken. Der Amtsantritt in der badischen Gelehrtenstadt mit der seit dem 14. Jahrhundert betriebenen Universität wird allerdings durch den Tod seines Vaters und seiner ersten Frau Olga überschattet, was bedeutet, dass er erst einmal mit zwei Kindern allein zurechtkommen muss. 1858 scheidet auch Helmholtz' Lehrer Johannes Müller aus dem Leben – vermutlich durch Selbsttötung aufgrund schwerer Depressionen – und 1859 stirbt hochbetagt der in aller Welt als »deutscher Columbus« gefeierte Alexander von Humboldt. Es mag makaber klingen, aber aufgrund dieser beiden Todesfälle ist Helmholtz, der in den Jahren zuvor bereits eine Fülle von Ehrungen erfahren hat und im Laufe seines Lebens noch viele weitere Auszeichnungen wird entgegennehmen können, jetzt die prominenteste und sichtbarste Figur der deutschen Wissenschaft und einer der führenden »Kulturträger« seines Landes.

Helmholtz braucht ein Jahr, um sich von den familiären Schicksalsschlägen zu erholen, aber spätestens im Sommer 1860 wendet er sich wieder der Welt zu. Er fährt nach Schottland, um Lord Kelvin zu treffen und Pläne für künftige Forschungen zu schmieden. In diesem Sommer trifft er auch die 26-jährige Anna von Mohl, die Tochter eines württembergischen Staatsrechtlers und Diplomaten, die er 1861 heiratet. Anna wird von nun an das gemeinsame Haus als wissenschaftlichen und künstlerischen Salon führen und sie wird drei Kinder zur Welt bringen: die Söhne Robert und Friedrich und zwischen den beiden die Tochter Ellen. Ellen heiratet 1884 Arnold von Siemens, den ältesten Sohn von Werner von Siemens, dem berühmten Firmengründer und Freund der Familie Helmholtz. Robert wird wie sein Vater Physiker und kann eine Assistentenstelle an der Physikalisch-Technischen Reichsanstalt übernehmen, bevor ihn im Alter von 27 Jahren ein früher Tod ereilt. Das jüngste Kind Friedrich, genannt Fritz, bleibt mit seiner schwächlichen Konstitution zeit seines Lebens ein Sorgenkind seiner Eltern. Die Mutter klagt über die harten Schläge des Schicksals, denn auch Robert ist körperlich eingeschränkt.

Was die wissenschaftliche Arbeit angeht, so erscheint seit 1856 das in der Gelehrtenwelt als monumental empfundene *Handbuch der Physiologischen Optik*. Das große Werk umfasst zuletzt drei Bände, von denen der zweite 1860 und der dritte 1867 abgeschlossen werden können. Im ersten Band finden sich Beschreibungen des Auges einschließlich seiner Akkommodation, gemessen mit dem Augenspiegel, und im zweiten Band geht es um die Frage, wie »Gesichtsempfindungen« von physikalischen Reizen abhängen. Zum Verständnis von Farben und Kontrasterscheinungen greift Helmholtz – eher zögerlich und höchst ungern – auf psychologische Gegebenheiten zurück und erörtert in dem Zusammenhang auch den Beitrag von unbewussten Urteilstäuschungen. Im dritten und abschließenden Band wendet sich Helmholtz den »Gesichtswahrnehmungen« zu, worunter zum Beispiel das Erkennen räumlicher Verhältnisse – Höhen, Tiefen und Entfernungen – durch das Auge gemeint ist. Sie werden in der Auffassung von Helmholtz nicht wie Farben direkt empfunden und entstehen vielmehr erst durch psychische Verarbeitung des Wahrgenommenen, also durch eine unbewusste Deutung.

Als Helmholtz 1862 in Heidelberg das Amt des Prorektors übernimmt, hält er eine Festrede mit dem Titel *Über das Verhältnis der Naturwissenschaften zur Gesammtheit der Wissenschaft*, und während er die zunehmende Beherrschung der »Naturkräfte der unorganischen Welt« lobt, die den »Bedürfnissen des menschlichen Lebens und den Zwecken des menschlichen Geistes zu dienen« hat, erinnert er an den gemeinsamen Zweck aller Wissenschaften, der darin bestehe, »den Geist herrschend zu machen über die Welt«. Weiter heißt es: »Während die Geisteswissenschaften direct daran arbeiten, den Inhalt des geistigen Lebens reicher und interessanter zu gestalten, das Reine vom Unreinen zu sondern, so streben die Naturwissenschaften indirect nach demselben Ziele, indem sie den Menschen von der auf ihn eindringenden Nothwendigkeit der Aussenwelt mehr und mehr zu befreien suchen. Jeder einzelne Forscher arbeitet an seinem Theile; jeder Einzelne muss aber wissen, dass er nur im Zusammenhang mit den Anderen das große Werk weiter zu fördern im Stande ist, und dass er deshalb verpflichtet ist, die Ergebnisse seiner Arbeit den Übrigen möglichst vollständig und leicht zugänglich zu machen.« Jeder Einzelne möge sich betrachten »als einen Arbeiter an dem gemeinsamen großen Werke, welches die edelsten Interessen der ganzen Menschheit berührt«, so der Prorektor jener

Universität, über deren Portal heute der Schriftzug »Dem lebendigen Geist« prangt.

Helmholtz arbeitet in den 1860er Jahren an einem wahrlich großen Werk, denn nachdem der dritte Band des *Handbuchs der Physiologischen Optik* erschienen ist, veröffentlicht er 1868 seinen Aufsatz *Über die Thatsachen, die der Geometrie zum Grunde liegen*, den er mit den folgenden Worten beginnt: »Meine Untersuchungen über die räumlichen Anschauungen im Gesichtsfelde haben mich veranlasst, auch über die Frage nach dem Ursprunge und dem Wesen unserer allgemeinen Anschauung vom Raume Untersuchungen anzustellen.«

Der Aufsatz wird in den *Nachrichten der Königlichen Gesellschaft der Wissenschaften und Georg-August-Universität zu Göttingen* veröffentlicht, und der Erscheinungsort Göttingen ist in diesem Fall alles andere als nebensächlich. In seinem Titel variiert Helmholtz nämlich die Überschrift zu einem der wichtigsten Texte des 19. Jahrhunderts. Gemeint ist die Habilitationsschrift, die der Mathematiker Bernard Riemann 1854 in Göttingen eingereicht hat, die aber erst 1868 – zwei Jahre nach seinem allzu frühen Tod – herauskommt. Riemanns *Hypothesen, welche der Geometrie zum Grunde liegen* schließen dabei an Überlegungen von Mathematikern aus den ersten Jahrzehnten des 19. Jahrhunderts an, die zum ersten Mal gefragt haben, ob die Geometrie des von Menschen bewohnten und wahrgenommenen Raumes tatsächlich so ist, wie sie der griechische Mathematiker Euklid im 3. Jahrhundert vor Christus aufgeschrieben und festgelegt hat. In der euklidischen Geometrie, wie sie spätestens im Jahrhundert der Aufklärung genannt wird, gibt es Punkte, Linien und Flächen mit postulierten Eigenschaften, etwa der, dass sich zwei nicht-parallele Linien in genau einem Punkt schneiden.

Wer will, kann sich eine flache Welt mit scharfen Kanten und geraden Linien vorstellen, und vor dem 19. Jahrhundert gingen die Menschen, die darüber nachdachten, davon aus, dass die Welt tatsächlich eine euklidische Geometrie aufweist, wobei daran erinnert werden sollte, dass »Geometrie« der Wortherkunft nach eine »Weltvermessung« meint, die eben auf euklidische Weise durchgeführt wird. Isaac Newton hat dem Weltall eine euklidische Geometrie zugewiesen, und Kant hat daraus eine denknotwendige Voraussetzung zum Verständnis des Raumes gemacht, die den Menschen a priori gegeben ist und durch keinerlei Erfahrung – also a posteriori im philosophischen Jargon – widerlegt werden kann. Was die Gelehrten erst als große Analyse der menschlichen Vernunft gefeiert haben und für alle Ewigkeit als zutreffend einstufen wollten, erweist sich im Verlauf des 19. Jahrhunderts eher als dogmatische Barriere, die die menschliche Neugierde hemmt. Ein russischer und ein österreichisch-ungarischer Mathematiker, Nicolai Lobatschewski und János Bolay, sind die ersten, die diese Barriere einreißen wollen. Sie denken sich eine Geometrie aus, in der zwei parallele Linien nicht unbedingt »ins Endlose hinaus« gehen, wie Christian Morgenstern gedichtet hat, »sondern eins in dem ewigen Licht« werden, das sie auf ihrem Weg irgendwann einmal durchdringt.

Der große Mathematiker Carl Friedrich Gauß führt dieses Konzept einer nicht-euklidischen Geometrie fort, und sein Schüler Riemann macht 1854 den Vorschlag, der im 20. Jahrhundert ein Wunderwerk der theoretischen Physik ermöglicht, nämlich die Allgemeine Relativitätstheorie von Albert Einstein. Diese kann deshalb die Kräfte im Weltall erklären, weil der Raum nicht flach ist, wie es sich Euklid gedacht hat, sondern so gekrümmt sein kann, wie es sich Riemann vorgestellt hat. Um sich einen gekrümmten (dreidimensionalen) Raum vorzustellen, kann man vereinfacht an einen Globus mit seiner (zweidimensionalen) Oberfläche denken. Auf diesem Globus können sich zwei Linien, die am Äquator noch parallel verlaufen, an den Polen schneiden.

Es würde hier zu weit führen, Einsteins große Einsicht vorzustellen, der zufolge der leere Raum zwar euklidisch verstanden werden kann, das Vorhandensein von Materie und Masse im Raum es aber mit sich bringt, dass die riemannsche Geometrie zum Tragen kommt, die den Raum krümmt und ihm seine Dynamik gibt – eine Theorie, die Helmholtz mutmaßlich begeistert hätte. Tatsächlich erlaubt es ja erst die gekrümmte Geometrie des Raumes den keineswegs gradlinigen Weg zu verstehen, den Lichtstrahlen zurücklegen, wenn sie an massiven Objekten wie der Sonne vorbeiziehen. »Die Gradlinigkeit der Lichtstrahlen«, die Helmholtz 1868 noch für eine offenkundige »physikalische Thatsache« hielt, weil sie sich auf Erfahrungen stützt, erweist sich ein halbes Jahrhundert später als korrigierbares Wissen, was ihm im Prinzip vertraut war. Denn »die Axiome der Geometrie beschränken die Anschauungsformen des Raumes so, dass nicht mehr jeder denkbare Inhalt darin aufgenommen werden kann, wenn überhaupt Geometrie auf die wirkliche Welt anwendbar sein soll«. Helmholtz muss zu seiner eigenen Überraschung konstatieren, dass »Kant in seiner Kritik nicht kritisch genug gewesen ist«, wobei er den Philosophen der Aufklärung in Schutz nimmt, »denn dies Stück kritischer Arbeit musste durch die Mathematiker erledigt werden«, was sie aber erst im 19. Jahrhundert unternommen haben.

Immer wieder die Kraft

»Mit seinen Arbeiten zur Geometrie trat Helmholtz eine Lawine los, die ihm viele polemische Angriffe einbrachte«, wie die Herausgeber seiner *Philosophischen und populärwissenschaftlichen Schriften* ihre Leser informieren. »Besonders anstößig fand man seine Behauptung, die unter gewissen Umständen mögliche anschauliche Vorstellbarkeit nichteuklidischer Räume widerlege eine Auffassung von Kant«, nämlich die, dass die geometrischen Axiome »nothwendige Folgen einer a priori gegebenen transcendentalen Form unserer Anschauungen« darstellen, wie Helmholtz geschrieben hatte. Es gab sogar den Vorwurf, er trete »als Verräter der deutschen Sache« auf, was Helmholtz empört als verrückt von sich wies.

Ungleich interessanter als diese müßigen Vorwürfe ist eine Rede, die Helmholtz 1869 zur Eröffnung der Naturforscherversammlung in Innsbruck hält. In dem Vortrag mit dem Titel *Über das Ziel und die Fortschritte der Naturwissenschaft* erinnert Helmholtz zu Beginn an Alexander von Humboldt, der in seinem Leben »die damaligen naturwissenschaftlichen Kenntnisse bis in ihre Specialitäten hinein zu überschauen und in einen großen Zusammenhang zu bringen vermochte«, während inzwischen »ein Material von kaum zu fassender Mannigfaltigkeit« gesammelt werden konnte, »dessen äußere Ausdehnung und innerer Reichthum jährlich wächst«. Nun soll die Naturforscherversammlung »die Gesamtheit unserer Wissenschaften« vertreten, was es wünschenswert macht, sich »Rechenschaft« über das »große Ganze« der Naturwissenschaften zu geben, und das möchte Helmholtz in seiner Rede versuchen.

Er kommt dabei vor allem auf seinen Lieblingsbegriff der Kraft zu sprechen. Dieser sei immer dann zu verwenden, wenn den Menschen ein Naturgesetz »als eine objektive Macht« entgegentritt. Helmholtz spricht unter anderem von Lichtbrechungskraft, von Verwandlungskraft, von Adhäsionskraft, von Capillarkraft und legt fest: »Unsere Forderung, die Naturerscheinungen zu begreifen, das heißt, ihre Gesetze zu finden, nimmt so eine andere Form des Ausdrucks an, die nämlich, dass wir die Kräfte aufzusuchen haben, welche die Ursachen der Erscheinungen sind. Die Gesetzlichkeit wird als causaler Zusammenhang aufgefasst, sobald wir die Unabhängigkeit derselben von unserem Denken und unserem Willen anerkennen.«

Helmholtz spricht dann über das Gesetz von der Erhaltung der Kraft und fügt hinzu, dass Galileo Galilei Jahrhunderte zuvor über die »Intensität der Kraft« nachgedacht hat, was seine Nachfolger in die Lage versetzte, einen neuen mechanischen Begriff auszuarbeiten, nämlich den der Energie, der Helmholtz zubilligt, die »Quantität der Arbeit« angeben zu können, und mit der sich die »Triebkraft« verstehen lässt, die nötig ist, »um eine Maschine in Gang zu halten«.

So ausführlich in der Vorlesung vom Verbrauch der Energie die Rede ist – »Wir verbrauchen immer etwas, was uns die Natur liefert« –, so wenig spricht Helmholtz das damals längst von Robert Clausius gefundene Gesetz an, das als Zweiter Hauptsatz der Thermodynamik berühmt wurde und eine Antwort auf die Frage liefert, warum nicht alle Energie, die man einer Maschine zuführt, in Arbeit umgewandelt werden kann und Wärme zum Beispiel dissipiert, sich also in aller Welt zerstreut. Es war zunächst der französische Ingenieur Nicolas Léonard Sadi Carnot, der zeigen konnte, dass sich Maschinen nicht ewig betreiben lassen, wenn man ein Wärmereservoir abkühlt. Irgendwann gleichen sich die Temperaturen aus und die Arbeit stoppt, und um dies physikalisch zu verstehen, führt Clausius eine Größe in die Physik ein, die den Namen Entropie bekam. Man kann sich darunter den Vorrat an Zufälligkeiten vorstellen, der einem System oder einem Apparat zukommt. Dass die Entropie der Welt einem Maximum zustrebt, bedeutet letztlich auch, dass die Welt unausweichlich auf ihr Ende zuläuft, nämlich auf einen Zustand maximaler Entropie, den man im 19. Jahrhundert als »Wärmetod der Welt« fürchtete.

In seiner Innsbrucker Rede geht Helmholtz auch ausführlich auf »Darwin's Theorie von der Fortbildung der organischen Formen« ein und attestiert ihr, »einen wesentlich neuen schöpferischen Gedanken« zu enthalten und zu zeigen, »wie Zweckmäßigkeit der Bildung in den Organismen auch ohne alle Einmischung von Intelligenz durch das blinde Walten eines Naturgesetzes entstehen kann«. Er konstatiert, dass »um die Wahrheit oder Wahrscheinlichkeit von Darwin's Theorie noch lebhafter Streit« besteht, aber immerhin habe »Darwin's großer Gedanke Klarheit in die bis dahin so mysteriösen Begriffe der natürlichen Verwandtschaft« gebracht und »vereinzelte Gebiete [wie die Paläontologie und die Embryologie] aus dem Zustande einer Anhäufung räthselhafter Wunderlichkeiten in den Zusammenhang einer großen Entwicklung gehoben«.

Helmholtz schließt seine Rede mit dem Hinweis darauf, dass es gilt, »Furchtlosigkeit vor den Consequenzen der ganzen und vollen Wahrheit« zu bewahren, da sie allein »die Heilmittel mit sich führt gegen die Gefahren und Nachtheile, welches halbes Erkennen der Wahrheit hier und da zur Folge haben mag«.

Übrigens nimmt nicht nur Helmholtz Notiz von Darwin, sondern der große Engländer nimmt auch umgekehrt Notiz von Helmholtz, und zwar von dessen Buch *Die Lehre von den Tonempfindungen als physiologische Grundlage für die Theorie der Musik*, das Helmholtz 1863 zwischen dem Erscheinen des zweiten und dritten Bandes des *Handbuchs der Physiologischen Optik* veröffentlicht. Helmholtz legt darin eine neue Theorie der Akustik vor und erklärt die Klangfarben verschiedener Instrumente durch verschiedene Obertöne, die je nach Lautstärke anders ausfallen können. Das Werk beeindruckt die Schriftstellerin George Eliot und wird auch von Darwin rezipiert. In *Die Abstammung des Menschen* schreibt er:

»Was die bloße Wahrnehmung von musikalischen Tönen angeht, scheint es keine besondere Schwierigkeit weder im Fall des Menschen noch bei anderen Tieren zu geben. Helmholtz hat auf der Grundlage physiologischer Prinzipien erklärt, warum konkordante Töne dem Ohr angenehm und diskordante dem Ohr unangenehm sind. Doch sind wir damit hier weniger beschäftigt, da musikalische Harmonien eine späte Erfindung darstellen. Uns geht es hier mehr um die Melodie, und auch hier kann man dank Helmholtz verstehen, welche Noten der musikalischen Skala dafür in Frage kommen. Das Ohr analysiert alle Töne durch ihre Komponenten in Form ›einfacher Vibrationen‹, auch wenn wir uns dieser Analyse nicht bewusst bedienen.«

Etwa einhundert Jahre nach dem Erscheinen der *Tonempfindungen* hat das in London erscheinende *New Grave Dictionary of Music and Musicians* die Jahre von 1862 bis 1900 als »Age of Helmholtz« bezeichnet. Hervorgehoben wird besonders, dass die *Tonempfindungen* die wissenschaftliche und die musikalisch-künstlerische Kultur auf wunderbare Weise verbinden und nicht versuchen, die Kunst durch mechanistische Überlegungen zu erklären. Das monumentale Nachschlagewerk bescheinigt Helmholtz damit, dass er die Wissenschaften nutzt, um die Bildung der Menschen und ihre Kultur zu befördern.

Rückkehr nach Berlin

Im Jahr 1871, in dem Darwins *Abstammung* erscheint, erreicht Helmholtz »den Gipfel seines Ruhms«, wie die Herausgeber seiner *Philosophischen und populärwissenschaftlichen Schriften* schreiben. Sie meinen damit unter anderem die Tatsache, dass Helmholtz »die Nachfolge von Gustav Magnus auf dem Lehrstuhl für Physik« antreten kann. Der durch den Magnus-Effekt – ein Phänomen der Strömungsmechanik – bekannte Physiker war 1870 verstorben, und sein Lehrstuhl gehörte zu den angesehensten akademischen Positionen in Deutschland. Besonders interessant für Helmholtz dürfte gewesen sein, dass für die Neubesetzung sogar der Bau eines physikalischen Instituts in Sichtweite des Reichstags vorgesehen war. Zwar erreicht Helmholtz während seiner Verhandlungen mit Berlin noch das ehrenvolle Angebot, Professor im britischen Cambridge zu werden, aber die Aussicht, die von seinem Vater einst als »brotlose Kunst« bezeichnete Physik in der Hauptstadt zu lehren und zu repräsentieren, erweist sich als zu verlockend, und so wechselt er von Heidelberg nach Berlin und aus der Physiologie in die Physik.

Es ist erstaunlich, welche wissenschaftliche Bandbreite Helmholtz mit seinen Forschungen abdeckt. Er analysiert das Verhalten und die Bewegung von Wirbeln in reibungsfreien Flüssigkeiten, versucht sich an den maxwellschen Gleichungen, publiziert Überlegungen zu den »Bewegungsgleichungen der Elektricität für ruhende leitende Körper«, legt mathematisch sorgfältig ausgearbeitete Untersuchungen über Naturphänomene wie Wirbelstürme, Gewitter und Gletscher vor, die ihn zum Begründer der wissenschaftlichen Meteorologie machen, und verfasst in den 1880er Jahren mehrere Abhandlungen über die »Thermodynamik chemischer Vorgänge«, in denen er unter anderem den Begriff der »freien Energie« einführt. Mit diesem lässt sich vorhersagen, ob eine komplexe chemische Reaktion nach den Gesetzen der Thermodynamik möglich ist. Darüber hinaus fördert er ein besseres Verständnis für die Entropie, von der damals immer deutlicher wird, »dass der allgemeine Daseinskampf der Lebewesen [...] nicht ein Kampf um die Grundstoffe, und auch nicht um die Energie [ist], sondern ein Kampf um die Entropie, welche durch den Übergang der Energie von der heißen Sonne zur kalten Erde disponibel wird«, wie der Wiener Physiker Ludwig Boltzmann es formuliert.

Helmholtz' Konzept ermöglicht es den Physikern vor allem, mehr oder weniger den Unterschied zwischen der gesamten und der freien Energie zu erfassen, die allein vollständig in Arbeit umgewandelt werden – und somit frei kommen – kann, wenn sie einer Maschine zugeführt wird. Für den letzten Fall kennt die Physik sogar die sogenannte Gibbs-Helmholtz-Gleichung, benannt nach Helmholtz und dem amerikanischen Physiker Josiah Willard Gibbs, der unter anderem in Heidelberg studiert hat und seit 1871 Professor an der Yale Universität in New Haven war. Bei alledem versucht Helmholtz, den »Einfluss der wissenschaftlichen Methode« in der Medizin voranzubringen, und setzt sich dafür ein, dass die Erfolge, die er auf ihrer Grundlage in der Augenheilkunde erzielt hat, auch in den übrigen Zweigen der Disziplin gelingen.

Als Helmholtz sich in Berlin einrichtet, tobt dort der Kulturkampf, der den »Kulturträger« Helmholtz nach und nach anregt, sich selbst mit polemischen Wortmeldungen an die Öffentlichkeit zu wenden. Konkret ätzt er gegen zwei Männer, die viele seiner Ansichten zur nicht-euklidischen Geometrie oder zur nicht-vitalistischen Erklärbarkeit wegwischen und als irrelevant abqualifizieren wollen. Gemeint sind der Nationalökonom Eugen Dühring und der in Leipzig lehrende Physiker und Spiritist Johann Karl Friedrich Zöllner. Dühring hatte nicht nur sehr großzügig Robert Mayer als »Galilei des neunzehnten Jahrhunderts« bezeichnet, sondern auch viel Mühe darauf verwendet, seinen Antisemitismus mit pseudowissenschaftlichen Theorien zu unterfüttern, während Zöllners Schriften unter anderem durch ihren englandfeindlichen Unterton auffielen. Helmholtz reagiert auf beides mit beißender Kritik.

1877 übernimmt Helmholtz das Amt des Rektors der Berliner Universität, und in dem Jahr hält er auch »zur Feier des Stiftungstages der militärärztlichen Bildungs-Anstalten« seine eindrucksvolle Rede *Das Denken in der Medizin*. Helmholtz beschreibt darin die von ihm selbst erlebte Zeit als eine »der Gärung des Kampfes zwischen gelehrter Tradition und dem neuen naturwissenschaftlichen Geiste« und erinnert daran, dass sich die Vertreter der alten – von ihm als deduktiv eingestuften – Medizin »das stolze Wort des Hippokrates« auf die Fahnen geschrieben hatten: »Gottähnlich ist der Arzt, der Philosoph ist«. Helmholtz zitiert den Satz natürlich auf Griechisch und bekennt sich zu dessen Inhalt, allerdings unter dem Vorbehalt, dass man genau bestimmt, »was unter einem Philosophen zu verstehen ist«. Für Helmholtz kann das nur jemand sein, »der vollendete Einsicht in den Causalzusammenhang der Naturprocesse hat«, wobei zu fragen ist, ob es jemals gelingen kann, dieses »Ideal [zu erreichen], dem unsere Wissenschaft nachzustreben hat«.

Helmholtz lässt die Entwicklung der Medizin mit Humoral- und Solidarparadigma Revue passieren und erwähnt die eindrückliche Qualität von Johannes Müller, dem »alle Theorien nur Hypothesen waren, die an den Thatsachen geprüft werden mussten und über die einzig und allein die Thatsachen zu entscheiden hatten«. Nach seinem Vorbild suchten die Mediziner immer »feinere und reichere Techniken«, um mit ihrer Hilfe die Lebensvorgänge verständlich zu machen, und Helmholtz zählt »das Thermometer, den Augen-, Kehlkopfspiegel, die Nervenreizung am Lebenden« auf, die »dem Arzte Möglichkeiten feiner und sicherer Diagnostik« geben konnten, »wo uns noch absolutes Dunkel erschien«. Für ihn bleibt wesentlich, »dass wir keine andere Methode als die haben, die Gesetze der Thatsachen durch Beobachtung kennen zu lernen«, und »wir können sie kennen lernen durch Induction, durch sorgfältige Aufsuchung, Herbeiführung, Beobachtung solcher Fälle, die unter das Gesetz gehören«. Erst wenn »wir glauben, ein Gesetz gefunden zu haben, tritt auch das Geschäft des Deducierens ein«.

Helmholtz argumentiert unermüdlich gegen die Metaphysiker, die ganz auf Deduktion und spekulatives Denken setzen, und legt ihnen nahe, sich an Sokrates, dem »Altmeister inductiver Begriffsbildung« zu orientieren, denn dieser »habe wenigstens den Vorzug, dass er nicht vermeinte zu wissen, was er nicht wisse«.

Helmholtz ärgern Sätze wie die von Arthur Schopenhauer, der sich im Vergleich zu Empirikern vorkommt wie ein »Montblanc neben einem Maulwurfshügel« und dabei vor allem leeres Hypothesenmachen mit originellen wissenschaftlichen Gedanken verwechselt. Für Helmholtz haben »ungeprüfte und unbestätigte Speculationen gar keinen Werth für den Fortschritt der Wissenschaft«. Er beklagt, dass seine Generation »unter dem Drucke spiritualistischer Metaphysik gelitten« hat, und hofft, dass das naturwissenschaftliche Vorgehen »den Zustand der Dame Medicin« verbessern und jedem Patienten eine angemessene Therapie bieten kann.

Bei aller Liebe zum Philosophieren ermahnt Helmholtz sich und seine Kollegen, es damit nicht zu übertreiben. Denn beim Philosophieren entstehe zuletzt eine »Demoralisierung«, die »die Gedanken lax und vage macht«, sodass man gut daran tue, »sie erst wieder eine Weile durch das Experiment und durch die Mathematik zu disciplinieren«. Helmholtz meint solche Empfehlungen ernst und liebt es, sie in erhabenen Reden zu verkünden, während seine Frau Anna darauf achtet, dass kein Witzbold mit seiner Heiterkeit die feierliche Stimmung stört. Als der weiter oben erwähnte Boltzmann aus Wien zu Besuch beim »Reichskanzler der Physik« ist und seinen gewohnt witzigen Ton anschlagen will, ermahnt ihn Anna von Helmholtz: »Sie sind hier in Berlin!« Der Blick des vortragenden Professors lässt es dem Faxenmacher aus Wien ratsam erscheinen, sich tatsächlich zu mäßigen.

Das Streben nach Popularisierung

Helmholtz hat viele Kontakte nach England. Befreundet ist er unter anderem mit dem etwa gleichaltrigen Vermesser und Naturwissenschaftler John Tyndall. Tyndall hat ursprünglich nicht studieren können und im Eisenbahnbau gearbeitet, bis er den Chemiker Edward Frankland kennenlernte, der ihn mit nach Marburg nahm, wo es ihm schließlich vergönnt war, ein Studium aufzunehmen. Er studierte unter anderem bei Robert Bunsen und arbeitete später bei Gustav Magnus in Berlin. Mit Helmholtz verbindet Tyndall das gemeinsame Interesse an Gletscherbewegungen und an der Streuung von Licht in der Atmosphäre. Dieses Interesse bewegt ihn zu vielen Aufenthalten in den Alpen und lässt ihn zu einem Bergpionier werden, der sich sogar an dem als unbezwingbar geltenden Matterhorn versucht.

Helmholtz und Tyndall schätzen einander. Der gebürtige Ire schreibt einen Aufsatz mit dem Titel *Helmholtz on Ice and Glacier.* Und als Tyndall 1874 seine *Fragments of Science* veröffentlicht, steuert Helmholtz zu der deutschen Übersetzung ein Vorwort bei, zu dem ihn der Verleger Eduard Vieweg ermutigt hat. Vieweg glaubt fest daran, dass es eine »gebildete Öffentlichkeit« gebe, die darauf warte, dass »die Herren der Wissenschaft« von sich hören ließen.

Helmholtz sieht auch das »in Deutschlands gebildeten Kreisen erwachende und sich immer lebhafter äußernde Verlangen nach naturwissenschaftlicher Belehrung«, das es allein deshalb zu erfüllen gilt, weil »die Naturwissenschaften von dem allererheblichsten Einfluss auf die Gestaltung des gesellschaftlichen, industriellen und politischen Lebens der civilisierten Nationen geworden« sind, wie er in seinem Vorwort schreibt, in dem er sich grundsätzlich über »das Streben nach Popularisierung in der Wissenschaft« äußert. Helmholtz hebt in seinem Text hervor, »in welchem Sinne die Naturwissenschaften ein neues und wesentliches Element der menschlichen Bildung von unzerstörbarer Bedeutung auch für alle weitere Entwicklung derselben in der Zukunft sind und dass eine volle Bildung des einzelnen Menschen, wie der Nationen, nicht mehr ohne eine Vereinigung der bisherigen literarisch-logischen und der neuen naturwissenschaftlichen Richtung möglich sein wird«.

Späte Jahre

Bevor Helmholtz 1871 nach Berlin wechselt, verabschiedet er sich in Heidelberg mit dem Vortrag *Über die Entstehung der Planetensysteme.* Bei der offiziellen Zeremonie wird den Teilnehmern trotz aller Wehmut das Gefühl vermittelt, dass die Entscheidung für Berlin die richtige ist, weil »der größte Denker und Forscher Deutschlands dorthin gehöre, wo dem Gründer des Deutschen Reiches der gewaltigste Staatsmann und der genialste Feldherr zur Seite standen«, wie in der ersten Helmholtz-Biografie zu lesen ist, die Leo Königsberger 1903 veröffentlicht. Der zitierte Satz stellt Helmholtz als Ordinarius für Physik in eine Reihe mit Kaiser Wilhelm I., Kanzler Otto von Bismarck und Generalstabschef Helmuth von Moltke, was dem Wissenschaftler wahrscheinlich eher unangenehm gewesen wäre, obwohl es ihm schmeichelte, als »Reichskanzler der Physik« verehrt zu werden.

In den Heidelberger Jahren ist Helmholtz »gegen die Physiologie gleichgültig geworden«, wie er seinem Berliner Freund Du Bois-Reymond im April 1870 geschrieben hat, und er hat »nur noch eigentliches Interesse für die mathematische Physik«, die er auf der neuen Stelle zu treiben hofft. In der Physik sieht Helmholtz größere Herausforderungen als in der Physiologie, wobei ihm die »nur sehr unvollkommene Annäherung« des Naturforschers »an die Wirklichkeit« wohl bewusst ist. Um hier voranzukommen, versucht Helmholtz, die Hauptsätze der Thermodynamik auf die Abläufe bei der tierischen Muskelkontraktion anzuwenden und die elektromotorische Kraft auszurechnen, die chemische Elemente durch Reduktions- und Oxidationsprozesse erzeugen können. Gehörten in seiner Heidelberger Zeit die Physiologen Wilhelm Wundt und Julius Bernstein zu seinen bedeutenden Schülern, so ragt in der Berliner Zeit der Physiker Heinrich Hertz heraus, der von 1879 bis 1883 mit Helmholtz zusammenarbeitet. Hertz weist 1886 als Erster die Existenz elektromagnetischer Wellen nach und zeigt, dass ihre Geschwindigkeit der des Lichts entspricht.

Das Licht und seine Ausbreitung hat viele Physiker – nicht nur Hertz und Helmholtz – beschäftigt. Die newtonschen Gleichungen der Bewegung konnten zur Lösung des Problems nicht viel beitragen, da ihr Anwendungsgebiet materielle Körper sind. Seit dem 18. Jahrhundert haben Naturforscher nach anderen Möglichkeiten gesucht, um den Weg eines Lichtstrahls von seiner Quelle – einer Kerze zum Beispiel – zu seinem Ziel – einem Auge zum Beispiel – vorhersagen zu können, und im Laufe der Zeit hat sich dabei als wesentliche Hilfe das herausgestellt, was die Lehrbücher als »Prinzip der kleinsten Wirkung« vorstellen. Helmholtz hält 1887 zwei Reden über die »Entdeckungsgeschichte des Princips der kleinsten Action« vor der Königlich-Preußischen Akademie der Wissenschaften zu Berlin und spricht darin von den Bemühungen seiner geliebten Physik, »ein großes allgemeingültiges Naturgesetz« zu finden. Als Beispiel führt er »die unbeschränkte Allgemeingültigkeit des Gesetzes der Energie« an, und zwar »für alle Naturvorgänge der leblosen wie der lebenden Welt«. In der Rede wird deutlich, was ihn sein Leben lang motiviert hat, nämlich »der Trieb, die Wirklichkeit durch den Begriff zu beherrschen«.

Das aus dem Alltag bekannte Wort der Wirkung meint in der Physik das Produkt aus Energie und Zeit, und diese physikalische Wirkung wird ab 1900 die Wissenschaft revolutionieren. Planck führt in diesem Jahr das berühmte Quantum der Wirkung in die Physik ein und schreibt den Atomen Quantensprünge vor, wie man heute sagt. Helmholtz hat 1887 anderes im Sinn. Er möchte mit dem Prinzip der kleinsten Wirkung »nicht nur eine andre Rechnungsform für Newton's Bewegungsgesetze« angeben, sondern über den physikalischen Inhalt hinausgehen, der mit ihrer Hilfe gegeben ist.

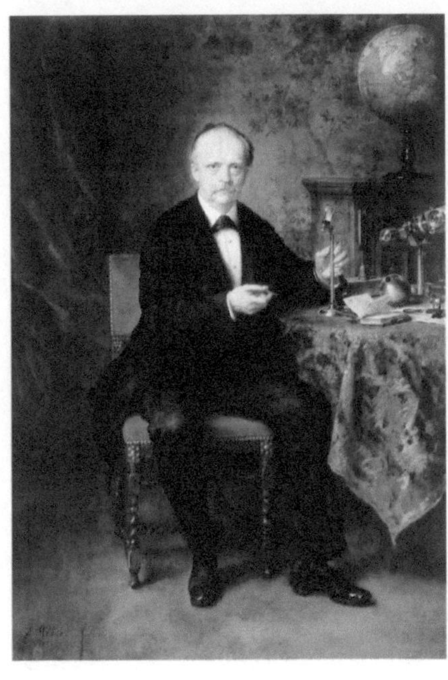

Hermann von Helmholtz, porträtiert von Ludwig Knaus, 1881.

Wer die Rede von Helmholtz liest, wird eine Explikation des Prinzips der kleinsten Wirkung vermissen. Entweder setzt er es bei seinen Zuhörern als bekannt voraus oder er möchte in einem öffentlichen Vortrag eine saubere mathematische Herleitung vermeiden. Es bleibt knifflig, das Prinzip in der Alltagssprache zu formulieren. Am ehesten gelingt es noch für einen Lichtstrahl, der sich von einem Anfangs- zu einem Endpunkt so bewegt, dass er dafür die geringste Zeit benötigt. »Das Licht bewegt sich in allen Fällen auf einem solchen Wege, auf dem die Größe der Action ein Minimum ist«, so Helmholtz' Formulierung. Planck führt diese Einsicht indes später zu der Frage, woher das Licht schon am Anfang seines Weges weiß, wo es am Ende ankommen will.

Helmholtz lässt in seiner Rede die ganze Geschichte des Prinzips Revue passieren, erwähnt den Franzosen Maupertuis, die Schweizer Bernoulli und Euler, den Iren Hamilton, den aus Italien stammenden Lagrange und spart nicht mit Kritik an dem einen oder anderen Vorgänger, der zu früh für sich in Anspruch genommen hat, das gesuchte

»Weltgesetz« gefunden zu haben. Es verlockte und verlockt eben sehr, die »Gesetze der Ruhe und Bewegung aus einem metaphysischen Princip« abzuleiten, wie es Maupertuis 1746 in einem Vortrag in der von Leibniz begründeten Berliner Akademie versuchte. Helmholtz kann sich diesem Verlangen ebenfalls nicht entziehen und wagt es 1887, die gesuchte Allgemeingültigkeit mit Hilfe der Energie auszudrücken und einzufangen. Seine schöne Formulierung lautet: »Alles Geschehen wird dargestellt durch das Hin- und Herfluthen des ewig unzerstörbaren und unvermehrbaren Energievorraths der Welt, und die Gesetze dieses Fluthens sind vollständig zusammengefasst in dem Satze der kleinsten Action.«

Zum Ende

»In einem Alter, in dem die meisten Berufstätigen sich ins Privatleben zurückziehen und Akademiker mehr oder weniger zufrieden auf ihr Lebenswerk zurückblicken, übernahm der 66jährige Helmholtz noch eine Aufgabe, die ihn in seinen letzten Lebensjahren okkupierte«, schreibt Wolfgang Eckart in *Hermann Helmholtz und die Wissenschaft des 19. Jahrhunderts.* Von 1887 bis zu seinem Tode leitet er die Physikalisch-Technische Reichsanstalt in Berlin, zu deren Entstehen er neben Werner Siemens maßgeblich beigetragen hat. Schon 1872 haben die beiden die Gründung einer Institution angeregt, mit deren Hilfe die Präzisionsmechanik in Preußen verbessert werden sollte. Da die Elektrotechnik sich rasant entwickelt, wird spätestens in den frühen 1880er Jahren eine Erweiterung des ursprünglichen Konzeptes nötig, wofür sich Helmholtz mit aller Kraft einsetzt. 1881 hält er fest:

»Die Elektrotechnik hat sich allmählich so weit entwickelt, dass sie jetzt ungeheure Kapitalien in Anspruch nimmt und eine außerordentlich rege Industrie repräsentiert. Unter diesen Umständen kann es nicht fehlen, dass Streitfragen, welche dieselbe betreffen, vor die Gerichte kommen und sich die Notwendigkeit fühlbar macht, streitige Fragen gerichtlich zu ordnen, namentlich Maßeinheiten festzustellen, auf welche man bei solchen Entscheidungen zurückgreifen kann.«

Der Abschlussbericht einer Ende 1882 vom preußischen Kultusminister Gustav von Gossler und dem Generalstabschef von Moltke einberufenen Kommission für die geplante Errichtung eines »physikalisch-mechanischen Instituts« lässt deutlich die Handschrift von Helmholtz und Siemens erkennen. Es dauert fünf Jahre, bis alles in trockenen Tüchern ist und Helmholtz das hochdotierte Amt des Präsidenten der Physikalisch-Technischen Reichsanstalt übernimmt. Leider hat er die vollständige Fertigstellung des von ihm bis ins kleinste Detail entworfenen und geplanten Bauwerks nicht mehr erlebt. Erst 1896, zwei Jahre nach seinem Tod, wird die neue Anstalt bezugsfertig. Die Konkurrenzgründungen in England – das National Physical Laboratory – und in den USA – das National Bureau of Standards – nehmen ihren Betrieb allerdings noch später auf, nämlich erst 1900 beziehungsweise 1901.

Als Kaiser Wilhelm II. Helmholtz 1891 zu seinem 70. Geburtstag gratuliert, schreibt er, dass sein »stets den reinsten und höchsten Idealen nachstrebender Geist in hohem Flug alles Getriebe von Politik und damit verbundenen Parteien weit hinter sich zurückließ«, worin man bei aller Freundlichkeit des Lobs für die apolitische Haltung des Geburtstagskindes auch eine Kritik an dem ebenfalls 70-jährigen Virchow sehen konnte, der ja auch nicht wie Helmholtz zur Exzellenz erhoben wurde und sich mit der Ehrenbürgerurkunde der Stadt Berlin zufriedengeben musste.

Leider sind die letzten Lebensjahre von Hermann von Helmholtz nicht nur durch diesen bleibenden Erfolg und eine große Verehrung geprägt, sondern auch durch eine »tief und schmerzlich« empfundene Vereinsamung auf geistigem Terrain und im familiären Bereich. Sein Sohn Robert stirbt 1889, der Freund Werner von Siemens wird 1892 begraben, der hochgeschätzte und überragende Schüler Heinrich Hertz und der verehrte Kollege August Kundt scheiden beide 1894 aus dem Leben, und all dies deprimiert Helmholtz zutiefst. »Seine Gedanken gehen wirr durcheinander, Wirklichkeit, Traumleben, Wünsche und Geschehenes«, wie seine Frau Anna ihrer Schwester im Sommer 1894 schreibt, »Ort und Zeit sind [für ihn] in nebelhaft schwankender Bewegung – meist weiß er nicht, wo er ist – glaubt auf Reisen, in Amerika, auf dem Schiffe zu sein. Es ist immer, als wäre seine Seele weit, weit weg in einer schönen edlen Sphäre, wo nur Wissenschaft und ewige Gesetze herrschen.«

Dann stürzt Helmholtz, er erleidet Schlaganfälle, und im September 1894 stirbt der große Mann in Berlin. Sein Name lebt fort in der 1920 gegründeten Helmholtz-Gesellschaft zur Förderung der physikalisch-technischen Forschung und in der 1995 gegründeten Helmholtz-Gemeinschaft Deutscher Forschungszentren (HGF). Sein Denkmal steht an prominenter Stelle in Berlin vor der heutigen Humboldt-Universität. Man sollte nicht ohne Gruß daran vorbeigehen.

Moderne Medizin im 20. Jahrhundert

»Das ist ein weites Feld, Luise« – so zitiert man gerne als geflügeltes Wort den Satz, mit dem der Schriftsteller Theodor Fontane seinen monumentalen Roman *Effi Briest* enden lässt. Das Buch erscheint in demselben Jahr 1895, in dem der Physiker Conrad Röntgen den Menschen die nach ihm benannte Strahlung verfügbar macht, die schon bald für die medizinische Diagnostik dramatische Folgen haben wird und ihrem Entdecker im Jahre 1901 den ersten jemals vergebenen Nobelpreis einbringt.

Wer vorhat, einen Überblick über die vielfach segensreiche und auf jeden Fall erstaunliche Entwicklung der modernen Medizin im 20. Jahrhundert zu geben, möchte seiner Leserschaft in Anlehnung an Fontane am liebsten ebenfalls zurufen: »Das ist ein zu weites Feld.« Doch es kann sich lohnen, das Feld zu betreten und im Kontext dieses Buches vor allem jene zukunftsweisenden Neuerungen in den Blick zu nehmen, die für das Gesamtbild der Gesundheitsstadt Berlin und ihrer wissenschaftlichen Einrichtungen von Bedeutung sind.

Als Orientierung dienen bei der Darstellung zwei politische Wendepunkte des 20. Jahrhunderts: die nach dem Zusammenbruch des Kommunismus einsetzende Globalisierung und der Zweite Weltkrieg, dessen Ende auch im Bereich der Wissenschaft eine neue Epoche des menschlichen Könnens einläutet – mit spürbaren Einflüssen auf das Schicksal unserer Art.

Das Anthropozän

Beobachter der Zeitläufte meinen, mit dem Einsatz der Atombombe und der dabei freikommenden Energiemenge zeige sich langfristig der Eintritt in ein neues Erdzeitalter. Wissenschaftler haben ihm den Namen »Anthropozän« gegeben, weil in diesem Zeitalter der Einfluss des Menschen auf biologische und atmosphärische Dimensionen des Erdgeschehens die dominierende Kraft zu sein scheint. Vom 19. Jahrhundert sagen Historiker gerne, dass es eine Zäsur markiert, denn seit diesem Jahrhundert ist es nicht mehr die Geschichte, die den Menschen bestimmt, sondern es sind nun umgekehrt die Menschen, die ihre eigene Geschichte bestimmen. Und seit der Mitte des 20. Jahrhunderts bestimmen nicht die Umwelt und ihr Klima, wie Menschen leben können, sondern es sind wieder die Menschen, die dem Wettergeschehen in der Atmosphäre einen neuen Verlauf geben, was letztlich zur Zerstörung der natürlichen Lebensgrundlagen führen kann.

Die Menschen unterwerfen sich nicht mehr *der* Erde, sie unterwerfen sich vielmehr *die* Erde in einem bisher nicht gekannten Ausmaß. Mit Megacitys wie Tokio, Beijing, Shanghai, Neu-Delhi, Mumbai, Sao Paulo, New York, Los Angeles, London oder Paris entsteht eine urbane Welt, die ganz und gar künstlich von Menschen erschaffen wird – allerdings in großen Teilen nicht für die Menschen, sondern für eine effizient funktionierende Industrie und Wirtschaft, wenngleich diese Städte auch Zentren der Kultur und der Wissenschaft sind. Mehr als 50 Prozent der 7,5 Milliarden Erdbewohner leben schon jetzt in Städten und in absehbarer Zeit werden es 75 Prozent sein. Viele der heutigen Zivilisationskrankheiten sind auf diese Urbanisierung zurückzuführen. Lebenswelten und Lebensumstände, Mobilität, Ernährung, das gesellschaftliche Leben haben sich dadurch in den letzten einhundert Jahren rasant und radikal gewandelt. Konzepte wie One Health und Planetary Health, die für eigene Forschungsgebiete von hoher Relevanz stehen, weisen auf diese Zusammenhänge hin. Die genannten Entwicklungen haben für das Spektrum der Krankheiten weitreichende Folgen. Auch das ist ein weites Feld.

Während die zentralen Persönlichkeiten dieses Buches noch im Sinne von Bertolt Brecht selbstverständlich davon ausgegangen sind, dass

Wissenschaft und die daraus entstehende Technologie dem Menschen dienen und seine Lebensbedingungen erleichtern sollten, hat die Wissenschaft spätestens seit dem Abwurf der Atombombe auf Hiroshima und Nagasaki in furchtbarer Weise »ihre Unschuld verloren« und ist zu einem grausamen, tödlichen Instrument der Politik geworden.

Moderne Wissenschaft und Technologie können für und gegen die Menschen eingesetzt werden, können Natur zerstören, aber auch bewahren, können den Frieden befördern oder die Schrecken des Krieges vergrößern. Die beiden Weltkriege sind Vorboten und Warnungen für die Zukunft. Wenige Stichworte wie Cyberkrieg, ferngelenkte Drohnen, Weltraumwaffen, Bio-Waffen oder Kampfgase geben Anlass zu furchterregenden Szenarien, in denen Leben und Gesundheit weit über das Medizinische hinaus bedroht sind. Das unverfängliche Wort »dual use« wurde ein Synonym für das Doppelgesicht von Wissenschaft und Forschung und zugleich auch für die Verantwortung der Wissenschaft und die Aufgabe der Medizin für die Zukunft.

Doch allen Bedrohungen zum Trotz gilt in einer bewegten und herausfordernden Gegenwart die Pflicht zum Optimismus, von der der Philosoph Karl Popper bei einem seiner letzten öffentlichen Auftritte 1993 anlässlich der Verleihung des Friedenspreises der Vereinten Nationen in Berlin gesprochen hat. Das Wort bedeutet nicht, zu glauben, »es würde schon alles gut werden«, sondern es weist auf die Verpflichtung und auf die Verantwortung hin, im kritischen Dialog die Suche nach einer besseren, humanen Welt nie aufzugeben. Das wäre ein großes Ziel, zu dem Wissenschaft beitragen kann und sollte.

Informationsträger und unser Verständnis vom Leben

Ein zweites Stichwort, das in den Jahren nach 1945 auftaucht und bald das biologische Verständnis des Lebens ebenso beeinflusst wie die Konstruktionsmöglichkeiten von Maschinen und die Kommunikationsformen der Gesellschaft, ist das heute ubiquitäre und weltweit geläufige Konzept der Information. Auf physikalisch-technischen Wegen führt es in die Welt der Digitalisierung und im bio-medizinischen Sektor liefert es den Ansatz für Gen- und Genomanalysen, die durchgeführt werden, weil man auf diese Weise unter anderem hofft, zum Beispiel die Krebsplage als eine genetische Krankheit verstehen und eindämmen oder vielleicht sogar beseitigen zu können.

Das anfangs noch ungewohnte, inzwischen aber vertraute und für viele längst selbstverständliche Reden und Nachdenken über »Information« fing sowohl in den Laboratorien als auch in der Öffentlichkeit kurz nach dem Ende des Zweiten Weltkriegs an, als neben den bereits etablierten Medien Zeitung und Radio allmählich auch das Fernsehen Verbreitung fand, womit das Ende der Fahnenstange – wie jeder Handynutzer weiß – allerdings noch lange nicht erreicht war.

Mitte der 1940er Jahre tauchten erste speziell mathematische und allgemein philosophische Überlegungen zu dem leicht verständlich wirkenden Konzept Information auf, und bald machte der eingängige Begriff in der Wissenschaft vom Leben und in der Nachrichtentechnik die Runde. Um die Mitte des 20. Jahrhunderts fügten amerikanische Wissenschaftler um Norbert Wiener am Massachusetts Institute of Technology in Boston beide Aspekte zusammen und prognostizierten, dass die industrialisierte Welt sich auf dem Weg in eine Informationsgesellschaft befindet, auf dem sie inzwischen weit vorangekommen ist.

Für den Mathematiker Wiener und seine Mitstreiter tritt bereits damals der Informationsgehalt eines Systems – ob lebendig oder nicht – gleichberechtigt neben seine Energie oder sein Material, und Mathematiker und Ingenieure betrachten die Information als Maß für den Grad an Ordnung, die man in einem System finden kann. Mit dieser Auffassung schließt das neue Denken über Information an die erfolgreiche Physik des 19. Jahrhunderts an, die unter anderem Helmholtz nach 1850 damit beschäftigt sah, das Wechselspiel von Ordnung und Unordnung zu erkunden. Damals wurde der Ausdruck »Entropie« eingeführt, ohne dass irgendjemand dabei eine Anwendung für die Erkundung des Lebens durch die biologischen Wissenschaften im Sinne hatte. Die entsprechenden Disziplinen gab es seit 1800, und ihre Vertreter – die Botaniker und Zoologen – haben über Jahrhunderte die Vielfalt des Lebens beschrieben, benannt und katalogisiert, ohne von den zugrundeliegenden Abläufen allzu viel zu verstehen. Dies änderte sich erst in den 1930er Jahren, als sich den Biologen die ersten Physiker und Chemiker zugesellten, die ihre jeweiligen Methoden und Fragestellungen mitbrachten und genauer wissen wollten, welche Molekülsorten in Zellen gebraucht werden, woraus diese Lebensbausteine bestehen und ob man erklären kann, was sie gleichzeitig stabil für das Individuum und entwicklungs- und verbesserungsfähig für die Evolution macht. Als neuen Namen für dieses quantitativ vorgehende und präzise werdende Erkunden des biologischen Lebens wählte man in den späten 1930er Jahren die Bezeichnung »Molekularbiologie«.

In den Jahren des Zweiten Weltkriegs läuft die genetische Forschung nur auf Sparflamme weiter, aber dafür feiert sie in der Nachkriegszeit wahre Triumphe. Es stellt das große Verdienst des aus Berlin stammenden und 1937 in die USA ausgewanderten Max Delbrück dar, hier in den Jahren bis 1945 bei der Untersuchung von Viren, die Bakterien befallen können, das Fundament für die Molekularbiologie gelegt zu haben. Zu den Höhepunkten ihrer Geschichte zählt die Einsicht in die Struktur des Stoffes, aus dem die Gene gemacht sind und den die Chemiker mit den drei Buchstaben DNA abkürzen. Dahinter verbirgt sich der längliche Fachbegriff »deoxyribonucleic acid«, zu Deutsch Desoxyribonukleinsäure (weshalb manchmal auch von der DNS die Rede ist). 1953 – in dem Jahr, in dem Stalin stirbt, Elisabeth II. den Thron besteigt und zum ersten Mal Menschen auf dem Mount Everest stehen – wird erkannt, wie herrlich diese DNA gebaut ist, nämlich als Doppelhelix mit einer langen Folge von Bausteinen in der Mitte, deren Sequenz heute in vielen Laboratorien weltweit ermittelt wird, weil hier die genetische Information des Lebens steckt, auch wenn dies damals noch niemand mit diesen Worten auszudrücken wusste.

Ohne den längst überall verwendeten Begriff »Information« bleibt die moderne Biologie unverständlich. Das heute so selbstverständliche Konzept sickert erstmals in die Biologie ein, als es der berühmte Physiker Erwin Schrödinger in seinem 1945 veröffentlichten Büchlein *Was ist Leben?* anspricht. Für Schrödinger war es die zentrale Aufgabe der Gene, Information zu enthalten und weiterzugeben, um auf diese Weise den Ordnungszustand, den das Leben in einem Organismus erreicht hat, in der nächsten Generation wiederentstehen zu lassen. Und den Biologen empfiehlt Schrödinger, die Natur der Gene zu erkunden, was dann ja erfolgreich geschehen ist.

Sein bis heute immer wieder aufgelegtes und nach wie vor anregendes Buch wird zunächst nicht von vielen Biologen gelesen. Auf Interesse stößt es allerdings bei denjenigen, die in den kommenden Jahren – durch die Entdeckung der Doppelhelix und die Einsicht in ihre zelluläre Aufgabe – für den Siegeszug der jetzt exakt werdenden Molekularbiologie sorgen. DNA-Moleküle speichern ihre Information als Ketten von Basen, die das Alphabet des Lebens ergeben, wie man seitdem sagt, weil man in dieser Vorstellung das Biologische als eine Welt des Austauschs und der Weitergabe von Informationen versteht – analog zur Welt der Maschinen, die für ihre Betreiber rechnen und das Surfen im Internet ermöglichen.

Übrigens: Da das Konzept der Information gleichzeitig in der Sphäre der Maschinen und in der des Lebens aufgetaucht ist und sich in beiden Bereichen als sehr fruchtbar erwiesen hat, besteht die Gefahr, auch andere Aspekte rasch und unbedacht von der einen Sphäre in die andere zu übertragen. Sehr verbreitet ist zum Beispiel die Vorstellung, dass im Leben, wenn es sich entwickelt und eine bestimmte Gestalt annimmt, ein genetisches Programm abläuft. Schließlich müssen auch die Computer anständig programmiert werden, wenn sie funktionieren sollen. Diese Sichtweise ist allerdings mehr als fragwürdig. Es gibt zwar überall Informationen, aber nicht immer gehorchen diese einem Programm. Die Molekularbiologie kennt zwar programmatische Schritte im Leben einer Zelle, etwa wenn die Reihenfolge der Glieder von DNA-Abschnitten in die Sequenz der Bausteine (Aminosäuren) überführt wird, aus denen Proteine bestehen. Wie diese Moleküle aber ihre genaue (dreidimensionale) Form bekommen, hängt nicht nur von ihrer Abfolge, sondern noch von anderen Faktoren ab.

Die Rede von einem das Leben hervorbringenden genetischen Programm ist demnach eher irreführend. Leben funktioniert gerade nicht wie eine programmgesteuerte Maschine. Es lässt sich besser als ein Kunstwerk verstehen, dessen Form auf der mikroskopischen Ebene mit kreativen Ideen entworfen wird und im makroskopischen Bereich von jedem selbst zu gestalten ist – auf jeden Fall im Rahmen der Möglichkeiten, die ihm die Umwelt bietet.

Schrödinger wusste intuitiv, dass Erbanlagen mehr sind als ein Code und dass es ziemliche Mühe machen würde, ihre Eigenschaften in allen Einzelheiten zu erfassen. Er drückt dies in *Was ist Leben?* so aus: »Der Begriff ›Code‹ [den er für die Struktur der Chromosomen eingeführt hat] ist selbstverständlich zu eng. Die [Erbanlagen] tragen gleichzeitig dazu bei, die Entwicklung, welche sie ahnen lassen, hervorzubringen. Sie sind zugleich Gesetzbuch und ausübende Gewalt, Plan der Architekten und Handwerker des Baumeisters« – Worte eines philosophisch beschlagenen Wissenschaftlers, die sorgfältig bedenken sollte, wer das Leben verstehen und die eigene Gesundheit auf der Grundlage genetischer Vorgaben verbessern will.

Schrödinger stellt konkrete physikalische Fragen an die biologische Wissenschaft, und sie betreffen zwei Aspekte. Da ist zum einen die Frage, wie es Genen oder Chromosomen gelingt, nicht nur von Generation zu Generation, sondern über die Jahrmillionen des evolutionären Werdens im Wesentlichen stabil zu bleiben und nur wenige Mutationen zuzulassen, um mit ihrer Hilfe Anpassungen vornehmen zu können. Und da ist zum zweiten das Rätsel, das seit langem »der Menschheit so viel zu schaffen gemacht« hat, wie Schrödinger meint, nämlich die Frage, wie sich ein lebender Organismus dem Zerfall seiner Ordnung entzieht, obwohl ein solcher Zerfall nach dem Satz der zunehmenden Entropie doch unausweichlich ist.

Den Schlüssel zur Antwort auf seine Fragen findet Schrödinger bei Max Delbrück, der schon in den 1930er Jahren in Zusammenarbeit mit dem russischen Genetiker Nikolaj Timofejew-Ressowski und dem deutschen Physiker Karl Günther Zimmer zeigen konnte, dass die damals neue Quantenphysik in der Lage war, die Stabilität von molekularen Strukturen – von Atomverbänden, wie Delbrück sie nannte – zu erklären. Wie es die Atomverbände als Gene schaffen, sich dem physikalischen Gesetz der zunehmenden Entropie entgegenzustellen, erklärt Schrödinger mit dem beim ersten Lesen merkwürdig klingenden Vorschlag, dass sich Lebewesen von »negativer Entropie« ernähren. Weniger paradox formuliert bedeutet dies, dass es einem Organismus auf rätselhafte Weise gelingt, »sich von der Entropie zu befreien, die er, solange er lebt, erzeugen muss«.

In *Was ist Leben?* weist Schrödinger auf den Gegensatz zwischen den einzelnen Disziplinen der Wissenschaft und dem »Streben nach einem ganzheitlichen, alles umfassenden Wissen« hin, das die Menschen seit frühesten Zeiten auszeichnet. Er hält es zugleich für die Pflicht der Forschung, immer wieder den Versuch zu unternehmen, »unser gesamtes Wissensgut zu einer Ganzheit zu verbinden«. Da er sich selbst daran versucht, merkt er auch, welches Risiko ihn erwartet, kann er doch als Physiker in der Biologie nur mit »Wissen aus zweiter Hand« arbeiten. Man läuft immer Gefahr, »sich lächerlich zu machen«. Doch dies muss man aushalten, wie Schrödinger meint, und die Wissenschaft ist ihm heute dankbar dafür.

In den folgenden Jahren konnte die Wissenschaft umfassender zeigen, wozu interdisziplinäre Forschung in der Lage ist. Die Struktur der DNA, die Ikone der Doppelhelix, verdankt sich einer Kombination aus Beiträgen von Physikern, klassischen Chemikern, Biochemikern, Kristallografen, Bakteriologen und anderen, und wenn Watson und Crick der Vorwurf gemacht wird, sie hätten nur zusammengeklaubt, was andere an Daten hervorgebracht hätten, dann darf man antworten, dass das Geheimnis der fächerübergreifenden Arbeit nicht darin besteht, alle Experimente selbst zu machen und alle Fakten selbst zu sammeln. Vielmehr gilt es, geduldig auf die mit dem Problem befassten Experimente und ihre Ergebnisse zu warten, um sie dann in einem Konzept zusammenzufassen und als möglichen Lösungsvorschlag vorzustellen. Dabei kann man sich blamieren, dabei kann man aber auch das große Los ziehen, wie Watson und Crick es erleben durften. Denn während die anderen fleißig weitere Informationen anhäuften und die Datenmengen vermehrten, wussten die beiden, dass die zunehmende Verfügbarkeit dieser Daten ihre Chancen erhöhen würde, die Struktur zu finden, auf die alle warteten. Informationen sind also nicht alles – weder im Leben noch in der Geschichte. Mit ihnen fängt aber alles an, nicht zuletzt die Karrieren von Forschern.

Ein ganz anderer Aspekt des Einsatzes von Informationen ist verbunden mit künstlicher Intelligenz und neuen Technologien zur Verbesserung der medizinischen Diagnostik, Therapie und Leistungssteigerung – bis hin zur bereits realistischen Entwicklung von digitalen Zwillingen, die von Sensoren und Daten unserer aktuellen Funktionen gespeist werden. »Homo Deus« ist das Stichwort. Die Kombination von implantierter Chip-Technologie mit transgenen Menschenabkömmlingen und die Kopplung von Mensch und Maschine ist nicht nur Science-Fiction. Trans- und Posthumanisten halten diese Entwicklung für erstrebenswert, weil sie das Potenzial birgt, bisher unlösbare Probleme zu lösen.

Dass die Utopie schnell ins Gegenteil umschlagen kann, liegt auf der Hand. Diese Entwicklungen können andererseits aber auch zu einer ganz neuen Medizin führen. Das technisch Mögliche muss nicht das ärztlich und menschlich Wünschenswerte sein, aber unideologische Offenheit und Vielfalt der wissenschaftlichen und technischen Möglichkeiten ist immer eine wichtige Voraussetzung für Fortschritt. Das wird uns technisch und ethisch beschäftigen (müssen) und es wird nicht ausreichen, mit Fontane poetisch auf ein »zu weites Feld« zu verweisen.

Globale Verantwortung

Die Mitte der 1940er Jahre ist nicht nur wichtig, weil in dieser Zeit das Konzept der Information aufkommt und das Anthropozän eingeläutet wird. Es sind auch die Jahre, in denen die Länder der Welt die Ohnmacht des alten Völkerbundes erkennen. Mit dem Völkerbund verbinden sich politische Bemühungen, internationale Organisationen für die Gesundheit einzurichten. Erste Schritte in diese Richtung wurden allerdings schon früher unternommen, nämlich im Jahr 1851, als in Paris eine erste Sanitätskonferenz tagte. Dabei war es gelungen, multilaterale Vereinbarungen zur Bekämpfung von Pest und Cholera zu schließen. Später etablierte sich eine Hygienesektion des Völkerbundes, der sich 1926 die Weimarer Republik als Teilnahmestaat anschloss. Die Mitgliedschaft fand jedoch ein schnelles Ende, als Nazideutschland aus dem Völkerbund austrat. 1945 konstituierten sich als Nachfolgeorganisation des Völkerbundes die Vereinten Nationen. Unter ihrem Dach entstand die Weltgesundheitsorganisation, die am 7. April 1948 ihre Arbeit aufnahm, weswegen dieser Tag als Weltgesundheitstag gefeiert wird. Noch im Gründungsjahr hat die WHO Gesundheit ehrgeizig und anspruchsvoll als »Zustand des vollständigen körperlichen, geistigen und sozialen Wohlbefindens« definiert, was unrealistisch ist. Wollte man diese Definition zum Maßstab machen, gäbe es auf der ganzen Welt keinen einzigen gesunden Menschen mehr. Wichtiger ist, dass die Regierungen der Welt und die Vereinten Nationen Gesundheit zu einem gemeinsamen Ziel erklären. Darauf basiert das 1978 von der WHO verabschiedete Primary Health Goal, das humane Grundmaßnahmen einer Basisgesundheitsversorgung aufführt: Gesundheitserziehung, Lebensmittelversorgung, Versorgung mit sauberem Wasser und sanitären Anlagen, Mutter-Kind-Fürsorge und Familienplanung, Impfungen, Vorbeugung und Kontrolle, Versorgung und Behandlung häufiger Erkrankungen sowie die Grundversorgung mit sinnvollen Medikamenten. Gesundheit und Krankheit, Bedrohungen, Sorgen und verantwortungsvolle Übernahme der daraus erwachsenden Aufgaben kennen weder nationale noch regionale Grenzen. Die Nachhaltigkeitsziele der Vereinten Nationen unterstützen alle direkt oder indirekt das Primary Health Goal der WHO.

Fortschritt

Allgemein sollte man sich vor Augen führen, wie die 1997 in London erschienene *History of Healing* notiert, dass »das 20. Jahrhundert mehr Entdeckungen und Verbesserungen in den medizinischen Wissenschaften gebracht hat als alle vorhergehenden Jahrhunderte zusammen, und dass die Medizin unendlich viel mächtiger geworden ist«, denn »die Behandlungsmethoden sind auf vielen Gebieten weitaus effektiver geworden. Wir haben Kenntnisse von Krankheitsursachen und -verläufen bekommen, die bis dahin unbekannt oder mysteriös geblieben waren. Und wir können heute – manchmal durch einfache Eingriffe – Leben in Fällen retten, in denen wir zuvor nur den Opfern beim Sterben zusehen konnten.«

Es gibt also viele Gründe, stolz auf die moderne Medizin zu sein, und das erwähnte Buch weist unter anderem auf Fortschritte durch das

Verständnis von Viren und Vitaminen hin, beschreibt die Verfügbarkeit von Antibiotika und Insulin und erinnert an die Unterscheidung der Blutgruppen A, B, AB und 0, deren Kenntnis Transfusionen und Transplantationen erlaubt und somit Chirurgen und Patienten eine große Hilfe an die Hand gibt.

Die *History of Healing* verschweigt aber auch nicht die Kehrseite des Fortschritts, die exemplarisch durch einen Blick in das Jahr 1974 sichtbar wird, als der amerikanische Senat feststellte, dass in den USA bei mehr als zwei Millionen Personen unnötige Operationen durchgeführt worden sind, die über 10000 Patienten den Tod gebracht haben. Man spricht seitdem – auch in anderen Zusammenhängen – von iatrogenen Erkrankungen. Gemeint sind Gesundheitsstörungen, die »durch ärztliche Einwirkung entstanden« sind. Beispiele gibt es zuhauf und sie müssen benannt werden. Unter dem Deckmantel des Fortschritts gibt es allzu oft Fehlentwicklungen, die tödlich sein können. Echter wissenschaftlicher Fortschritt muss kontinuierlich, transparent und begleitend eine kritische Analyse der realen Auswirkungen einbeziehen. Gründe für Fehlentwicklungen sind vielfach, nicht immer leicht zu erkennen und gehen weit über unethische wirtschaftliche Interessen hinaus.

Während man im 19. Jahrhundert mit der Unterscheidung zwischen einer romantischen Medizin mit ihrer Vorliebe für die Deduktion und einer naturwissenschaftlichen Heilkunst mit ihrer Verpflichtung zur Induktion auskam und höchstens noch die soziale Dimension der Gesundheitspflege in Betracht zu ziehen hatte, kommt man seit dem Beginn des 20. Jahrhunderts mit den Attributen, die man der Medizin voranstellen muss, um ihre vielen Verzweigungen zu erfassen, bald nicht mehr nach. Seit es Medikamente wie Aspirin (gegen den Schmerz) und Salvarsan (gegen die Syphilis) gibt, ist die Rede von einer pharmakologischen oder pharmazeutischen Medizin, deren Erfolgsgeschichte mit Antibiotika wie Penizillin und Entzündungshemmern wie Cortison fortgesetzt wird und die heute unter anderem mit sehr wirksamen Medikamenten zur Behandlung von weit verbreiteten Herzkreislauferkrankungen, mit Virostatika und Krebstherapien auftrumpfen kann. All diese Präparate müssen vor ihrer Anwendung in Studien mit Probanden getestet werden, für deren Durchführung es längst strikte Arzneimittelgesetze gibt, und an denen muss sich eine klinische Medizin orientieren, die unter anderem mit Hilfe von Biometrikern eine evidenzbasierte Heilkunst anbietet und die Entwicklung neuer Medikamente ermöglicht. Die Forschungsbemühungen der Mediziner nehmen dabei ebenso zu wie die Anstrengungen, das erworbene Wissen möglichst direkt zum Patienten zu bringen, um ihn damit zu behandeln – »from bench to bedside«, wie man im Angelsächsischen auch sagt –, was zu einer translationalen Medizin führt, die nach und nach dank einer sich erfolgreich entwickelnden Molekularbiologie eine genetische Komponente bekommt, und diese wiederum ermutigt einige ihrer Vertreter, sich Gedanken über eine evolutionäre Medizin zu machen, die nicht nur Krankheiten, sondern auch Körperreaktionen auf Störungen der Gesundheit im Rahmen der menschlichen Entwicklungsgeschichte erklären will. Neben diesem Blick auf einzelne Störungen richten Ärzte schon lange ihre Aufmerksamkeit auf den ganzen Menschen. In der Psychosomatik sollen die körperlichen Leiden eines Menschen zum Beispiel unter Berücksichtigung seiner psychischen Befindlichkeiten behandelt werden.

Alle diese Bemühungen führen zur Herausbildung einer holistischen und einer systemischen Medizin, die die Hinwendung zur sogenannten P4-Medizin empfiehlt. Sie heißt so, weil sie vorschlägt, prädiktiv, präventiv, persönlich und partizipatorisch vorzugehen, um für die Gesundheit der ihr anvertrauten Menschen zu sorgen. Früher ging man zum Arzt, wenn man krank war, und bat um eine prädiktive Prognose, um zu erfahren, wie und wann man wieder gesund werden würde. Heute kann man darüber hinaus präventiv zu einem Arzt gehen. Man ist zwar gesund, möchte aber mit Hilfe genetischer Diagnostik oder detaillierter Zellanalyse seine Prädisposition für eine mögliche Erkrankung feststellen lassen, um dieser dann durch geeignete Maßnahmen vorzubeugen. Dabei gibt es auf das Individuum zugeschnittene persönliche Empfehlungen, die ihm eine aktive (partizipierende) Rolle bei der Bewahrung seiner Gesundheit zumuten – etwa den Verzicht auf Rauchen und Alkohol, das Einhalten von Diätvorschlägen und die körperliche Ertüchtigung durch Schwimmen und Wandern.

Die aufgeführten Beispiele zeigen, dass zum Fortschritt der Medizin nicht nur die kaum noch zu überblickende Fülle an technischen und therapeutischen Innovationen gehört, sondern auch eine immer feingliedrigere Ausdifferenzierung der verschiedenen Ansätze und Fachbereiche.

»Vorbeugen ist besser als Heilen«

Es ist immer wieder schön, wenn die Wissenschaft am Ende vieler Bemühungen um die Gesundheit auf die alten Weisheiten zurückkommt, die kluge Ärzte schon vor Jahrhunderten niedergeschrieben und befolgt haben. Im Fall der prädiktiven und präventiven Medizin kann man auf einen Satz von Christoph Wilhelm Hufeland verweisen, der in seiner 1836 erschienenen *Kunst, das menschliche Leben zu verlängern* einen Satz geschrieben hat, der eine Volksweisheit geworden ist: »Vorbeugen ist besser als Heilen.« Hufeland ging bei seinen Überlegungen im Detail von folgendem Grundsatz aus: »Alle Extreme, sowohl das Zuviel, als das Zuwenig, sowohl das Zuhoch, als das Zutief, hindern die Verlängerung des Lebens.« Der Arzt der Goethezeit plädierte für Schutzimpfungen – vor allem gegen die Pocken –, er setzte sich als Anhänger des Gedankens einer angeborenen Lebenskraft für die damals noch ungewöhnliche Methode der Akupunktur ein und bekämpfte Scharlatane und betrügerische Heiler, die er als »Feinde des Lebens« bezeichnete, da sie niemandem helfen und das irdische Dasein nur verkürzen würden.

Hufeland wird hier nicht nur genannt, weil seine zitierten Ansichten unverändert gültig sind, sondern weil er sich in seinem Hauptwerk gegen »Systeme« wandte, die von ihren Verfechtern »für die alleingültige, alleinseligmachende« Heilkunst ausgegeben wurden, bis man sie von »einem neuen, ebenso alleingültigen System zertrümmern« ließ, wie er feststellte. Das Wort System hat indes heute eine neue Bedeutung bekommen und so viel Verbreitung erfahren, dass es Zeitgenossen fast wie ein Zauberwort erscheint. Während Hufeland bei seiner Verwendung von »System« an eine Ideologie dachte und die Verblendung ihrer Anhänger beklagte, meint man heute damit ein aus Teilen zusammengesetztes Ganzes, für das im Altgriechischen das Wort »systema« benutzt wurde. Aus ihm hat sich die moderne Verwendung der Vokabel etwa in Form des Gesundheitssystems ergeben. In den USA hat sich nach der Glanzzeit der Molekularbiologie mit dem Blick auf die Teile inzwischen eine »Systemmedizin« mit dem Blick auf das Ganze etabliert, die speziell für das erwähnte P4-Schema wirbt und es – nach Auskunft des Bundesministeriums für Bildung und Forschung – allgemein unternimmt, »Krankheitsmechanismen besser zu verstehen, um daraus individuelle Vorbeugungs- und Behandlungsmöglichkeiten abzuleiten«. Spätestens bei diesen Worten sollte man allerdings innehalten und sich fragen, ob die Medizin dies nicht schon immer gemacht hat, auch als sie weder molekular agierte noch den systemrelevanten Eindruck machte, den die Politik ihr hier zuweist.

Systembiologie

Es ist inzwischen Usus geworden, vom »System Mensch« ebenso wie vom »System Erde« zu sprechen, was über die alten und vertrauten Verwendungen des Systembegriffs hinausgeht und eine ganzheitliche Sichtweise propagiert, die sich gerne als neu darstellt. Es ist also noch viel Arbeit am Begriff zu leisten, wie es die Philosophen seit den Tagen von Helmholtz und Virchow immer wieder anmahnen.

In der Systemmedizin wird das System Mensch auf verschiedenen Ebenen erkundet. Neben Molekülen, Zellen, Geweben und Organen gerät auch das soziale Umfeld in den Blick, bevor die moderne Wissenschaft ihre erstaunliche Methodenvielfalt zur Anwendung bringt und »Daten aus Genom, Proteom, Metabolom und Mikrobiom mit klinischen Befunden und Bildgebungsdaten« liefert. Diese eindrucksvoll (oder abschreckend) wirkende Häufung von Schlagworten findet man vielerorts, unter anderem auf einer leicht zugänglichen Internetseite des Forschungsministeriums, was zu der Bemerkung reizt, dass nicht nur die neugierigen Bürger, sondern wahrscheinlich selbst die Ministerin und ihre fleißigen Teams vor diesem Wortverhau wie Ochsen vor der frisch gestrichenen Stalltüre stehen. Ganz wie Goethe seinen Faust sagen lässt: »Denn eben wo Begriffe fehlen, / Da stellt ein Wort zur rechten Zeit sich ein. / Mit Worten lässt sich trefflich streiten, / Mit Worten ein System bereiten«, wobei offenbleibt, was sich damit bewerkstelligen lässt. Dennoch: Über das Detail hinauszugehen, die bekannten Daten zu integrieren und zu versuchen, das Ganze zu verstehen, ist sinnvoll und notwendig. Das kann und muss der Patient vom Arzt erwarten. Nur eine holistische Sichtweise und der Versuch einer Integration, verbunden mit der Notwendigkeit, neue Begriffe für neues Wissen zu prägen, macht aus der Vielzahl der Daten neue Modelle und neues Verständnis. »Gedankenexperimente« waren in der Wissenschaft immer schon ein Weg, einer neuen Idee Zukunft zu geben, bevor Falsifikation zur Befreiung aus der Systematik führte. Systematik kann wichtig sein, um einen Zusammenhang von Teilbereichen herzustellen und verständlich zu machen. Das ganz Neue ist immer ganz unsystematisch.

Die Genomanalyse

»Genom, Proteom, Metabolom und Mikrobiom« – aus diesem modischen Quartett soll zunächst nur das erste Konzept als überschaubare Größe herausgegriffen werden. Eine größere Verbreitung fand das Wort »Genom« durch das Humangenomprojekt, das in den 1980er Jahren angeschoben wurde und im 21. Jahrhundert auf die eine oder andere Weise zum Abschluss gekommen ist. Zum Abschluss gekommen – das heißt, dass es Datenbanken gibt, auf denen die drei Milliarden Bausteine des menschlichen Erbmaterials als Reihung der Buchstaben A, T, G und C zu finden sind. Das sind die Anfangsbuchstaben der vier Basen (Adenin, Thymin, Guanin und Cytosin), die sich in den Genen eines Menschen finden und die die Bausteine seines Genoms bilden. Das Genom ist inzwischen also gleichsam vom Zellkern in den Computer gewandert, wo es als Informationsmenge bereitsteht, ohne so etwas wie einen lesbaren genetischen Text zu ergeben, auch wenn Moderatoren in den Medien vielfach so tun, als sei dies der Fall.

Es ist gut, sich von Zeit zu Zeit klarzumachen, dass Gene ein innerer Bestandteil des Lebens sind und dass ein Genom nicht nur aus linearen Gensequenzen besteht, sondern auch aus einer Fülle von anderen molekularen Abschnitten seiner DNA und regulierenden Einheiten, die in ihrem komplexen Zusammenspiel nach wie vor wissenschaftliche

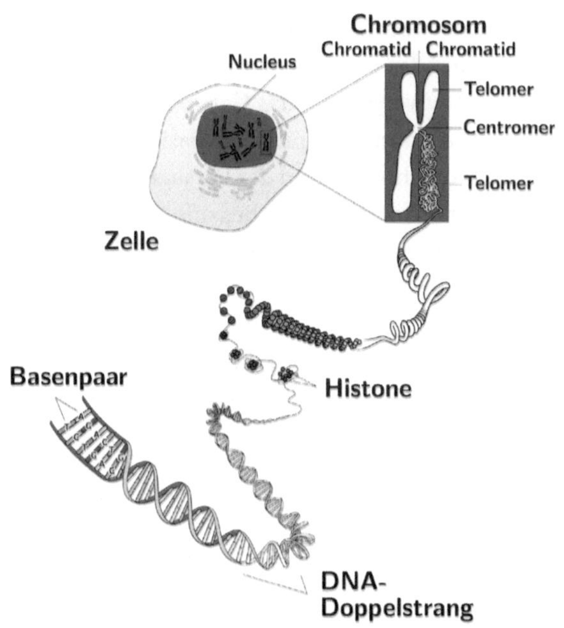

Das humane Genom: Auf den Chromosomen ist die gesamte Erbanlage mit circa 20000 Genen lokalisiert.

Rätsel aufgeben. Und mitunter sollte man sich auch vergegenwärtigen, dass das Leben in seinen Zellen keine Software enthält, sondern dass dort alles gleichsam als »Wetware« vorliegt. Die Bausteine des Lebens bestehen aus einem feuchten Gewimmel, in dem die bewegliche und elegant drehbare dreidimensionale Erbsubstanz mit allen möglichen Molekülen in Berührung kommt und auf diese Weise wunderbar und wesentlich beeinflusst wird, damit sie dem Leben und ihrem Träger dienen kann. Alles ist Bewegung, und das Leben kommt mit Genen allein keinen Meter weit und auf keinen Fall eine Generation weiter. Das Ganze des Genoms im Ganzen des Lebens bleibt ein Mysterium, auch wenn man immer mehr Sequenzen mit immer besseren Maschinen auf einem Bildschirm bestaunen kann.

Übrigens: Das Wort Genom stammt vom Botaniker Hans Winkler, der es in den 1920er Jahren vorgeschlagen hat, um damit die Gesamtheit der Erbanlagen einer Zelle zu benennen. Die griechische Endung -om verweist darauf, dass es sich bei den bezeichneten Objekten – zum Beispiel auch bei Karzinomen und Hämatomen – um Zellansammlungen handelt. Ein Genom meint dann ein Gebilde aus Genen – die auf einem Chromosom zu finden sind –, wobei der Urheber des Begriffs sicher war, dass ein Genom erst in Verbindung mit dem es umfließenden Milieu der Zelle – dem Protoplasma, wie der Zellsaft manchmal heißt – seine Wirkung entfaltet und die Dynamik des Lebens entstehen lässt. Ein Genom kann seine Aufgaben nur zusammen mit anderen Komponenten der Zelle ausführen. Dem entspricht die Umschreibung, die die amerikanische Genetikerin Barbara McClintock in ihrer Nobelpreisrede aus den 1980er Jahren gegeben hat. Sie bestimmt das Genom als »hochempfindliches Organ einer Zelle, das genetische Aktivitäten überwacht und gewöhnliche Irrtümer korrigiert, das überraschende und unerwartete Ereignisse erkennt und darauf reagiert«. Mit anderen und metaphorischen Worten: Das Genom ist Mitspieler und Zuschauer zugleich im Drama des werdenden Lebens, das auf der Bühne der Moleküle aufgeführt wird, auch wenn dieser Gedanke heute mehr oder weniger in Vergessenheit geraten ist und von den Genetikern zu wenig beachtet wurde, als sie das Leben auf Molekularmechanismen reduzieren wollten. Doch inzwischen kehren Bioforscher und Genetiker die Blickrichtung um und nehmen vermehrt das Ganze einer organischen Existenz ins Visier.

Das Humangenomprojekt konnte in den 1980er Jahren nur deswegen ernsthaft in Angriff genommen werden, weil die dafür erforderlichen Techniken und Verfahren ausgereift waren. Es war möglich geworden, Gene zu isolieren und ihren molekularen Aufbau durch Sequenzierung zu ermitteln, zugleich konnte die Informationstechnologie erstmals ausreichend Datenspeicher für die gigantische Aufgabe zur Verfügung stellen. Vor allem aber meinte die medizinische Genetik sagen zu können, dass Krebs und andere Krankheiten häufig einen genetischen Ursprung haben. Wer die Gene eines Menschen kennt, so die einfache Logik, der sollte verstehen, wie von dieser Ebene des Lebens aus Krebs erst möglich wird und dann auch verhindert werden kann. Doch trotz aller Bemühungen um die überlangen DNA-Moleküle in den Zellen, trotz aller Anstrengungen der Ärzte in anderen Bereichen und trotz mancher erstaunlicher pharmakologischer Erfolge – es gibt zum Beispiel Medikamente, die Tumoren die Blutversorgung abschneiden, Hodenkrebs heilen und Patienten mit Melanomen mehr Lebenszeit verschaffen – tappt die Wissenschaft beim Verständnis von Krebs noch weitgehend im Dunkeln, auch wenn man immer wieder eine neue Sicht mit neuem Licht findet und die Hoffnung nicht aufgibt, mit dem erworbenen Wissen immer mehr Menschen helfen zu können.

Die Gentechnik und ihre Folgen

Die Genomprojekte und die dazugehörigen Entwicklungen der Medizin basieren auf den in den 1970er Jahren erzielten Fortschritten der Molekularbiologie. Gentechnische Verfahren ermöglichen es, genetisches Material von einer Zelle in eine andere zu übertragen. Man kann etwa Gene aus Blutzellen in Bakterien einschleusen und die dazugehörigen DNA-Moleküle mit deren Hilfe in Mengen herstellen, die ausreichen, um sie unter die biochemische Lupe zu nehmen. Als die ersten isolierten Gene analysiert wurden, zeigte sich zur allgemeinen Verblüffung, dass Gene keineswegs in einem Stück vorliegen. Sie bestehen vielmehr aus vielen Stücken, die von langen DNA-Schnipseln unterbrochen werden. Es stellte sich heraus, dass es mehr Zwischenstücke (mit Namen Intron) als informative Genstücke (mit Namen Exon) gibt. Mit anderen Worten: Es wurde immer klarer, dass die Forscher von großen Teilen des Genoms nicht einmal ansatzweise sagen konnten, wozu sie dienten und was sie in den Zellen zustande brachten. Je weiter die Forschung gedieh, desto mehr Rätsel häuften sich auf, und so ist es bis heute geblieben. Wenn Goethe erneut seinen Faust fragen lassen würde, was die (lebendige) Welt im Innersten zusammenhält, es könnte ihm heute immer noch niemand antworten.

Mit der Gentechnik konnten Molekularbiologen genügend Exemplare von Genen in vitro herstellen. Seit immer mehr davon die Datenbanken füllen und dort verglichen werden, sehen die Biologen vielfach Anlass zu neuen Hoffnungen, stürzen aber auch von einem Schock in den anderen. Vor Beginn des Humangenomprojektes wurden dessen Betreiber um eine Schätzung gebeten, wie viele Gene man in einem Genom finden würde. Getippt wurde auf Größenordnungen von 100 000, doch damit lag die Fachwelt, wie inzwischen klar ist, weit daneben. Zwar wird bis heute in vielen Debatten erörtert, wie man die genaue Zahl von menschlichen Genen festlegen kann, aber der allgemeine Konsens spricht von etwas mehr als 22 000 Genen, und weniger als zwei Prozent des Genoms enthalten bislang bekannte informative Sequenzen. Das wirft natürlich sofort die Frage auf, wozu der Rest da ist.

Zu den Rätseln im Genom gehört auch das Vorliegen von zahlreichen Pseudogenen, die so heißen, weil sie früher einmal aktiv waren, dann aber im Laufe der Evolution an Bedeutung verloren und nun in anscheinend unbrauchbarer Form im Genom mitgeschleppt werden. In der menschlichen DNA finden sich Pseudogene, die für die Geruchsempfindung tauglich waren und zum Beispiel in Hunden und Mäusen nach wie vor ihren Zweck erfüllen. Im menschlichen Genom dämmern sie vor sich hin, worüber man sich ebenso wundern kann wie über viele lange DNA-Abschnitte, die vielfach wiederholt werden, ohne dass man zu sagen vermag, was eine Zelle damit erreicht oder vorhat. Man könnte weitere Einzelheiten anführen, um am Ende eher konsterniert feststellen zu müssen, dass der größte Teil des menschlichen Genoms – mindestens 85 Prozent – unter keinerlei uns bekanntem evolutionärem Selektionsdruck steht und einfach da ist. Die Genetiker sprechen inzwischen von der »Dunkelmaterie im Genom«. Das Wort benutzen sie in Anlehnung an die Terminologie der Astrophysiker, die sich schon länger mit »Dark matter« im Weltall herumschlagen. Doch trotz oder vielleicht gerade wegen dieser rätselhaften Funde und Befunde ist die Sequenzierlust unter Genetikern ungebrochen. Sie greifen nach jedem Genom, das ihnen angeboten wird, natürlich immer mit dem Ziel, die zentrale Schaltstelle des Lebens besser zu verstehen – und es lässt sich nicht leugnen, dass auf diesem Gebiet große Fortschritte zu verzeichnen sind.

Paläogenetik: Woher kommt der Mensch und wohin geht er?

Schon bald nach dem Aufkommen von Sequenzierautomaten fingen Forscher mit archäologischem Interesse an, die DNA aus prähistorischen Knochen zu analysieren. Man hoffte, durch den Vergleich von uralten Gensequenzen etwas über die Wanderbewegungen der Vorläufer des Homo sapiens zu erfassen und somit einen besseren Einblick in die Menschwerdung zu bekommen. Was eine Zeitlang als spezielle Forschung nur einen kleinen Kreis von Interessenten beschäftigte, bekam große öffentliche Aufmerksamkeit, als es 2010 gelang, das Genom eines Neandertalers zu extrahieren und zu sequenzieren. Als man dessen DNA mit der eines modernen Menschen verglich, zeigte sich, dass zwar der Homo neanderthalensis als Spezies nicht mehr existiert, er aber dennoch nicht ganz ausgestorben ist, da Teile seines Erbguts in heutigen Menschen nachzuweisen sind. Alle Leser dieser Zeilen tragen etwas DNA von Neandertalern in sich, und aufgrund der Streuung innerhalb der Population wird geschätzt, dass die heutige Menschheit insgesamt 40 Prozent des Erbguts vom Homo neanderthalensis bewahrt hat. Dieser Befund wirft natürlich die Frage auf, welche besondere Aufgabe diese Genomabschnitte übernehmen und welchen Überlebensvorteil sie den Menschen gebracht haben, die bei den offenbar vollzogenen Paarungen zwischen Neandertaler und Homo sapiens zustande gekommen sind. Denkbar ist, dass Neandertaler-Gene vor Infektionskrankheiten schützen. Aber auch das Gegenteil kann der Fall sein. Zum Beispiel lassen neueste Untersuchungen vermuten, dass die hohe Covid-Anfälligkeit unter Menschen in Südasien durch eine Genregion auf Chromosom 3 bedingt ist, die die heutigen Menschen von Neandertalern übernommen haben.

Milliarden von Mikroben

Es darf immer wieder darüber gestaunt werden, dass erwachsene Menschen aus zehn Billionen Zellen bestehen, die sämtlich aus einer einzigen Zelle, der Zygote, nach der Befruchtung des Eis durch ein Sperma hervorgegangen sind. Aber noch viel mehr kann man über die Auskunft staunen, dass ein menschlicher Körper innen und außen noch ungleich mehr Bakterien beherbergt. Es wird angenommen, dass die Zahl dieser Mikroorganismen, die sich auf und in einem Menschen befinden, die Zahl seiner eigenen Zellen um das Zehnfache übersteigt. Allein im

Mund eines Menschen leben zehn Milliarden Bakterien, die auch nicht verschwinden, wenn man sich regelmäßig die Zähne putzt. Und wenn sich zwei Exemplare der Spezies Homo sapiens inbrünstig küssen, dann kann es schon einmal passieren, dass 80 Millionen Mikroben von einem auf den anderen übertragen werden, wie tatsächlich sorgfältig gemessen worden ist und was die zärtlich Schmusenden nicht von ihrem Treiben abhalten sollte.

Als Biowissenschaftler das Mikrobengewimmel im Zahnbelag von Menschen genauer analysierten, konnten sie rund 10 000 Arten unterscheiden. Damit ist das orale Mikrobiom – die Gesamtheit der Mikroorganismen in der Mundhöhle – aber noch längst nicht vollständig erschlossen. Und vor Überraschungen ist man nicht gefeit. So stellte man fest, dass nicht nur jeder Zahn, sondern jede Seite eines Zahns seine höchst eigene Mikrobenkombination aufweist. Zu den wahrscheinlich mehr als 20 000 dort siedelnden Arten von Bakterien kommen noch zahlreiche tierische und pflanzliche Einzeller, die in Fachkreisen Protisten heißen und zum Beispiel Algen und Protozoen bezeichnen, wobei Protisten selbst als Wirtsorganismen für andere Mikrobenarten fungieren können. Zu ihnen gesellen sich darüber hinaus noch eine Menge von Pilzen, was es insgesamt immer schwerer macht, den Menschen noch als das Individuum anzusehen, das vor einem steht und als das er sich selbst gerne stolz betrachtet. Er erscheint dafür immer mehr wie ein hochdiverses Ökosystem, in dem es von Leben wimmelt und das es näher zu erkunden gilt.

Um dies zu tun und das neue Menschenbild zu benennen, setzt die Wissenschaft inzwischen den Begriff »Holobiont« – ein Lebensganzes – ein, der bereits 1991 von der amerikanischen Biologin Lynn Margulis vorgeschlagen wurde, als sie über die Symbiose als biologische Innovation nachdachte. Menschen sind Holobionten und ohne ihr vielfältiges Mikrobiom nicht existenzfähig. Zu einem Holobionten – gemeint sind ein Wirtsorganismus und die mit ihm vergesellschafteten Mikroorganismen – gehört im Verständnis der genetischen Forschung auch ein eigenes Hologenom. Dieses umfasst die Erbanlagen aller Organismen, aus denen sich der Holobiont zusammensetzt. Daran wird fleißig geforscht. Genetiker sind inzwischen immer deutlicher der Ansicht, dass ein Mensch weniger durch sein eigenes und eher durch die kollektiven Genome seiner Zellen und die seiner Mitbewohner identifiziert werden kann, wofür sich inzwischen der Begriff Metagenom etabliert hat.

Anzumerken ist auch, dass die Genforschung den Zugriff auf die Mikroben der Menschen erleichtert und wahrscheinlich sogar erst ermöglicht hat. Während man früher Bakterien mühsam kultivieren musste, um sie zu identifizieren, reichen heute Gensequenzen und deren Eingabe in eine Datenbank, die zeigt, ob das gefundene Genom zu einem bekannten oder zu einem noch unbekannten Mikroorganismus gehört. Mit den molekularbiologischen Methoden wächst unser Wissen über die Vielfalt der Mikrowelt in Böden, Meeren und wo immer Menschen hingelangen und Proben nehmen können. Doch so klein die neu gefundenen Winzlinge auch sind, ihre Entdecker meinen, dass sie für die Hälfte der bakteriellen Vielfalt zuständig sind. Man begegnet ihnen im Mund, in der Lunge, im Darm und in der Vagina – kurz an allen inneren und äußeren Oberflächen des Menschen, und inzwischen konnte sogar nachgewiesen werden, dass sie die Gattung Homo schon besiedelten, als die Neandertaler noch auf der Erde wandelten.

Die Frage stellt sich natürlich, welche Rolle nicht nur die neu entdeckten, sondern auch all die bereits länger bekannten Mikroben im Leben eines Wirtsorganismus spielen, und dabei schwingt immer die Sorge mit, dass Bakterien und Pilze eher als Krankheitsursachen in den Blick kommen und man eigentlich nichts Gutes von ihnen erwartet. Seit die Menschen mit Hilfe von Mikroskopen entdecken konnten, dass in und auf ihren Körpern Bakterien leben, haben sie Angst vor allem, was gemeinhin als Mikroben, Bazillen oder Keime bezeichnet wird. Bakterien haben einen schlechten Ruf, seit Pasteur und Koch im 19. Jahrhundert einige von ihnen als Verursacher schrecklicher Krankheiten ausmachen konnten. Diese Geißeln der Menschheit beschäftigen nach wie vor die Medizin. Inzwischen ist aber klar, dass die Mikroben des menschlichen Mikrobioms immer dort am häufigsten anzutreffen sind, wo ihnen ein Wirtskörper die meisten gelösten Nährstoffe und Mineralien zur Verfügung stellt, nämlich im Darm.

Bald wurde unübersehbar, dass sich im menschlichen Verdauungskanal nicht nur Milliarden oder Billionen, sondern Billiarden von Bakterien drängeln, was Forscher inzwischen veranlasst, beim Darm von einem »Mikrobiota-Organ« zu sprechen, das zwar fast komplett aus fremden Zellen besteht, das aber trotzdem für den Wirt lebenswichtige Aufgaben übernimmt: Die Mikroben des Darms regen die Peristaltik und Geweberegeneration an, sie nehmen Einfluss auf die Feinmorphologie der Darmschleimhaut und die Dichte der Blutgefäße, sie sorgen für das schützende Lymphgewebe, die Immunabwehr, sie schützen also vor fremden Bakterien und Viren, die von außen eindringen, und haben vielfache Effekte auf das Nervensystem und das Gehirn. Das »Bauchgefühl« bei Entscheidungen mag hier seinen realen Ursprung haben. Möglicherweise übernehmen sie noch weitere Funktionen, die Menschen gesund sein oder gesund werden lassen – ein weites Feld für die Forschung. Die wissenschaftliche Neugier ist geweckt, und Fontane hätte seine Freude.

Das Ökosystem im Körper

Seit die Mikroben im Menschen die Aufmerksamkeit der Forscher finden, kommen erstaunliche Zusammenhänge zum Vorschein. In den Gedärmen finden sich zum Beispiel Hefen mit dem wissenschaftlichen Namen Candida, die sich an Stärkemolekülen zu schaffen machen, die mit der Nahrung aufgenommen werden. Dabei werden Zuckermoleküle frei, die von Bakterien namens Ruminococcus fermentiert werden, was Stoffe entstehen lässt, mit denen wiederum Archaebakterien sich beschäftigen können. Die Nebenprodukte oder Abfälle der einen Art von Mikroben liefern Ressourcen für eine andere. Das Ökosystem des Darms bestimmen wechselseitige Abhängigkeiten oder molekulare Beziehungen, die unter Umständen natürlich auch blockiert werden oder durcheinandergeraten. Nach wie vor meinen die Biomediziner, durch die Analyse der Darmflora den Gründen für Krankheiten wie Allergien, Asthma, Fettleibigkeit, Alzheimer Demenz oder Autismus auf die Spur zu kommen. Bei mehr als 160 Arten von Bakterien im menschlichen Darm und einem Gesamtgewicht von 1,5 Kilogramm an Mikroben in diesem Organ lässt sich leicht die Größe der Aufgabe ablesen, die sich immer mehr zu lohnen scheint. So kann die Mikrobenwelt im Darm die geistige Gesundheit beeinflussen, wie sich bei depressiven Menschen erkennen ließ, deren Mikrobiom im Durchschnitt weniger Bakterien einer bestimmten Art enthielt.

Verschränktes Leben in einer verschränkten Welt

Wenn mehr von Holobionten und weniger von Individuen, mehr von Genomen und weniger von Genen, mehr von Systemen und weniger von ihren molekularen Komponenten die Rede ist und die Symbiose – also das Zusammenfinden und -leben scheinbar getrennt existierender Partner – ins Zentrum evolutionsbiologischen Denkens rückt, dann lässt sich dieser umfassende Trend durch die einfache Formulierung umschreiben, dass der Blick auf das Ganze die Betrachtung der Teile ablöst. Nach dem Triumphzug der Molekularbiologie bekommt jetzt der gleichberechtigte Blick seine Chance, der mit dem Attribut »holistisch« versehen wird und auf eine vielfach übergangene oder übersehene Eigenschaft sowohl des (organischen) Lebens als auch der (anorganischen) Welt verweist. Ihren prägenden Namen bekam sie durch den bereits erwähnten Physiker Erwin Schrödinger.

Als sich Schrödinger in den 1930er Jahren Gedanken über einige Besonderheiten der Wirklichkeit machte, die sich ihm und seinen Kollegen beim Betrachten der Vorgänge auf der atomaren Bühne zu erkennen gaben, fiel ihm auf, dass physikalische Objekte nicht für sich agierten und über isolierte Eigenschaften verfügten. Sie waren vielmehr miteinander verschränkt, wie Schrödinger eine inzwischen experimentell vielfach bestätigte Eigenschaft etwa von Elektronen nannte, die Einstein derart verblüffte, dass er von einer spukhaften Fernwirkung sprach, von der er nichts wissen wollte. Doch Einsteins Abneigung ändert nichts an der tatsächlich festzustellenden Verschränkung von atomaren Gebilden. Diese gibt sich darin zu erkennen, dass etwa die Vermessung eines Elektrons den Zustand eines weit davon entfernten zweiten Elektrons mitbestimmt, falls die beiden einmal in Kontakt gestanden haben. Mit anderen Worten: Elektronen, die sich einmal getroffen haben, gehören zusammen und bilden als verschränktes Paar ein Ganzes, dessen Teile nur im Verbund verstanden werden können. Allgemein ausgedrückt: Die Welt ist ein Ganzes, das den Menschen nur vorspielt, aus den Teilen zu bestehen, denen sie Namen geben, um sie separieren und einzeln betrachten zu können.

Die Verschränkungen, die die Physik in den Atomen vorfindet, entdeckt die Biologie im Bereich des Lebens. Die Untersuchung der Symbiose von Pilzen und Pflanzen, bei denen Pilze mit ihren Fäden das Feinwurzelsystem der Pflanzen durchdringen und sich so mit ihnen verweben, hat bereits zu Lebzeiten von Virchow und Helmholtz Biologen dazu gebracht, von einem vernetzten Mykorrhiza zu sprechen. Heute hat sich der Blick auf das verschränkte Leben, das man vor allem im Waldboden beobachten kann, so entwickelt, dass die Zunft von einem »Wood Wide Web« spricht. Der Vergleich mit dem Internet ist durchaus treffend, denn der Wald ist – genau wie der Mensch mit seinen Mikroben – vor allem ein Ökosystem, und die Pilze ermöglichen den Pflanzen, in deren Wurzeln sie leben, sich zu einem Netzwerk zu verbinden. Aus der Biologie wird so eine Ökologie, und die Molekularmedizin wird notwendigerweise ergänzt durch einen systemischen Ansatz.

Natürlich sollte eine globale Betrachtung der Gesundheit versuchen, künftig Nutzen aus der Verschränkung des Lebens und der Welt zu ziehen, aber mit diesen Bemühungen steht die Wissenschaft erst am Anfang. Die Evolution des Menschen als Ergebnis einer komplexen Interaktion ist nur in dieser holistischen Sichtweise zu verstehen, und die Einbeziehung des Mikrobioms stellt dann keine Überraschung mehr dar. Bemerkenswert aber ist der Fortschritt in den analytischen Fähigkeiten der modernen Mikrobiologie und Genomsequenzierung, durch die es gelingt, die Vielfalt der Mikroben zu identifizieren und die obigen Erkenntnisse präzise zu erforschen. Es ist dann auch keine Überraschung mehr, dass die holistische Betrachtung aller Lebensformen in ihrer Umwelt zu den bereits erwähnten Konzepten von One Health und Planetary Health geführt hat. Es gibt nur eine Gesundheit, oder besser: Die Gesundheit des Menschen ist nur möglich in der gesunden Vielfalt der Natur.

Soziale Hygiene

Möglicherweise kann die moderne Medizin mit ihrem billiger werdenden Angebot einer Genomanalyse an die Idee der Vergangenheit anschließen, dass der Einzelne für seine Gesundheit mitverantwortlich ist, vor allem, wenn ihm klargemacht wird, welche Risiken persönlich für das Krankwerden bestehen, wenn man mit identifizierbaren Varianten von Genen ausgestattet ist oder einen besonderen Lebensstil pflegt. Im 18. Jahrhundert wurde einmal versucht, die Menschen zu einer möglichen Gesundheitsvorsorge zu überreden, indem man ihnen erklärte, ihr Körper sei die erste Form von Eigentum, um das man sich zu kümmern habe. Im 19. Jahrhundert wurde die damit ermutigte Individualhygiene durch eine öffentliche Gesundheitspflege ergänzt, nachdem regelmäßig auftretende Cholera-Epidemien zeigten, dass Menschen unabhängig vom individuellen Verhalten erkranken können. Die alte hygienisch-diätetische »Sorge um sich« ist um 1900 in Gestalt der Lebensreform-Bewegung erneut aktiviert worden und heute in zahlreiche Bemühungen um Fitness und Wellness eingemündet.

Was die gesellschaftliche Dimension angeht, so ist 1925 ein *Handbuch der Sozialen Hygiene und Gesundheitsfürsorge* erschienen, in dessen Vorwort zum ersten Mal der Begriff der »Gesundheitswissenschaft« auftaucht, und zwar im Singular, während er heute bevorzugt im Plural gebraucht wird. Die heutigen »Gesundheitswissenschaften« verstehen sich als ein kooperierendes Ensemble von Disziplinen, in denen zum einen Gesundheits- und Krankheitsverläufe analysiert werden und zum anderen über geeignete Versorgungstrukturen nachgedacht wird, die der Bevölkerung zur Verfügung stehen sollten. In diesem interdisziplinären Zusammenspiel konnte der Irrglaube überwunden werden, dass eine leidensfreie Gesellschaft möglich sei, und die hier tätigen Forscher erinnern aufgrund ihrer gewonnenen Lebenserfahrung ihre Mitwelt gerne daran, dass der Mensch eine andere Bestimmung hat, als nur die, gesund zu sein.

Es darf hier nicht verschwiegen werden, dass mit der sozialen Dimension der Gesundheit im 20. Jahrhundert viel Schindluder getrieben wurde. Im Dritten Reich verlangte die Politik nach einem »gesunden

Volkskörper« und erklärte manche Menschen zu »unwertem Leben«. Die Nationalsozialisten erhoben den ideologisch verblendeten Vorwurf an die Medizin, die natürliche Auslese zu hemmen und für die Zunahme lebensuntüchtiger Individuen zu sorgen. Um den »rassereinen und erbgesunden Volkskörper« zu erhalten – vor allem für militärische Aufgaben und die Eroberung von neuem Lebensraum –, hat der damalige Volksgesundheitsdienst nicht nur als minderwertig bezeichnetes Menschenleben vernichtet, sondern auch versucht, vermeintlich höherwertigen Exemplaren mehr Gesundheit zu geben. 1939 erschien ein Buch mit dem Titel *Tabak und Organismus*, mit dem das Reichgesundheitsministerium mit großem propagandistischem Aufwand einen Feldzug gegen den Lungenkrebs einleitete. Die Tabakwerbung wurde reguliert, und an der Universität Jena entstand ein Institut zur Erforschung der Tabakgefahren, von dem allerdings weder viel zu hören war noch viel geblieben ist.

Solche bedenkenswerten Aspekte einer Gesundheitspolitik der 1930er Jahre verblassen unweigerlich neben dem nationalsozialistischen Massenmord an kranken Menschen, für den die Nazis die beschönigende Bezeichnung »Euthanasie« verwendeten. Diesen politisch motivierten Verbrechen waren zwischen 1910 und 1930 fachliche Diskussionen um die Frage vorausgegangen, ob die naturwissenschaftlichen Bemühungen der Medizin es eines Tages dazu bringen könnten, ohne die gesellschaftlich determinierte Dimension von Krankheit zurechtzukommen. Man wollte die Unterschiede zwischen krank und gesund oder normal und anomal durch statistische Analyse innerhalb des naturwissenschaftlichen Paradigmas eindeutig erkenn- und unterscheidbar machen, und als dies nicht gelang, wandte der Psychiater und Philosoph Karl Jaspers ein, dies könne daran liegen, dass man mit der Verwendung des Begriffs Krankheit ein Werturteil ausspricht, da es nicht möglich sei, ihm eine rein medizinische Definition zu geben. Wahrlich – ein weites und zukunftsoffenes Feld.

Globale Gesundheit

Schon bei der Gründungskonferenz der Vereinten Nationen in San Francisco im Jahre 1945 wurde die Einrichtung einer Weltgesundheitsorganisation vorgeschlagen. Am 7. April 1948 wurde das Vorhaben umgesetzt. Die WHO zählt heute 194 Mitglieder und wird von einem Generaldirektor geleitet. Die operativen Geschäfte werden von der Weltgesundheitsversammlung und vom Exekutivrat wahrgenommen, in dem 34 Mitgliedsländer vertreten sind. Große Bedeutung haben die Regionalbüros in den sechs Regionen Afrika, Östliches Mittelmeer, Europa, Westlicher Pazifik, Südostasien und Amerika.

Man kann der WHO nur dankbar für das von ihr im Laufe der letzten Jahrzehnte Erreichte sein und ihre Mission unterstützen, die sie in ihrer Verfassung festgelegt hat und die darin besteht, die Gesundheit der Menschen weltweit zu fördern und ihre Erkrankungen zu bekämpfen. Seit die WHO sich um »ein Höchstmaß an Gesundheit für alle Völker« bemüht – so steht es im Artikel 1 der Satzung –, geht die Organisation gezielt gegen Infektionskrankheiten wie Tuberkulose, Malaria, HIV oder Poliomyelitis vor.

Schon früh waren beeindruckende Erfolge zu vermelden. In den 1950er Jahren litten viele Millionen Menschen unter der Tropenkrankheit Frambösie, bekannt auch unter dem Namen Himbeerseuche, weil sie zu Hautveränderungen führt, die an das Aussehen besagter Früchte erinnern. Die WHO hat damals 300 Millionen Betroffene in 46 Ländern mit ausreichend Penizillin versorgt und damit vielen Menschen ein Leben mit Behinderungen erspart. Als Sternstunde in der Geschichte der WHO gilt die Ausrottung der Pocken, die sich einem 1967 gestarteten Impfprogramm verdankt. Auf der 33. Vollversammlung der WHO konnte 1980 verkündet werden: »Die Erde ist frei von endemischen Pocken, für eine künftige Rückkehr gibt es keinerlei Hinweise.« Der Kampf gegen Infektionskrankheiten führte in vielen Ländern allerdings auch zu einem zu breiten, medizinisch nicht gerechtfertigten Einsatz von Antibiotika. Das wiederum begünstigte die Entwicklung von antibiotikaresistenten Keimen, die schwer zu behandeln sind – ein wichtiger Hinweis darauf, dass alle Maßnahmen der Gesundheitspflege immer wieder und fortlaufend wissenschaftlich begleitet werden müssen.

Neben der Bekämpfung von Krankheiten drängt die WHO auch auf eine Stärkung der Gesundheit, weshalb 1986 die Ottawa-Charta zur

Gesundheitsförderung verabschiedet wurde, in der man unter anderem Rauchen und Alkoholkonsum als Risiken benannte und die Staaten der Welt aufforderte, ihren Bürgern zu helfen, mehr Eigenverantwortung für ihre Gesundheit zu übernehmen. Im Oktober 2015 wies die der WHO unterstellte Internationale Agentur für Krebsforschung darauf hin, dass der Konsum von verarbeitetem rotem Fleisch das Risiko erhöht, an Magen- oder Darmkrebs zu erkranken, was zu Protesten der entsprechenden Produzenten führte, die sich über eine damit einhergehende Verunsicherung von Verbrauchern beklagten. Die nicht selten auch wirtschaftlichen Interessen müssen immer wieder geprüft werden in Bezug auf die Interessen der Gesellschaft. Transparenz der Aktivitäten ist die wichtigste Voraussetzung für bewusste und rationale Entscheidungen.

Natürlich muss sich die WHO weiter mit Infektionskrankheiten beschäftigen. Erinnert sei an die Ebola-Epidemie 2014, die ein unzureichendes Krisenmanagement erkennen ließ, was ein Jahr später zur Gründung einer Global Health Emergency Workforce führte, mit der man rascher und effektiver auf Krankheitsausbrüche reagieren wollte. In ihren Bemühungen um eine globale Gesundheitsversorgung wird die WHO in vielfacher Weise unterstützt durch staatliche Einrichtungen, aber auch durch Nichtregierungsorganisationen, private Stiftungen wie den Welcome Trust und die Bill and Melinda Gates Foundation. Auch der von der Berliner Charité im Jahre 2009 gegründete World Health Summit arbeitet eng mit der WHO, mit vielen NGOs sowie mit der Politik, der Zivilgesellschaft und der Wirtschaft zusammen. Die katastrophalen Auswirkungen der Covid-19-Pandemie auf das gesamte gesellschaftliche, kulturelle und ökonomische Geschehen zeigen, dass die WHO und die internationale Kooperation unentbehrlich sind und erheblich mehr für die Vorsorge getan werden muss.

Diagnostische Methoden

Große Fortschritte hat das 20. Jahrhundert im diagnostischen Bereich vorzuweisen. 1895 wurde die Existenz von Röntgenstrahlen nachgewiesen, und schon fünf Jahre später führten Ärzte in Paris Röntgendurchleuchtungen nicht nur durch, sondern auch vor, was mit dem Unterhaltungswert des neuen Lichts zu tun hatte. Dieses erlaubte es, in Zonen des Körpers zu blicken, die dem Auge bis dahin verborgen geblieben waren und deshalb verboten erscheinen mussten. Um die Jahrhundertwende gelang es auch, Einblicke in die Hohlorgane von Patienten zu gewinnen und etwa Bewegungen des Magens und des Darmtraktes zu verfolgen. Das anfänglich aufwendige und riskante Verfahren wurde wesentlich leichter, als der amerikanische Physiker William David Coolidge 1913 eine Röntgenröhre mit Glühkathoden entwickelte, die nach dem Ersten und Zweiten Weltkrieg weiter verbessert werden konnte und bald in Verbindung mit der aufkommenden Fernsehtechnik die sogenannten Röntgenbildverstärker-Durchleuchtungen ermöglichte. Seit den 1970er Jahren kennt die klinische Diagnostik schließlich Verfahren, mit denen Schichtaufnahmen die Abbildung von Körperschichten erlauben. Die Strahlenbelastung des Patienten sinkt, und zugleich erhält der Arzt bessere und umfangreichere Informationen über den Körper des Patienten. In der heutigen Medizin werden diese und andere bildgebende Verfahren durch den Einsatz künstlicher Intelligenz erleichtert, beschleunigt und verbessert.

Anfang der 1960er Jahre kam die Szintigrafie auf, mit deren Hilfe die Verteilung von dem Körper zuvor verabreichten radioaktiven Stoffen festgestellt werden konnte, um unter anderem ansonsten schwer lokalisierbare Tumore oder Metastasen nachzuweisen. Zwanzig Jahre später erlaubten es die inzwischen leistungsfähiger gewordenen Computer, szintigrafische Schichtaufnahmen herzustellen, und aus den dazugehörigen Techniken entstand die Kernspinresonanztomografie. Sie ermöglicht das Feststellen von krankhaften Veränderungen an inneren Organen und erspart dem Patienten eine hohe Strahlenbelastung.

Zu den bekanntesten diagnostischen Verfahren gehört das seit dem 19. Jahrhundert angewandte Elektrokardiogramm (EKG), bei dem Herzströme aufgezeichnet werden. Für seine Entwicklung wurde der niederländische Physiologe Willem Einthoven 1924 mit dem Nobelpreis für Medizin ausgezeichnet. Kurze Zeit später präsentierte der in Jena tätige Psychiater Hans Berger ein Gerät, das der Gehirndiagnostik durch

Messung und Aufzeichnung bioelektrischer Potenzialschwankungen diente. Das als Elektroenzephalografie (EEG) bekannte Verfahren war 1929 schon so ausgereift, dass Ärzte es einsetzen konnten, um krankhafte Hirnveränderungen aufzuspüren.

Ein schon wesentlich länger eingesetztes Mittel zur Diagnostik ist der Schall. Das Abklopfen und Abhorchen des Patienten sind Methoden, die in ihrer frühesten Form bereits die Ärzte der Antike anwandten. In jüngster Zeit wurde das Ultraschall-Echoverfahren mit ganz neuen Möglichkeiten weiterentwickelt, die es sogar gestatten, fötale Organfunktionen lange vor der Geburt eines Kindes darzustellen und zu beurteilen.

Es ist offensichtlich, dass die diagnostische Zielrichtung darin besteht, das Innere eines Körpers zu durchleuchten, was man allgemein als Endoskopie bezeichnet. Technisch korrekt ausgedrückt geht es hier um die Sichtprüfung sonst schwer zugänglicher Hohlräume, und die 1930er Jahre, in denen flexible Glasfasern für den Licht- und Bildtransport entwickelt wurden, lassen große Fortschritte bei diesem Bemühen erkennen. Ein Ziel war es, bis in eine Herzkammer vorzudringen und auch die Blutgefäße von Menschen direkt anzuschauen. Zu Beginn waren das für den Patienten und den Arzt aufwendige Untersuchungsmethoden. Im Jahre 1929 wagte es der Berliner Chirurg Werner Forßmann in einem heroischen Selbstversuch, ein Röhrchen – einen Katheter – über ein Blutgefäß, eine Vene, in seine rechte Herzkammer einzuführen, um diese zu inspizieren. Später konnte Forssmann auch zeigen, dass sich dabei gefahrlos Kontrastmittel einsetzen ließ, was ihm den Nobelpreis für Medizin einbrachte, allerdings erst im Jahre 1956. Das medizinische Establishment stand der erfolgreichen Katheterisierung des Herzens lange Zeit skeptisch gegenüber. Inzwischen sind in fast allen Bereichen der modernen Medizin endoskopische und mikroinvasive Inspektionsverfahren entwickelt, die Ärzte leichter anwenden können und die für Patienten erträglicher sind. Die Gewebsentnahmen werden erleichtert, Diagnosen werden präziser und operative Eingriffe lassen sich schonender durchführen. Chirurgen, Kardiologen, Gastroenterologen, Frauenärzte machen davon erfolgreich Gebrauch.

Neben den genannten Verfahren konnten Methoden für klinisch-chemische Untersuchungen von Patienten entwickelt werden. Es stehen inzwischen viele teil- oder vollmechanisierte Apparate zur Verfügung, die nach Bio-Markern suchen, um nicht nur vorliegende Krankheiten zu diagnostizieren, sondern auch Hinweise auf künftige Fehlentwicklungen des Körpers zu bekommen. Diese Art der prädiktiven Medizin wird vor allem gefördert durch die Verfügbarkeit von Gentests. Mit ihrer Hilfe lässt sich erkennen, was man als Anlage für eine Krankheit bezeichnen könnte. Seit Molekularbiologen das Humangenomprojekt vorantreiben, kann Gendiagnostik in einer zunehmenden Zahl von Fällen Wahrscheinlichkeiten dafür angeben, ob jemand krank wird, sei es bei monogenetischen Krankheiten, die vorwiegend auf ein Gen zurückzuführen sind, oder bei einer Risikokonstellation von veränderten Genen, die möglicherweise erst zu einer Erkrankung führt, wenn die betreffende Person einen bestimmten Lebensstil pflegt oder in einer belasteten Umwelt lebt.

Hier sei angemerkt, dass die Analyse der Gene längst pränatal durchgeführt werden kann und Menschen lernen müssen, mit dem dabei gewonnenen Wissen, das sich erst in der Zukunft auswirken wird, umzugehen. Die oben genannte P4-Medizin (prädiktiv, präventiv, personalisiert, partizipatorisch) wird hier zur konkreten Aufgabe nicht nur für die Fachwelt, sondern auch für die ratsuchenden Laien. Gendiagnostik ist prädiktiv und versucht bei der Prävention zu helfen, verlangt aber den partizipatorischen und persönlichen Einsatz von entsprechend verständigen Individuen. Ohne Bildung geht es nicht, wenn man die Gene in den Blick nimmt. Gesundheit durch Bildung – Virchow würde jubeln. In Deutschland wird das Potenzial der Gendiagnostik vor allem aufgrund der Gesetzgebung und der mangelnden Akzeptanz in der Bevölkerung noch nicht so stark für die Gesundheitsfürsorge genutzt wie in anderen Ländern.

Auf eine ganz andere Entwicklung neuer diagnostischer Methoden soll hier nur kurz hingewiesen werden. Smartphones und Sensoren, die am oder im Körper getragen werden, lassen sich miteinander verbinden und an Systeme künstlicher Intelligenz anschließen. Das erlaubt völlig neue Wege der kontinuierlichen Beobachtung und Kontrolle einer Vielzahl von Körperfunktionen. Abweichungen vom Normalwert können ohne Zeitverzögerung eine Benachrichtigung auslösen und auf die Notwendigkeit einer Intervention hinweisen. Es ist sofort erkennbar, dass dadurch eine neue Form der Medizin entstehen kann. Damit beschäftigen sich viele Wissenschaftler und natürlich die Industrie. Datenschutz und Datennutz, wirtschaftliche Interessen, Monopolbildung und andere Aspekte sind hier von großer Bedeutung. Die Berlin-Brandenburgische Akademie der Wissenschaften (vormals Preußische Akademie, in der Virchow und Helmholtz Mitglied waren) hat zu dieser Problematik und zu den damit verbundenen Chancen die eigene Arbeitsgruppe »Zukunft der Medizin: Gesundheit für Alle« eingerichtet.

Die Erfolgsgeschichte Insulin

Die Zuckerkrankheit – Diabetes mellitus – plagte Menschen schon in vorchristlichen Zeiten. Bereits im 6. Jahrhundert vor der modernen Zeitrechnung gab es erste Berichte aus Indien über Kranke, die klebrig-süßen Urin ausscheiden. Antike Autoren haben beschrieben, dass die von der »Durstkrankheit« Befallenen ein schneller Tod ereilt.

Ein frühzeitiges Lebensende droht heute nicht mehr notwendigerweise, und die moderne Medizin konnte die Lebensqualität der Diabetiker enorm verbessern. Trotzdem bereitet die Zuckerkrankheit mit zahlreichen degenerativen Komplikationen bis heute vielen Gesellschaften Sorgen. In den USA gibt es zum Beispiel weit über zehn Millionen Patienten – darunter verhältnismäßig viele Afroamerikaner aus sozial benachteiligten Milieus – und in Deutschland ist fast eine Million Menschen betroffen, und zwar Frauen häufiger als Männer. Inzwischen unterscheiden die Fachleute Diabetes Typ I (bei Jugendlichen) und Typ II (im Alter). Beide weisen zwar das gleiche Hauptsymptom, einen erhöhten Blutzuckerspiegel, auf, für den allerdings verschiedene Ursachen ausgemacht werden können, sodass auch die jeweiligen Therapien unterschiedlich sind.

Im 17. Jahrhundert bekam die Krankheit den genaueren Namen Diabetes mellitus – »honigsüßer Durchfluss« – und im 18. Jahrhundert erkannten englische und deutsche Ärzte einen Zusammenhang mit der Bauchspeicheldrüse. Im 19. Jahrhundert schließlich beschrieb Paul Langerhans eine besondere Art von Zellen im Pankreas, die er Inselzellen nannte. In ihnen wird – wie man heute weiß – das für den Menschen so segensreiche Hormon Insulin hergestellt. Von solch einem Molekül und seiner Wirkung wusste man lange Zeit trotz vieler Bemühungen um ein Verständnis der Zuckermengen im Urin nichts.

Erst biochemische Analysen im Jahre 1920 ließen erkennen, dass die von Langerhans beschriebenen Inselzellen einen antidiabetischen Stoff produzierten. Es stellte sich auch heraus, dass dieser Stoff von Verdauungsenzymen zerstört werden konnte, die wiederum im pankreatischen Saft nachgewiesen wurden. 1922 kam der als Hilfsdozent tätige kanadische Physiologe Fredrick Banting auf die Idee, mit degenerierten Bauchspeicheldrüsen zu experimentieren, in denen die von ihm zuerst »Isletin« genannten »Inselmoleküle« unbehelligt blieben, und er überredete seinen Chef John Macleod, den Direktor des Physiologischen Instituts der Universität Toronto, ihm dafür ein Labor zur Verfügung zu stellen und einen Assistenten zu bewilligen. Banting und Charles Best, so der Name des Mitarbeiters, gelang es nicht nur, aus den Bauchspeicheldrüsen von Hunden eine Substanz zu extrahieren, die bei Versuchstieren ohne Pankreas eine Senkung der Blutzuckerkonzentration zur Folge hatte. Sie wagten es zudem, ihr Präparat einem ersten Patienten zu verabreichen, einem vierzehnjährigen Knaben, der an schwerem Diabetes Typ I litt. Sein Zustand verbesserte sich – nach einer spannungsvollen Anfangsphase ohne Reaktion – nach wenigen Wochen, und er konnte ohne nennenswerte Beschwerden weiterleben.

Das therapeutische Insulin, das Banting und Best bei ihrem Versuch einsetzten, verdankten sie der biochemischen Expertise von James Collip, der das extrahierte Material aufbereiten und den Wirkstoff in ihm zuerst anreichern und schließlich auch isolieren konnte. Mit diesem Präparat ließ sich seit der Mitte des Jahres 1922 eine Vielzahl von Patienten behandeln, die danach in der Lage waren, ein (fast) normales Leben zu führen, und so konnte die Medizin mit diesem Molekül einen triumphalen Erfolg feiern, dessen Geschichte noch weitergeht, unter anderem dadurch, dass das Pharma-Unternehmen Eli Lilly aus Indianapolis sich einschaltete und die Produktion und Reinigung des Insulins für die Diabetiker in seine Hände nahm.

Der Erfolg des Insulins war derart überzeugend, dass die Schwedische Akademie der Wissenschaften dafür so schnell wie möglich den Nobelpreis für Medizin verleihen wollte, nämlich im Jahre 1923. Die Statuten sehen aber vor, dass höchstens drei Personen ausgezeichnet werden können. Einer der vier beteiligten Forscher – Banting, Best, Collip, Macleod – musste also leer ausgehen. Mindestens einer konnte nicht nach Stockholm eingeladen werden, was auch die Akademie in Verwirrung stürzte. Sie ehrte nur Banting, der die Idee hatte, und Macleod, der als Chef fungierte, mit Nobelpreisen. Banting war entsetzt, denn sein Chef hatte seiner Ansicht nach nichts zur Insulinforschung beigetragen. Best und Collip blieben auf jeden Fall außen vor. Immerhin teilten die beiden Laureaten ihren Anteil an der zum Nobelpreis gehörenden Summe mit einem der Übergangenen, und keiner von beiden ist nach Stockholm gefahren, um die Auszeichnung dort persönlich entgegenzunehmen. Banting und Macleod hatten sich zu sehr zerstritten, um als würdiges Duo auftreten zu können.

Als Insulin auf den Markt kam, kannte die Wissenschaft das Molekül und seine Struktur selbst noch nicht. Erst in den späten 1920er Jahren zeigte sich, dass es sich um ein Protein handelt, und weitere Jahrzehnte mussten ins Land gehen, bevor man verstand, dass solche biologischen Makromoleküle wie Ketten gebaut sind, und Verfahren entwickelt waren, um die Reihenfolge ihrer Bausteine – Aminosäuren – zu bestimmen. 1955 schließlich publizierte der britische Biochemiker Frederick Sanger nach zwölfjähriger (letztlich mit dem Nobelpreis gekrönter) Arbeit unter Mitwirkung von Hans Tuppy die komplette Sequenz der Bausteine, die zum Insulin gehören.

Neben den molekularbiologischen Fortschritten, zu denen die Erkundung der dreidimensionalen Struktur des Insulins ebenso gehört wie die Feststellung und Ermittlung der Oberflächenstruktur, an der das Insulin andockt, um seine Funktion als Hormon zu erfüllen, brachte auch die traditionelle Medizin Verbesserungen für Zuckerkranke mit sich, etwa in Form von elektronischen Blutzuckermessgeräten, die es seit Anfang der 1970er Jahre gibt und die immer kleiner und zugleich immer genauer geworden sind. Seit den 1990er Jahren sind Insulinpumpen im Einsatz, die mit einem Reservoir für das Hormon ausgestattet sind und den Patienten für 24 Stunden mit einer individuell einzustellenden Basalrate versorgen.

Als Sanger die Struktur des Insulinmoleküls vorstellen konnte, kannte die Molekularbiologie die Struktur des Erbmaterials aus DNA, das ebenso kettenförmig aufgebaut ist, wie es die Proteine sind. Die Reihenfolgen der Erbmoleküle und Biokatalysatoren hängen über den genetischen Code zusammen, der in den 1960er Jahren verstanden werden konnte. Er erlaubte bald den Zugriff auf das Gen, mit dessen Anweisungen das Insulin in den von Langerhans entdeckten Inselzellen hergestellt wird. Dank der in den 1970er Jahren entwickelten Gentechnik ließ sich das Insulin-Gen bald isolieren und in Bakterien einschleusen. 1979 gelang es Wissenschaftlern des Unternehmens Genentech erstmals, auf diese Weise Insulin gentechnisch zu erzeugen, was nicht zuletzt deshalb versucht worden war, weil es in der Produktion von Insulin aus tierischen Quellen in der Mitte der 1970er Jahre deutliche Engpässe gab. Für eine zehntägige Behandlung mit dem therapeutisch günstigen Schweineinsulin benötigte man die Bauchspeicheldrüse eines Schlachttieres. Während sich die Zahl der geschlachteten Tiere nicht beliebig steigern lässt, nahm die Menge der Diabetiker ständig zu. Die gentechnische Produktionsmethode kam gerade zur rechten Zeit, und seit den 1980er Jahren kann synthetisches Humaninsulin in ausreichenden Mengen hergestellt werden, wobei man diese Aufgabe inzwischen von Hefepilzen ausführen lässt, mit denen Unternehmen wie Eli Lilly oder Novo Nordisk operieren.

Anzumerken bleibt, dass Deutschland mit der Gentechnik lange fremdelte und es erst kurz vor dem Ablauf des Jahrhunderts geschafft hat, die Herstellung von Humaninsulin zu erlauben. Da boten ausländische Unternehmen längst Analoga von Insulin an, die schneller wirkten als das natürliche Hormon. Mittlerweile steht eine breite Palette an Möglichkeiten zur Verfügung, um eine optimale Therapie für jeden einzelnen Patienten zu entwerfen, und die früher so gefürchteten Folgeschäden – Schlaganfälle, Amputationen, Sehstörungen – können weitgehend vermieden werden.

Organtransplantationen

Ein Meilenstein der modernen Medizingeschichte sind die Organtransplantationen. Bereits 1933 wagte der aus der Ukraine stammende Jurij Woronyj den leider erfolglosen Versuch, einer 26-jährigen Patientin mit einer Quecksilbervergiftung eine Niere zu übertragen. Der Grund für den Fehlschlag lag wahrscheinlich in einer Gewebeunverträglichkeit, wie man aber erst später verstand. Inzwischen hat die Forschung gezeigt, dass das Immunsystem eines Menschen ein übertragenes Organ als körperfremd wahrnimmt, was zur Folge hat, dass es zu Abstoßreaktionen kommt. Eine erfolgreiche Transplantationsmedizin konnte sich erst in den 1960er Jahren etablieren, als sogenannte Immunsuppressoren bereitstanden, die sich gegen die Organabstoßung stemmten. In dieser Periode gelang es dem Chirurgen Christiaan Barnard im südafrikanischen Kapstadt, eine erste erfolgreiche Herztransplantation durchzuführen, was weltweit große Aufmerksamkeit hervorrief und in Fachkreisen zur Gründung der Stiftung Eurotransplant führte. Es dauerte aber noch dreißig Jahre, bis 1997 ein Transplantationsgesetz in Deutschland in Kraft treten konnte, mit dem festgelegt wird, wie die Spende, die Entnahme und die Übertragung menschlicher Organe und Gewebe abzulaufen haben. Wer bereit ist, seine Organe zu spenden, kann sich in Arztpraxen oder Apotheken entsprechende Ausweise besorgen oder sie bei der Bundeszentrale für Gesundheitliche Aufklärung bestellen. Darüber hinaus gibt es neue Ansätze zur gentechnologischen Herstellung von spezialisierten Zellen, die transplantiert werden und dann Organfunktionen ersetzen können (Organoide).

Nach wie vor hängt aber der Erfolg der Organtransplantation an der Bereitschaft in der Bevölkerung, ein Organ zu spenden. Der Gedanke, seine Organe anderen zur Verfügung zu stellen, weckt in manchen Menschen nicht unbedingt angenehme Gefühle. Aber der Wunsch, kranke oder verlorene Körperteile auszutauschen, begleitet die Medizin schon seit den Zeiten, in denen die Welt durch mythische Erzählungen verstanden wurde, also seit vielen Tausend Jahren. In den Mythen übernehmen Götter vielfach die Aufgabe des Transplantierens und der Heilung. Wer aber erlebt hat, wie ein Todgeweihter mit krankem Herzen, kranker Leber oder kranker Niere nach der Transplantation für viele Jahre wieder ein aktives, uneingeschränktes, erfülltes Leben führen kann, wird sich mit einer solchen Entscheidung leichter tun. In Deutschland wie in anderen Ländern gibt es Initiativen, die für eine größere Bereitschaft zur Organspende werben.

Das Arzneimittel der Zukunft

Nicht selten gelangen in der Geschichte der Medizin durch den Glauben an Gott oder das große Vertrauen in den behandelnden Arzt unerklärliche und unverhoffte »Wunderheilungen«. So kamen Ideen der Art auf, Ärzte als »Halbgötter in Weiß« zu verehren und in einem Klinikchef einen absoluten Fürsten zu sehen, der bei der üppig vergüteten Visite sein Hoheitsgebiet abschreitet.

Inzwischen hat nicht nur der Teamgeist an Krankenhäusern zugenommen, sondern die Patienten haben auch den Mut (und das Recht) bekommen, Aufklärung zu verlangen. Sie können zum Beispiel im Internet nachsehen, ob das alles seine Richtigkeit hat, was die Ärzte mit einem machen, wobei nicht verschwiegen werden soll, dass auch im Netz nicht alles Gold ist, was so schön auf den Bildschirmen glänzt. Auch die Gesundheits-Apps auf den Smartphones dienen leider nicht immer dem Gesundheitsziel und der Information der Ratsuchenden, sondern häufig genug schnöden, meist verborgenen Interessen der Wirtschaft. Die Kennzeichnung von seriösen Angeboten und eine fachlichen und ethischen Gesichtspunkten verpflichtete Informationspolitik sind ein dringendes Desiderat. Letztlich kommt einem in dieser Situation die alte virchowsche Kombination »Gesundheit und Bildung« wieder in den Sinn, der man eigentlich am Übergang von der klassischen Industrie- zur modernen Informationsgesellschaft mehr Aufmerksamkeit gewünscht hätte, als ihr die Medien widmen. Zwar hat im Jahre 1999 der damalige Präsident der Berliner Ärztekammer, Ellis Huber, prophezeit, dass Bildung zum Arzneimittel der Zukunft wird, aber wer ein modernes Lehrbuch der Gesundheitswissenschaften zur Hand nimmt, findet wenig oder nichts zum Thema Bildung, und dafür umso mehr zum Thema Gesundheitsökonomie. Dabei kann nur der gebildete Patient in der Medizin den überholten Status eines gehorsamen Objektes abschütteln und zu dem selbstbewussten Subjekt werden, das er seiner Humanität zufolge ist und zu dem ihn die Evolution gemacht hat.

Gesundheit ist nicht einfach nur Gegenstand einer Wissenschaft. Sie ist auch ein komplexes persönliches Gefühl. Sie ist für sich eine Menschenbildung, die es dem Denken auch erlaubt, sich mit dem Tod zu versöhnen, denn dieser gehört zum Leben und bringt durch die Befristung des Daseins die Kreativität hervor, die das tiefste Rätsel der Evolution und ihre höchste Schöpfung zugleich ausmacht. In einem produktiven und erfüllten Leben braucht sich kein Philosoph mehr über die »Verborgenheit der Gesundheit« zu wundern, wie es Hans Georg Gadamer getan hat. Zu jedem Zeitpunkt seines Lebens kann man sich einfach über seine Gesundheit freuen, das mit ihr verbundene Wohlgefühl genießen und dieses dazu nutzen, mit Freude und Neugier seine Bildung voranzubringen. Das befördert Glück und Erfüllung des Lebens.

In der Renaissance sprach man von einem tätigen Leben, einer Vita activa. Die Gesundheit macht es möglich.

Gesundheitsstadt Berlin
Ein Ort der Wissenschaft nach der Wiedervereinigung

Virchow und Helmholtz sind die Exponenten einer großen Wissenschaftstradition, die enorme Fortschritte in den unterschiedlichsten Bereichen der Forschung ermöglicht hat. Die Stadt Berlin, ihre ehemalige Wirkungsstätte, konnte nach der Wende auf dieser Tradition aufbauen, um sich zu einem der international bedeutendsten Wissenschaftsstandorte zu entwickeln.

Es lohnt sich, bei Berlin ganz vorne anzufangen. Der Name wird im Jahr 1237 erstmals urkundlich erwähnt, und keine Stadt hat im Laufe ihrer Geschichte so viele Brüche erlebt wie das lebendige Berlin, das selbst heute noch eher wie eine Ansammlung von Dörfern wirkt, was die Stadt aber nicht unsympathisch macht. Sie liegt in einer Landschaft, die sich im Eiszeitalter gebildet hat, und vor etwa 20 000 Jahren war die Gegend noch von mehreren mächtigen skandinavischen Eisschilden (Gletschern) bedeckt. Bei den Rückschmelzen entstand vor etwa 18 000 Jahren das Berliner Urstromtal der Panke. Dort, wo heute der Ortsteil Pankow und der angeschlossene Ort Buch liegen, entstanden in der Steinzeit auch die ersten frühen Siedlungen. Seit dieser Zeit kennt der Landstrich zahlreiche Fließgewässer und Seen: die Spree, die Panke, die Dahme, die Wuhle, die Erpe, den Tegeler See, den Wannsee und den großen Müggelsee.

Mehr als 40 Prozent des Berliner Stadtgebietes sind bis heute als Grünbestand erhalten geblieben. Die große Anzahl von Freiflächen um

Berlin herum und in der Stadt selbst – der Große Tiergarten, der Grunewald und der ehemalige Flughafen Tempelhof mit der direkt benachbarten Hasenheide – erzeugen einen Kühlungseffekt und eine ständige leichte Brise, die als gute, berühmte, gesunde, immer bewegte und viel besungene »Berliner Luft« genossen werden kann.

Bis in die Mitte des 17. Jahrhunderts waren Berlin und das Berliner Umland nur spärlich besiedelt, und der Dreißigjährige Krieg hat die Bevölkerung noch einmal ausgedünnt. Doch 1685 lud Kurfürst Friedrich Wilhelm mit dem Edikt von Potsdam die französischen Hugenotten nach Brandenburg ein. So stieg die Bevölkerung von rund 6000 um das Jahr 1648 auf rund 57 000 zu Beginn des 18. Jahrhunderts an. Mehr als 20 Prozent der Bevölkerung machten die vertriebenen protestantischen Migranten aus Frankreich aus, zumeist gebildete Bürger und Handwerker, die den Aufstieg Berlins maßgeblich beeinflussten und das Französische in der Stadt zu einer wichtigen Sprache machten. Die Académie de Berlin fördert noch heute die deutsch-französischen und europäischen Beziehungen. Die ersten Präsidenten der 1700 als Vorläufer der heutigen Berlin-Brandenburgischen Akademie gegründeten Kurfürstlich Brandenburgischen Societät der Wissenschaften sprachen französisch, und das gleiche gilt für den Protektor der Akademie, Preußens König Friedrich den Großen, der Voltaire an seinen Hof in Potsdam holte. Berlin erwies sich schon damals als offene und gastfreundliche Stadt. Im Jahr 1671 wurde 50 jüdischen Familien aus Österreich ein Zuhause in Berlin gegeben, und heute kann Berlin wieder auf die größte und bedeutendste jüdische Gemeinde in Deutschland und eine »bunte« Bevölkerung aus allen Teilen der Welt stolz sein. »Zugereiste« aus aller Herren Länder, so auch solche, die in den Jahren 2015 und 2016 aus dem Mittleren Osten und aus Afrika kamen, wurden mit offenen Armen aufgenommen und integriert. Der »typische Berliner« ist nicht in Berlin geboren, er ist aber gut beraten, die direkte Sprache, die bekannte, wohlgemeinte »Berliner Schnauze«, zu erlernen oder sich zumindest daran zu gewöhnen.

Die Einwohnerzahl nahm stetig zu, sodass Berlin 1747 erst zur Großstadt und 1877 zur Millionenstadt wurde, und in den 1920er und 1930er

Jahren wurde Berlin von der Fläche her die zweitgrößte Stadtgemeinde der Welt nach Los Angeles. Berlin wuchs insgesamt nach New York City und London zur drittgrößten Stadt der Erde heran, nachdem vor einhundert Jahren – genauer: am 1. Oktober 1920 – das Zentrum mit umliegenden Gemeinden und Städten verschmolzen wurde. Eine kühne Verwaltungsreform formte Berlin zu der Metropole, die wir heute kennen. Dabei wurden 8 Städte, 59 Landgemeinden und 27 Gutsbezirke zu 20 Bezirken mit 94 Ortsteilen in Groß-Berlin zusammengefasst. Durchgesetzt wurde diese Fusion von Adolf Wermuth, dem politischen Gründer der Weltstadt Berlin, der heute fast vergessen auf einem Friedhof in Berlin-Buch im Bezirk Pankow liegt. Versteckt hinter der Schlosskirche steht dort ein schlichter schwarzer Grabstein mit Kreuz und der Aufschrift »Seid fröhlich in Hoffnung!«. Traditionsbewusste und engagierte Bürger in Buch haben Adolf Wermuth aus der Vergessenheit geholt und dafür gesorgt, dass seine Grabstelle auf dem Bucher Friedhof vom Regierenden Bürgermeister Michael Müller zum Ehrengrab der Stadt Berlin erklärt wurde.

Die Einwohnerzahl überschritt in den 1920er Jahren die Vier-Millionen-Grenze und erreichte 1942 mit 4,48 Millionen ihren Höchststand. Nach den Goldenen Zwanzigern mit ihrer Blüte in Wissenschaft und Kultur kam die Barbarei der Nazis und mit ihr der Zweite Weltkrieg, in dessen Verlauf Bombardierungen und Artilleriebeschuss Berlin in eine Trümmerlandschaft verwandelten. Nach der Einnahme der Stadt durch die Rote Armee und der bedingungslosen Kapitulation der Wehrmacht am 8. Mai 1945 wurde Berlin gemäß den Londoner Protokollen – der Gliederung ganz Deutschlands in Besatzungszonen entsprechend – im Juli 1945 in vier Sektoren aufgeteilt. Es entstanden die Sektoren der Vereinigten Staaten von Amerika, des Vereinigten Königreichs, Frankreichs und der Sowjetunion. Weder in der Konferenz von Jalta noch im Potsdamer Abkommen war eine förmliche Trennung der Westsektoren vom Ostsektor (West-Berlin und Ost-Berlin) vorgesehen. Diese Gruppierung ergab sich erst 1945/46 unter anderem durch die gemeinsamen Interessen der West-Alliierten gegenüber der Sowjetunion.

Die Stadt wurde 1945 geteilt: Ost-Berlin diente ab 1949 als Hauptstadt der Deutschen Demokratischen Republik, während sich West-Berlin eng an die Bundesrepublik Deutschland anlehnte. Im Kalten Krieg führten die Auseinandersetzungen zwischen den Westalliierten und der Sowjetunion nach einer Währungsreform in den Westsektoren 1948/1949 zu einer wirtschaftlichen Blockade West-Berlins, die mit der »Berliner Luftbrücke« überwunden werden konnte. Der Ost-West-Konflikt gipfelte in der Berlin-Krise und führte zum Bau der Berliner Mauer durch die DDR am 13. August 1961. Der Osten und Westen der Stadt waren seitdem voneinander getrennt. Ein Übergang war nur noch an bestimmten Kontrollpunkten möglich.

In der DDR kam es dann 1989 zur politischen Wende, die Mauer fiel am 9. November und der Weg zwischen den getrennten Teilen der Stadt war wieder offen. Am 3. Oktober 1990 wurde die Wiedervereinigung auch formal besiegelt und Berlin wurde im Einigungsvertrag zur Bundeshauptstadt erklärt. Am 20. Juni 1991 beschloss der Bundestag nach kontroverser öffentlicher Diskussion, dass die Stadt Sitz der deutschen Bundesregierung und des Bundestages sein solle. 1994 wurde das Schloss Bellevue auf Initiative Richard von Weizsäckers zum Amtssitz des Bundespräsidenten. Im Jahre 1999 nahmen Regierung und Parlament ihre Arbeit in Berlin auf. 2001 wurde das neue Bundeskanzleramt eingeweiht und vom damaligen Regierungschef Gerhard Schröder bezogen.

Soweit in knappster Form die historischen Fakten. Das wiedervereinigte Deutschland und seine Hauptstadt Berlin mussten sich nach dem Krieg, nach der Teilung und nach der Wiedervereinigung neu definieren. Deutschland musste als Nation ein neues Selbstverständnis nach innen und nach außen entwickeln. Großmachtfantasien waren in zwei verlorenen Weltkriegen mit den Toten begraben. Die Nachkriegszeit unter dem »bequemen« Schirm der Großmächte war vorbei.

Was waren die Ansätze für einen Neubeginn? Zu den aufblühenden Wirtschaftszweigen im wiedervereinigten Berlin gehörten von Anfang an neben Kultur und Tourismus die Biotechnologie und Gesundheitswirtschaft mit Medizintechnik und pharmazeutischer Industrie, ferner die Informations- und Kommunikationstechnologien, die Optoelektronik sowie die Messe- und Kongresswirtschaft. Die Gesundheitswirtschaft gilt mit einem Wertschöpfungsanteil von über 13 Prozent an der städtischen Gesamtwirtschaft heute als einer der Wachstumsmotoren Berlins. Sie umfasst dabei das Gesundheits- und Sozialwesen, die Pharmaindustrie, den Fach-, Einzel- und Großhandel und die Medizintechnik. Insgesamt sind 226 000 Personen, das sind 14 Prozent der Berliner Erwerbstätigen, in der Gesundheitswirtschaft beschäftigt.

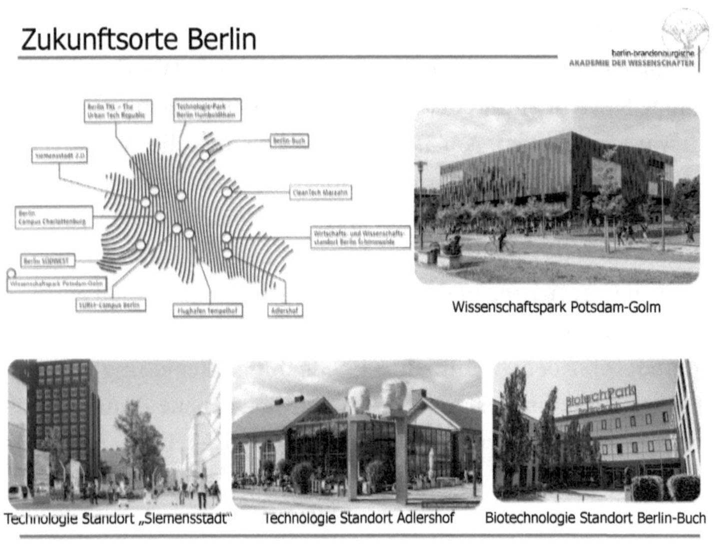

Wissenschaftspark Potsdam-Golm

Technologie Standort „Siemensstadt" Technologie Standort Adlershof Biotechnologie Standort Berlin-Buch

Der 200. Geburtstag von Virchow und Helmholtz ist Anlass, unter dem Motto »Wissensstadt Berlin 2021: Ich wills wissen« die Wissenschaftstradition in Berlin zu reflektieren, Gesundheit als zentrales Thema für den Einzelnen und für die Gesellschaft zu thematisieren und die Verantwortung für Globale Gesundheit über nationale Grenzen hinweg noch stärker ins Bewusstsein zu rücken, aber auch die Gesundheitswirtschaft weiterzuentwickeln und Arbeitsplätze zu schaffen. Gemeinsam mit Wissenschaft, Industrie, Bürgern und Politik sollen die Technologieparks Berlins und Brandenburgs als »Zukunftsorte« im Sinne einer Fortsetzung des Erbes der »Berliner Schule der Medizin« gefördert werden.

Berlin hat sich seit der Wiedervereinigung zur forschungsstärksten Region Deutschlands entwickelt. Jährlich werden in Berlin rund zwei Milliarden Euro an öffentlichen Fördermitteln in Wissenschaft und Forschung investiert. Die Metropolregion Berlin/Brandenburg zählt in Europa zu den führenden Standorten der Biotechnologie mit Innovationszentren unter anderem in Berlin-Buch, in Adlershof oder in Potsdam-Golm. In Berlin-Brandenburg sind rund 200 kleine und mittlere Biotechnologieunternehmen und über 20 Pharmaunternehmen mit rund 3700 Beschäftigten in Produktion, Forschung und Entwicklung angesiedelt.

Molekulare Medizin in Berlin-Buch

Im Nordosten von Berlin – im Ortsteil Buch, wo Bürgermeister Adolf Wermuth wohnte und wo er auch seine letzte Ruhestätte gefunden hat – liegt das Max-Delbrück-Centrum für Molekulare Medizin (MDC) Berlin-Buch, das zur Helmholtz-Gemeinschaft Deutscher Forschungszentren (HGF) gehört. Das Max-Delbrück-Centrum setzt in Berlin-Buch eine große medizinische Tradition mit neuen Zielen fort. Beginnend im Jahre 1899 und noch angeregt von Rudolf Virchow, wurde in Buch mit dem Bau großer Krankenanstalten begonnen. Die Gebäude wurden nach den Plänen von Ludwig Hoffmann im holländischen Barock errichtet und entwickelten sich noch vor dem Ersten Weltkrieg zur größten und modernsten Krankenhausstadt Deutschlands mit über 5000 Betten. Diese berühmten Krankenanstalten lieferten mit ihren Psychiatrischen Kliniken für die Kaiser-Wilhelm-Gesellschaft genügend Gründe, einen Forschungscampus und ein Institut für Hirnforschung in Buch zu errichten. Letzteres, das zu den weltweit modernsten Einrichtungen seiner Art zählte, wurde vom Direktorenehepaar Oskar und Cécile Vogt geleitet. Über die Wissenschaftskreise hinaus berühmt wurden die beiden, als Stalin sie bat, das Gehirn Lenins zu analysieren, in der Hoffnung, eine Erklärung für dessen ungewöhnliche Eigenschaften und geistige Leistungen zu finden. Die Ergebnisse der damit verbundenen Sezierung sind allerdings eher überschaubar geblieben.

Noch ein Wort speziell zur Helmholtz-Gemeinschaft Deutscher Forschungszentren und allgemein zur Entwicklung der Wissenschaft in

Deutschland und zu ihrer Förderung und Organisation. Angefangen hat vieles in Berlin. In den 1920er Jahren wurde hier zum Beispiel auf Initiative des Chemikers Fritz Haber und des Juristen Friedrich Schmitt-Ott die Notgemeinschaft der deutschen Wissenschaft gegründet, die in den schwierigen Jahren der Weimarer Republik das intellektuelle Leben in der Forschung fördern sollte. Damals hat sich auch der Stifterverband der deutschen Wissenschaft etabliert, der bis heute tatkräftig dafür sorgt, dass Unternehmen finanzielle Beiträge zur Wissenschaft liefern, von deren Leistungsfähigkeit das Wohlergehen der Menschen in Deutschland abhängt. Aus der Notgemeinschaft ist nach dem Zweiten Weltkrieg die Deutsche Forschungsgemeinschaft (DFG) hervorgegangen, die mit zur Allianz der Wissenschaftsorganisationen gehört.

Die Allianz der deutschen Wissenschaftsorganisationen

Die Allianz der deutschen Wissenschaftsorganisationen ist ein Zusammenschluss wichtiger Institutionen aus den Bereichen Wissenschaft und Forschung. Die Mitglieder sind:

- **Alexander von Humboldt-Stiftung**
- **Deutsche Akademie der Naturforscher Leopoldina**
- **Deutsche Forschungsgemeinschaft**
- **Deutscher Akademischer Austauschdienst**
- **Fraunhofer-Gesellschaft**
- **Helmholtz-Gemeinschaft Deutscher Forschungszentren**
- **Hochschulrektorenkonferenz**
- **Leibniz-Gemeinschaft**
- **Max-Planck-Gesellschaft**
- **Wissenschaftsrat**

Die Allianz koordiniert forschungspolitische Positionen und Interessen der deutschen Wissenschaft und veröffentlicht Stellungnahmen zu wichtigen Themen wie zum Beispiel Digitale Information, Verbesserung der Informationsinfrastruktur, Open Access wissenschaftlicher Publikationen oder Tierversuche in der Forschung.

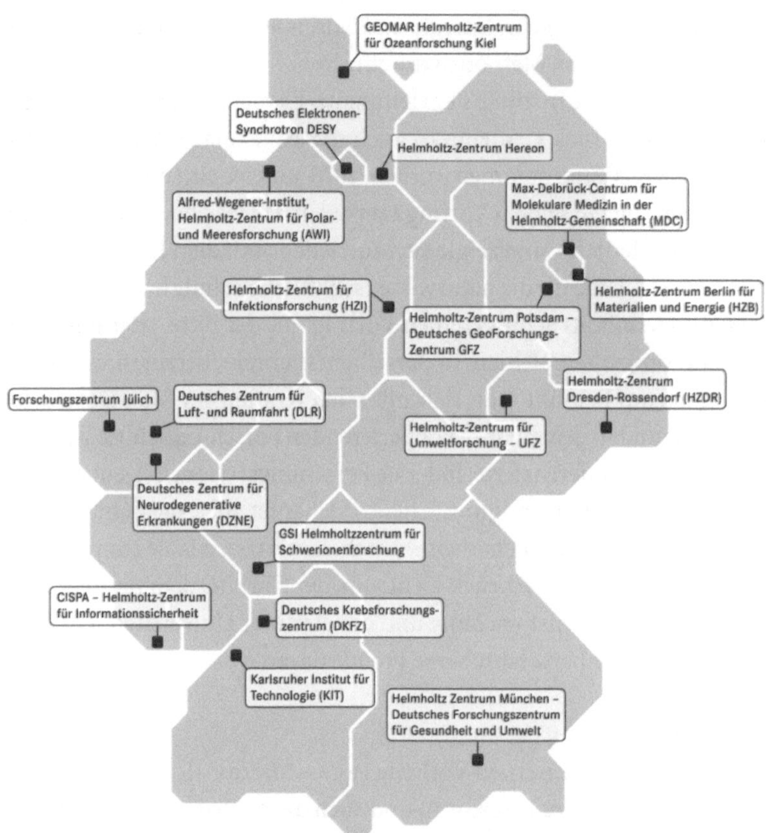

Die Institute der Helmholtz-Gemeinschaft in Deutschland.

Der nach Helmholtz benannte Verbund wurde aus dem im Jahre 1958 vollzogenen Zusammenschluss der Großforschungseinrichtungen der Bundesrepublik gebildet, als diese Institute nach der Wiedervereinigung im Jahre 1995 eine breite Kooperation beschlossen. Die Helmholtz-Gemeinschaft konnte sich in der Folgezeit dynamisch entwickeln und umfasst derzeit 19 Einrichtungen. Der Name Helmholtz wurde gewählt, weil die Partnereinrichtungen nach dem Vorbild des herausragenden Physikers und Arztes grundlegende Arbeiten in unterschiedlichsten Bereichen – darunter Gesundheit, Erde und Umwelt,

Raumfahrt und Verkehr, Energie und Schlüsseltechnologien – und mit unterschiedlichsten Methoden durchführen.

Es gibt mehrere Institute der Helmholtz-Gemeinschaft in Berlin. Mit dem Max-Delbrück-Centrum ist auch die Molekulare Medizin in den illustren Kreis aufgenommen worden. 1878 äußerte sich der Namenspatron Helmholtz in seinem Vortrag *Denken in der Medizin* zum »Zustand der Dame Medicin« und zeigte sich zufrieden »mit dem Erfolge der Behandlung [...], die ihr die naturwissenschaftliche Schule hat angedeihen lassen«. Helmholtz schloss seinen Vortrag mit der Bitte, »der jüngeren Generation [zu] empfehlen, in derselben Therapie fortzufahren«. Und genau darum bemüht man sich mit allen Kräften im Max-Delbrück-Centrum und in den mit ihm kooperierenden Forschungseinrichtungen in Berlin. Das differenzierte, föderale Forschungssystem in Deutschland hat sicher seine Berechtigung. Ebenso sicher ist aber, dass eine engere institutionelle Zusammenarbeit wünschenswert ist, wie sie zum Beispiel zwischen dem Max-Delbrück-Centrum, der Charité, dem Berliner Institut für Gesundheitsforschung und den Berliner Universitäten praktiziert wird. Helmholtz hätte seine Freude daran.

Die Wiederbelebung der Kulturnation

Schon hinter dem Eisernen Vorhang galt Ost-Berlin als ein Ort, in dem gute Wissenschaft zu Hause war, und auch die medizinische Forschung und Versorgung hatte bestmögliche Unterstützung bekommen und genoss ein hohes Ansehen. Weder Ost- noch West-Berlin schafften es jedoch nach dem Zweiten Weltkrieg, für sich allein attraktive Standorte der Wissenschaft zu werden, die im internationalen Vergleich mithalten konnten, auch wenn sich einzelne Bereiche durch Spitzenleistungen hervortaten. Nach der Wiedervereinigung waren viele der Ansicht, dass Deutschland aufgrund der großen Brüche in seiner Geschichte gut daran täte, seine Zukunft nicht in machtpolitischen, nationalen Ambitionen zu sehen. Stattdessen gelte es für das Land und seine Hauptstadt Berlin, sich den international wichtigen Herausforderungen im wissenschaftlichen, kulturellen und humanitären Bereich zu widmen.

Es lohnt an dieser Stelle ein Rückblick in das 19. Jahrhundert. Im

Jahre 1813 erschien in England ein Buch mit dem Titel *De l' Allemagne* (Über Deutschland). Verfasst hatte es die einflussreiche französische Autorin Germaine de Staël, Tochter des Finanzministers Jacques Necker, Wunderkind des Rokoko und Fürstin der Pariser Salons. Bücher über Deutschland waren damals Mangelware – weil es Deutschland selbst als Nation noch nicht wirklich gab. Es gab eine Vielzahl von Territorien, in denen Deutsch gesprochen wurde, die aber unterschiedlicher kaum sein konnten. Es gab das Heilige Römische Reich Deutscher Nation, das aber seinen Anspruch als Machtzentrum und Einheit nicht wirklich erfüllte. Die nördlichen Regionen waren protestantisch, die südlichen katholisch. Die östlichen waren feudal geprägt, die westlichen von bürgerlichen Tendenzen Englands und Frankreichs beeinflusst. Das Buch *De l' Allemagne* fand reißenden Absatz und wurde in mehrere Sprachen übersetzt. Die auch auf Madame de Staël zurückgehende Beschreibung »Deutschland, Land der Dichter und Denker« prägte das Bild, das man sich von den Deutschen machte, über viele Jahrzehnte und wirkt bis heute nach.

Geschichte wiederholt sich nicht, aber Zeiten ähneln sich. Nach dem verlorenen Weltkrieg gab es kein Deutschland mehr, dafür aber getrennte westliche und östliche Teile, die unterschiedlicher nicht sein konnten und nicht souverän waren. Nach der unerwarteten Wiedervereinigung musste sich Deutschland neu erfinden. Die Beschreibung von Germaine de Staël über das intellektuelle Deutschland gefiel vielen. Das war auch eine Vision für das neue Berlin nach dem Fall der Mauer: die Wiederbelebung der Bundeshauptstadt als zentraler Ort der Kulturnation Deutschland. Und so machten sich viele Menschen an die Arbeit. Schneller als die meisten zu hoffen gewagt hatten, entwickelte sich die Baustelle der unfertigen, sich selbst neu erfindenden Hauptstadt wieder zu einem Treffpunkt junger Menschen und neugieriger Intellektueller und Wissenschaftler aus aller Welt. Nichts im neuen Berlin blieb, wie es in Ost- und West-Berlin einmal gewesen war. Die Regierung, die Verwaltung, die Wirtschaft, das Leben in Kunst, Kultur und Wissenschaft – alles kam in Bewegung. Altes überlebte allenfalls stark verändert, und täglich entstand Neues. Die Behörden unterstützten diese Entwicklungen, weil sie ebenfalls von der positiven Aufbruchstimmung ergriffen und motiviert waren, aber auch weil sie diesem unverhofften rasanten Wandel nichts entgegenzusetzen hatten. Die deutsche Wiedervereinigung war schließlich nicht geplant, und es gab für dieses kaum vorhersehbare historische Ereignis keine Regeln. Jeder wünschte nur, dass das Zusammenwachsen der beiden Teile erfolgreich gelingen möge. Es gab natürlich Ängste, Sorgen und Verluste, aber die grundsätzlichen Veränderungen taten allen gut – im Osten wie im Westen. Ein jugendlicher, frischer Elan erfasste alle Altersgruppen in allen Bereichen der Gesellschaft, was auch zu einer kompletten Neuorientierung der Wissenschafts- und Forschungslandschaft in Berlin führte. Nachzulesen ist das zum Beispiel in dem von Kurt Biedenkopf im Auftrag der Deutschen Nationalstiftung herausgegebenen Buch mit dem Titel *Berlin – Was ist uns die Hauptstadt wert?*, in dem Berlin auch als Stadt des Wissens und als »Ort der neuen humanen Wissensgesellschaft« porträtiert wird.

Die Berlin University Alliance

In der Stadt des Wissens gab und gibt es große Universitäten. Im Osten befindet sich die 1810 gegründete Humboldt-Universität, im Westen liegen die 1946 wiedereröffnete Technische Universität (TU Berlin) und die zwei Jahre später auf studentische Initiative gegründete Freie Universität (FU Berlin). Im 21. Jahrhundert wurde den Präsidenten dieser drei in ein und derselben Stadt angesiedelten Hochschulen immer deutlicher, dass sich »die großen Herausforderungen unserer Zeit« – Globalisierung, Mobilität, Klimawandel, nachhaltige Wirtschaft, Digitalisierung, Kommunikationswege, Terrorabwehr und gesundheitliche Risiken wie Pandemien – »nicht im Alleingang bewältigen lassen«. Die drei Berliner Universitäten und die Charité Universitätsmedizin Berlin bildeten einen Verbund mit dem Ziel, »Stärken zu bündeln, um Chancen für neue innovative Forschungsvorhaben zu eröffnen und um die Zukunft gemeinsam zu gestalten«, wie es in einer Erklärung der Präsidenten der Universitäten und der Charité heißt, als die genannten Institutionen nach langer Zeit und komplexer Vorbereitung die Berlin University Alliance (BUA) schmiedeten. Mit dieser Allianz »schlagen die Berliner Universitäten ein neues Kapitel ihrer Geschichte auf« und damit bietet sich der Stadt die Möglichkeit, sich als eine »erfolgreiche Wissenschaftsstadt« zu präsentieren, »deren Vielfalt, Weltoffenheit und Toleranz beste Voraussetzungen für dynamische Forschung bieten«, wie es weiter in der genannten Erklärung heißt. Mit diesem Konzept gewannen die Berliner Universitäten und die Charité Universitätsmedizin den Exzellenzwettbewerb der Bundesregierung. Bewusst bezogen sie sich auf die große Tradition des 19. Jahrhunderts mit herausragenden Persönlichkeiten wie Virchow, Helmholtz, Koch, Ehrlich oder Behring und zeigten sich offen für eine Zusammenarbeit mit weiteren Einrichtungen der Wissenschaft, der Kultur und des Dialogs – allen voran mit dem neuen Humboldt Forum in der Mitte der Stadt.

Auch das Max-Delbrück-Centrum knüpfte bei der Gründung nach der Wiedervereinigung an die Berliner Tradition an und hat sofort auf die Etablierung wissenschaftlicher Allianzen gesetzt. Als nationales Institut für Medizinische Grundlagenforschung hat es gemeinsam mit der Charité Universitätsmedizin in den ersten Monaten seines Bestehens fünf junge, in der Forschung exzellent ausgewiesene Kliniker berufen, um den Übergang – die Translation – von der Grundlagenforschung im Laboratorium zur klinischen Anwendung am Krankenbett wissenschaftlich und strukturell zu ermöglichen. Aus dieser Verbindung ist dann das Experimental and Clinical Research Center (ECRC) entstanden, das von beiden Seiten, Max-Delbrück-Centrum und Charité, mit erheblicher finanzieller Unterstützung gefördert wurde. Diese erfolgreiche Kooperation wurde im Jahre 2013 strukturell und finanziell erweitert mit der Gründung des Berlin Institute of Health (BIH). Leitidee ist die translationale Forschung, verschränkt mit dem fächerübergreifenden Ansatz der Systemmedizin, wobei der in diesem Verbund mögliche enge Austausch zwischen Forschung und medizinischer Praxis dazu führen soll, verbesserte diagnostische, therapeutische und präventive Verfahren für die Gesundheit des Menschen zu entwickeln. Die Translation ist in der akademischen Welt Deutschlands bisher kein Thema von hoher Priorität. Wissenschaftler streben im Allgemeinen eine akademische Karriere an. Ein Übergang in die Industrie oder andere Bereiche der Anwendung ist zumeist kein primär avisiertes Ziel. Zum Teil wird sogar ein Antagonismus gesehen zwischen der freien akademischen Forschung und der wirtschaftlich orientierten Tätigkeit in einem Unternehmen. Nur wenige Wissenschaftler erkennen eine Verpflichtung, ihre Forschungsergebnisse daraufhin zu überprüfen, ob sie klinisch, wirtschaftlich oder gesellschaftlich relevant sind, und engagieren sich im Anschluss für deren Umsetzung. In der DDR war das anders und angewandte Forschung war integraler Bestandteil vieler Forschungsinstitute. Die Zukunft wird zunehmend durch Wissenschaft und neue Technologien bestimmt. Ein modernes Land wie Deutschland ist darauf angewiesen. Das wird immer deutlicher, und in Berlin-Buch wurde neben der Grundlagenforschung die Anwendung in Klinik und Wirtschaft im angeschlossenen Technologiepark innovativ verankert. Die Stiftung Charité wurde auch aus diesem Grund von der Unternehmerin Johanna Quandt ins Leben gerufen. Sie sah eine wesentliche Aufgabe darin, Innovation und Technologietransfer auch in der Charité voranzubringen.

Gesundheitsforschung in Berlin

In den 1990er Jahren stellten die Kosten der Wiedervereinigung auch das Land Berlin vor große finanzielle Schwierigkeiten. Der Wissenschaftsrat als wichtigstes wissenschaftspolitisches Beratergremium in Deutschland hatte empfohlen, die »teure« universitäre Medizin auf maximal 1000 Betten und einen Campus zu reduzieren. Das hätte bedeutet, dass drei der vier Standorte der universitären Medizin in Steglitz, Wedding, Mitte und Buch hätten schließen müssen. Der traditionsreiche Standort der Charité in Mitte (Berlin Ost) war wegen der Höhe der notwendigen Renovierungskosten besonders betroffen. Der Ost-Berliner Klinikstandort in Buch mit den ehemaligen Akademie-Kliniken stand zur Privatisierung und damit zum Verkauf an. Für das Benjamin-Franklin-Klinikum in Steglitz gab es ebenfalls Interesse von privater Seite. Nur das Rudolf-Virchow-Klinikum im westlichen Wedding mit circa 1000 Betten wäre nach diesen Plänen Universitätsklinik geblieben, die Ost-Berliner Standorte wären aufgelöst worden.

Hinter dieser Darstellung in dürren Worten verbirgt sich ein dramatischer Konflikt, der lange Zeit hinter den Kulissen der Berliner Wissenschaftspolitik und dann auch in der Öffentlichkeit ausgetragen wurde. Das politische Machtzentrum in Berlin lag nach der Wiedervereinigung klar im Westen. Das hieß nicht notwendigerweise, dass Entscheidungen zugunsten des Westens und gegen den Osten der Stadt getroffen wurden. Der strategisch weitsichtige Wissenschaftssenator Manfred Erhardt hatte beispielsweise sofort nach der Wiedervereinigung systematisch die Förderung der traditionsreichen Humboldt-Universität und den Neuaufbau der Akademie-Institute mit der Förderung des Max-Delbrück-Centrums in Berlin-Buch betrieben.

Jetzt ging es aber um Sein oder Nichtsein ganzer universitärer Standorte, und es ging um Geld und um universitäres Prestige. Es ging um eine langfristige, zukunftsfähige Strategie für die Gesundheitsforschung in Berlin. Nach mühsamen Verhandlungen gelang es, alle Standorte unter dem Dach der neuen, großen Charité Universitätsmedizin zu erhalten, davon zwei im Osten (Charité Campus Buch, Charité Campus Mitte) und zwei im Westen Berlins (Charité Campus Wedding, Charité Campus Steglitz) mit insgesamt über 3000 Betten.

Die Forschung und Lehre unterstanden dem Dekan und die Krankenversorgung dem Direktor des Klinikums, beide in einem Direktorium unter der Leitung des Vorstandsvorsitzenden der Charité Universitätsmedizin. Mit diesem für Deutschland einzigartigen Integrationsmodell von Klinik, Forschung und Lehre waren die Voraussetzungen erfüllt, eine führende akademische klinische Forschung in Berlin in attraktiver Partnerschaft mit der Grundlagenforschung aufzubauen.

Es ist ein Glücksfall, dass auch in den Folgejahren dieses integrative Konzept der universitären Medizin konsequent weiterentwickelt und ausgebaut werden konnte. Die neue, große Charité Universitätsmedizin ist damit jetzt der unangefochtene Motor und der Mittelpunkt der Gesundheitsstadt Berlin und hat im Anschluss an die große Tradition des 19. Jahrhunderts eine wichtige nationale und internationale Position errungen – oder besser: wiedergewonnen.

Strukturen der wissenschaftlichen Einrichtungen haben immer nur ein Ziel, nämlich eine Verbesserung der Bedingungen für innovative Forschung. Um die organisatorischen Voraussetzungen für dieses wissenschaftliche Ziel weiter zu verbessern, wurde das Berliner Institut für Medizinische Systembiologie (BIMSB) als Teil des Max-Delbrück-Centrums gegründet und in unmittelbarer Nähe der Charité auf dem Nord-Campus Mitte angesiedelt. Das Institut für Systembiologie widmet sich in der Tradition von Virchow der Zellbiologie und der Zellularpathologie und versucht damit, Einblicke in die enorm verzweigten Netzwerke zu bekommen, mit denen die einzelnen Moleküle in der Zelle zu einem funktionellen biologischen Gesamtsystem beim Menschen verknüpft werden.

In den kommenden Jahren möchte das Max-Delbrück-Centrum neue Werkzeuge und Konzepte bereitstellen, mit denen sich besser verstehen lässt, wie in den vielen komplexen Systemen des Lebens in Gesundheit und Krankheit mannigfaltige Wechselwirkungen auf verschiedenen Ebenen – bei den Genen, Molekülen, Zellen, Geweben, Organen und beim ganzen Organismus – zustande kommen. Ziel ist es, zu verstehen, wie die einzelnen Bestandteile der Zellen, der persönliche Lebensstil und die erlebte Umwelt in ihrem Zusammenwirken die Gesundheit entweder fördern und stabilisieren oder wie und weshalb sie Krankheiten auslösen, wenn diese Netzwerke gestört sind. Es wird im Prinzip darum gehen, durchgehend die systemische Natur der Störungen der Körperfunktionen zu erkennen, um besser und effizienter als bisher Gesundheit zu erhalten und Krankheit früher zu erkennen oder wirksamer zu behandeln.

Neue Ansätze in der Biomedizin

Der Name Max Delbrück steht für den erfolgreichen Weg der Molekularbiologie und molekularen Genetik, und die molekulare Medizin will das Leben und seine möglichen Störungen von den Genen und anderen Molekülen her verstehen. Der Blick auf den ganzen Menschen geht dadurch aber nicht verloren, im Gegenteil, er richtet sich in den letzten Jahren immer mehr auch auf das Ganze einer Zelle oder eines Organismus. Die Mediziner sprechen inzwischen weniger von Molekülen des Lebens und mehr von dem System des Organischen, das es zu analysieren gilt, wenn man sich zum Beispiel daran macht, kardiovaskuläre Erkrankungen systemisch zu erkunden oder als Systemfehler zu erfassen. Der Wechsel weg von der Aufmerksamkeit der Teile hin zur holistischen Betrachtung von Körpern kommt vielleicht am besten zum Ausdruck, wenn man einen Blick auf die Genomforschung wirft, die – zeitlich mit der politischen Wende in Berlin zusammenfallend – eine dramatische Wende ihrer Vorstellungen erlebte.

Wie bereits an anderer Stelle erwähnt, wuchs im Verlauf der 1970er und 1980er Jahre unter den Molekularbiologen immer mehr die Überzeugung, dass Krankheiten, besonders auch verschiedene Arten von Krebs, genetische Ursachen haben. Im Rahmen der Erforschung der lebensgefährlichen Tumorbildung und Zellwucherung wurden zum Beispiel Onkogene oder Tumorsuppressorgene untersucht. Etwa ab der Mitte der 1980er Jahre galt es als ausgemacht, dass man Krebs verstehen könnte, wenn man die Gene eines Menschen besser kennen würde. Als Konsequenz dieses Denkens und dank erstaunlicher technischer Möglichkeiten (und einer zunehmenden Digitalisierung) kam das Humangenomprojekt zustande, in dessen Verlauf es bis zum Beginn des 21. Jahrhunderts gelungen ist, die Sequenzen des Erbmaterials einer menschlichen Zelle mit ihren drei Milliarden Basenpaaren (genetischen Buchstaben) tatsächlich offenzulegen. Der wissenschaftlich-technische Fortschritt hat es inzwischen eindrucksvoll ermöglicht, die Sequenzierung eines Genoms, die anfänglich mehrere Milliarden US-Dollar kostete und Jahre dauerte, im Laufe eines Tages für weniger als 1000 Euro zu erledigen.

In der Öffentlichkeit entstand zum Teil der Eindruck, dass die Entschlüsselung des menschlichen Genoms mit diesem Erfolg abgeschlossen sei, was aber sicher nicht der Fall ist, denn seit sich die Biomediziner das humane Genom in jedem Detail anschauen können, ist das Geheimnis des Krebses – oder anderer genetisch bedingter Abläufe des Lebens – nicht etwa gelüftet, sondern es hat sich vielmehr sogar noch vertieft. Der Mensch ist mehr als seine Gene, wie man trivialerweise sagt, und Gesundheit ist mehr als eine genetische Information.

Um zu verstehen, wie komplexe biologische Systeme funktionieren, musste man immer schon und muss man erst recht heute viele Ebenen des Lebens in den Blick nehmen – die Ebene der Moleküle, die der Zellen, die der Gewebe, die der Organe und die des ganzen Organismus in seiner Umwelt mit vielfältigen Einflüssen, die über die Epigenetik auf die Aktivität der Gene einwirken. Die Wissenschaften, die bei ihren experimentellen Arbeiten um die einzelnen Schichten bemüht sind, müssen ihre dort gewonnenen Einzelkenntnisse interdisziplinär zusammenbringen. Das erfordert enorme Anstrengungen, die am Max-Delbrück-Centrum für Molekulare Medizin systematisch unternommen werden.

Berlin-Buch: ein Ort der erlebbaren humanen Wissensgesellschaft

Nach dem Zweiten Weltkrieg hatte die Deutsche Akademie der Wissenschaften der DDR im Stadtteil Buch im Laufe der Jahre drei international renommierte Zentralinstitute eingerichtet, zu deren Renommee bekannte Wissenschaftler und Ärzte wie Karl Lohmann, Walter Friedrich, Arnold Graffi, Hans Gummel, Albert Wollenberger, Heinz Bielka, Erhard Geißler, Günter Pasternak, Charles Coutelle und Tom Rappoport beigetragen haben. Eines der Institute widmete sich der Molekularbiologie, eines arbeitete in der Krebsforschung und eines in der Herz-Kreislauf-Forschung. Nach der Wende entstand aus diesem Komplex das oben erwähnte Max-Delbrück-Centrum für Molekulare Medizin. Das seit 1992 eingerichtete Bucher Institut verbindet molekularbiologische und klinische Forschung und ist nach dem 1969 mit dem Nobelpreis für Medizin ausgezeichneten Max Delbrück benannt, der aus Berlin stammt.

Max Delbrück (1906–1981)

Max Delbrück wurde für das 1992 gegründete Zentrum für Molekulare Medizin als Namensgeber vorgeschlagen, um damit an die wissenschaftliche Tradition in Buch anzuknüpfen. Als Mitarbeiter Lise Meitners am Kaiser-Wilhelm-Institut in Berlin-Dahlem kam der junge Delbrück in den 1930er Jahren mit dem in Buch angesiedelten Kaiser-Wilhelm-Institut für Hirnforschung in Kontakt. Mit dem dort forschenden russischen Genetiker Nicolai Timofejew-Ressovsky veröffentlichte er 1935 die berühmte Arbeit *Über die Natur der Genmutation und Genstruktur*. Die Autoren beschreiben Gene als einen Atomverband und machen sie damit zu einem Untersuchungsgegenstand der Physik. Erwin Schrödinger stellte Delbrücks Modell vom Atomverband ins Zentrum seiner Überlegungen, um mit den Gesetzen der Physik einerseits die strukturelle Stabilität von Genen und andererseits ihre Variabilität bei Mutationen zu erklären.

Schrödinger betont, dass die Biologie nicht weiterkommt, wenn Delbrücks Modell scheitert, und er schlägt deshalb vor, sich intensiv mit dessen interdisziplinärem Ansatz zu befassen. Schrödingers Wort erreichte viele offene Ohren, und die Molekularbiologie nahm ab den 1950er Jahren einen ungeheuren Aufschwung, der dank Gentechnik auch die heutige – im Max-Delbrück-Centrum betriebene – molekulare Medizin möglich macht.

Anhänger fand Delbrücks Ansatz auch in der DDR, die in Buch erst ein Institut für Medizin und Biologie und dann die drei weiteren Zentralinstitute einrichtete, aus denen das heutige Max-Delbrück-Centrum hervorgegangen ist. Der Name »Delbrück« für das neue Forschungszentrum wurde auch gewählt, weil dieses so interdisziplinär vorgehen will, wie es Delbrück und Schrödinger empfohlen haben, um die komplexen Ebenen des Lebens zu erfassen. Zu deren Verständnis tragen heute viele weitere Disziplinen bei, etwa die Bioinformatik, die auf künstliche Intelligenz zurückgreift, um die zunehmende Menge an Daten aus der Forschung zu bewältigen. Ein Schwerpunkt der Arbeit am Max-Delbrück-Centrum stellt in der heutigen Konzeption eine interdisziplinär orientierte Systemmedizin dar, die die grundlegenden Basismechanismen von Gesundheit und Krankheit erforscht und den Körper eines Menschen als integriertes Ganzes betrachtet.

Nach der Wende und der Neuorganisation der Akademie-Institute der DDR folgten schwere Jahre, aber sie führten zum Erfolg für den Campus und den Ort Buch. Inzwischen arbeiten mehr als 1500 Menschen am Max-Delbrück-Centrum für die Forschung in Berlin-Buch – unter ihnen 300 junge Doktoranden –, und der Etat des Zentrums für Molekulare Medizin betrug im Jahre 2020 circa 100 Millionen Euro. Der

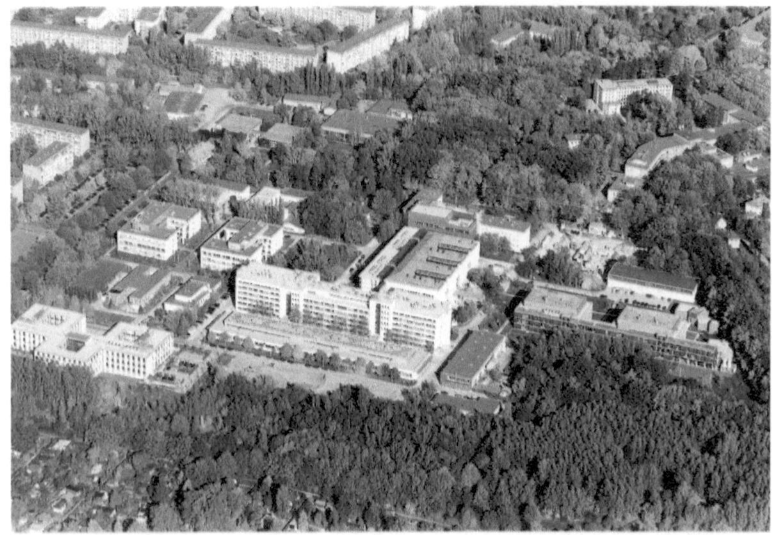

Der traditionsreiche Campus des Max-Delbrück-Centrums in der »grünen Gesundheitsstadt« in Berlin-Buch. Hier forschen die Charité Universitätsmedizin Berlin, das Berlin Institute for Health (BIH), das Max-Delbrück-Centrum für Molekulare Medizin Berlin (MDC) in der Helmholtz-Gemeinschaft und das Forschungsinstitut für Molekulare Pharmakologie (FMP) in der Leibniz-Gesellschaft. Alle Institute und der Senat von Berlin arbeiten zusammen mit der Campus Berlin-Buch GmbH, die den BiotechPark Berlin-Buch betreibt.

Wissenschaftscampus wurde für die Bevölkerung geöffnet, es wurde ein Kunst- und Skulpturen-Park eingerichtet, der Besucher auf den Campus einlädt, wobei das legendäre Café Max am Eingang des Campus zum Bucher Treffpunkt für Anwohner und Besucher aus aller Welt geworden ist.

Der Ort Buch blühte auf. Der Schlosspark, die von Fontane als architektonisches Juwel beschriebene barocke Schlosskirche, das Stadtgut mit Künstlerhof und eine neue Einkaufspassage wurden zum Ortsmittelpunkt. Um die Wissenschaft herum entwickelte sich Buch zu einem »erlebbaren Ort einer humanen, am Wohlergehen der Menschen orientierten Wissensgesellschaft«. Wissenschaft, Klinik und Wirtschaft schafften Arbeitsplätze und Einrichtungen für die Gemeinschaft wie ein Bildungs- und Integrationszentrum mit Bibliothek, die Gründung einer Musik- und einer Volkshochschule und eines Gläsernen Labors mit Veranstaltungs- und Begegnungsräumen sowie Informationen und Veranstaltungen zur Förderung des Wissenschaftsverständnisses in der Bevölkerung. In Berlin-Buch lässt sich in einzigartiger Weise die Verbindung von Kunst, Wissenschaft, Politik und Zivilgesellschaft erleben, hinzu kommt der direkte Anschluss an den Naturschutzpark des Barnim mit Wäldern, Seen, Sumpfgebieten, einzigartiger Vielfalt von Flora und Fauna, wilden Pferden und Rindern.

Spitzenforscher, Ärzte, Unternehmer, Patienten, Erholungssuchende und Besucher von nah und fern – für sie alle ist Buch heute eine »grüne Gesundheitsstadt«, die als Muster für die Gesundheitsstadt Berlin dienen kann. Führende Forschungsinstitute, Biotech-Unternehmen und Kliniken bilden in Buch ein international operierendes und anerkanntes Gesundheitsnetzwerk. Möglich wird die Entwicklung, weil die Politik, der Senat von Berlin und der Bezirk Pankow in beispielhaft enger Zusammenarbeit mit der Wissenschaft, den Bürgern, den Vereinen und der Zivilgesellschaft in Buch an einem Strang ziehen.

Gesundheitsstadt Berlin 2030

Der Senat von Berlin hat eine Strategie »Gesundheitsstadt Berlin 2030« verabschiedet, in der alle Einrichtungen der Stadt im Bereich der Gesundheit und Krankenversorgung koordiniert zusammengeführt und weiterentwickelt werden sollen. Herzstück ist die Charité Universitätsmedizin mit ihren Standorten Steglitz, Wedding, Mitte und mit dem Campus Buch, weiteren Forschungseinrichtungen, dem Biotechnologie Park und dem Berliner Institut für Gesundheitsforschung. Auch der kommunale Klinikverbund Vivantes und andere Akteure der Pharma- und Gesundheitswirtschaft sind eingebunden in die umfassende Strategie, die unter anderem auch die Ausarbeitung von tragfähigen Konzepten in den Bereichen Digitalisierung, Künstliche Intelligenz, Management, Mobilität und Stadtplanung vorsieht.

Berlin verfügt mit der Vision und dem Markenzeichen »Gesundheitsstadt« bereits heute über ein Alleinstellungsmerkmal, und es ist nicht schwer, den Bogen zu spannen von der großen wissenschaftlichen Tradition der Berliner Schule zum Projekt Gesundheitsstadt. Die großen Brüche in der Geschichte Berlins – von den politischen Verwerfungen der Kaiserzeit über Krieg und Holocaust bis zur Teilung der Stadt – sind Anlass, die Idee des Humanen der Berliner Klassik wiederzubeleben und die Forschung an ihr auszurichten.

Die Feiern zum 200. Geburtstag von Helmholtz und Virchow im Jahre 2021 sollen der Idee der Gesundheitsstadt Berlin nachhaltig Auftrieb geben – in der Wissenschaft, in der Berliner Gesellschaft, in Wirtschaft, Kultur und Politik. Die Agenda hat ihre Basis in der Verantwortung der Wissenschaft für unsere Zukunft, die keine nationalen Grenzen kennt und nur kooperativ und transparent denkbar und realisierbar ist. Ihre symbolische Verortung findet diese Vision von Berlin am Platz des Berliner Schlosses, einst Residenz der preußischen Könige und deutschen Kaiser, heute Sitz des neuen Humboldt Forums. Dieser Ort steht ebenso für die wechselvolle Geschichte der Stadt wie für ihre lange Wissenschaftstradition, und beides prädestiniert Berlin dazu, sich mit einem groß angelegten Projekt wie der Gesundheitsstadt 2030 für die Idee des Humanen einzusetzen.

Virchow 2.0
Die Neue Berliner Schule der Medizin und der Gesundheit

Die Idee eines modernen, interdisziplinären zellbiologischen Systemansatzes ist heute so innovativ und bedeutsam für das Verständnis von Gesundheit und Krankheit, wie es die Zellularpathologie von Rudolf Virchow im 19. Jahrhundert war. Die Zellen und ihre dynamischen Wechselwirkungen stehen im Mittelpunkt der forschenden Aufmerksamkeit. Mit seiner weitreichenden These »Omnis cellula e cellula«, die den Ursprung des Lebens und der Lebenskraft in der Zelle verortet, formulierte Virchow seinerzeit einen radikalen Bruch mit religiösen und anderen kulturellen Vorstellungen zu dieser Frage. Während sich Virchow allerdings noch damit begnügen musste, unter dem Mikroskop nach auffälligen Feinheiten in, vor allem aber auf der Zelle zu suchen, kann die heutige Zellanalyse ungleich tiefer vordringen. Sie vermag es, molekulare, zum Teil sogar atomare Wirkungen und Phänomene auszumachen. Die gegenwärtig verfügbaren Methoden erlauben bislang unvorstellbare Einblicke in die Feinstrukturen von Zellen und Rückschlüsse auf ihre Funktionen, die der Forscher Virchow sich noch nicht vor Augen führen konnte. An der Richtigkeit von Virchows Annahme ändert sich dadurch wenig. Die Zellen bleiben die Grundelemente des Lebens, der Organe und der »Gestalt« und Form des Lebendigen. Ein Pionier wie Max Delbrück hätte an den neuen Entwicklungen seine reine Freude, würde aber auch skeptisch auf die verfügbaren Datenmengen blicken, mit denen das wissenschaftliche Denken sich auf den steilen

Weg des Verstehens begibt. Schon aus der Analyse einer einzigen Zelle lassen sich heute so viele Messergebnisse gewinnen, dass sie nur mit modernen Informationstechnologien erfassbar und mit dem Einsatz künstlicher Intelligenz interpretierbar sind, was sie oftmals weit vom wahrnehmenden Menschen entfernt.

Die vielen sich daraus ergebenden diagnostischen Möglichkeiten können zum jetzigen Zeitpunkt noch gar nicht überblickt werden. Klar ist aber auf jeden Fall schon, dass eine zukünftige Medizin nicht mehr darauf warten wird, dass ein Kranker – häufig zu spät – mit schmerzhaften Symptomen zum Arzt oder ins Krankenhaus geht. Die neuen Methoden der Einzelzellsequenzierung und -analyse werden es erlauben, abweichende Funktionen und krankhafte Entwicklungen auf zellulärer Ebene bereits zu entdecken, bevor sie einen Krankheitswert angenommen haben. Der naturwissenschaftlich begehbare Weg zu einer vorbeugenden Medizin mit entsprechenden Möglichkeiten zur Prävention ist eingeschlagen.

Für jetzt 7,5 und bald 10 Milliarden Menschen werden nicht ausreichend Krankenhäuser wie die Charité gebaut und finanziert werden können. Die Zukunft der globalen Gesundheit liegt im Einsatz modernster Wissenschaft und in deren Anwendung für die Verbesserung und Bewahrung der allgemeinen Gesundheit. Die große (politische) Aufgabe besteht darin, die auf den neuen Methoden basierende Versorgung nicht nur einer privilegierten Minderheit, sondern allen zugänglich zu machen.

Ein modernes Konzept der Krankheitsprävention könnte zum Markenzeichen der Gesundheitsstadt Berlin werden. Eine griffige Bezeichnung für ein solches Konzept ist »Virchow 2.0«. Es ist gut, sich darüber im Klaren zu sein, dass Ideen immer in den Köpfen Einzelner entstehen; manchmal sind das Einzelgänger, Individualisten, Träumer, selten auch Genies. Umsetzen lassen sich die großen Ideen aber fast immer nur in Zusammenarbeit mit anderen und unter der Voraussetzung, dass geeignete Strukturen und Finanzierungsmöglichkeiten vorhanden sind. Die Schaffung passender Rahmenbedingungen ist ein wichtiger Antrieb für die Gesundheitsstadt Berlin.

Pläne für ein neues Krankenhaus: das Berlin Cell Hospital

Die Einzelzelltechnologien bilden derzeit die Spitze des wissenschaftlichen Fortschritts in der Medizin. Mit ihrer Hilfe lässt sich die Spur verfolgen, die von einer einzelnen gestörten (kranken) Zelle zur systemischen Schwächung oder Krankheit führt, unter der ein Patient leidet. Die bemerkenswerten Fortschritte auf dem Gebiet der Einzelzellanalyse ermöglichen unter Mitwirkung des Max-Delbrück-Centrums die Erstellung verschiedener Zellatlanten (Human Cell Atlas, Human Cardiac Cell Atlas). Außerdem entstand in Zusammenarbeit mit der Charité der Plan, ein Berlin Cell Hospital ins Leben zu rufen. In diesem Rahmen soll eine unter der Bezeichnung »LifeTime – LebensZeit« gestartete Initiative von mehr als 200 Wissenschaftlern aus Europa und anderen Ländern praktisch umgesetzt werden. Sie ist auf Betreiben von Nikolaus Rajewsky gemeinsam mit Norbert Hübner, Holger Gerhardt, Gary Lewin, Angelika Eggert und ihren Kollegen vom Max-Delbrück-Centrum und von der Charité sowie Geneviève Almouzi vom Institut Curie in Paris zustande gekommen und hat sich vorgenommen, durch interdisziplinäre Zusammenarbeit die Fähigkeit zu erlangen, einzelne menschliche Zellen während einer Krankheit zu verfolgen, um ihren Einfluss verstehen und nach Möglichkeit umlenken zu können. Dies könnte die Grundlage einer Medizin von morgen werden, und das geplante Berlin Cell Hospital könnte einen entscheidenden Beitrag zu ihrem Erfolg leisten.

Gesundheit als dynamischer Prozess

Moleküle, Zellen, Gewebe und Organe erklären nicht das ganze Leben. Zu den grundlegenden Ideen von »Virchow 2.0«, das die Betreiber des Forschungsprogramms für das Max-Delbrück-Centrum und die Charité vertreten, gehört mehr, unter anderem auch das bekannte Konzept der Homöostase. Gemeint ist damit ein Gleichgewicht der Körperfunktionen, die im Rahmen eines offenen dynamischen Systems verstanden werden. Der Begriff Homöostase wurde zum ersten Mal um 1860 – also kurz nach der Publikation von Darwins Überlegungen zur Evolution des Lebens – von dem französischen Physiologen Claude Bernard benutzt. Siebzig Jahre später griff ihn der US-Amerikaner Walter B. Cannon im Kontext einer Systemtheorie der Biologie oder Medizin wieder auf. Cannon umschrieb damit die Fähigkeit eines lebenden Organismus, innerhalb von nicht allzu weit gesteckten Grenzen durch Rückkopplungen aller oben genannten Einzelkomponenten einen stabilen Zustand für das Leben und für die Lebensführung zu bewahren. Unter diesem Blickwinkel verändert sich Gesundheit von einem stabilen Zustand zu einer Aufgabe oder einem dynamischen Prozess, der die nötige Balance der Körperfunktionen auf allen Ebenen des Lebens immer wieder neu schaffen muss und daher mit komplexen biologischen Systemen zu tun hat, die sich in ständigem Wandel befinden. Leben ist Bewegung. Im Körper führen Rückkopplungen ununterbrochen zu Korrekturen in den physiologischen Mechanismen. Ohne sie kommt es zu Störungen beim Erhalten der Gesundheit. Man kann das erläutern anhand von klinischen Beispielen, die am Max-Delbrück-Centrum und in der Charité wie natürlich auch in anderen Forschungseinrichtungen und Kliniken detailliert erforscht werden. Unter diesen Gesichtspunkten sollen drei Krankheitsbilder etwas genauer betrachtet werden: Herzinsuffizienz (Herzmuskelschwäche), endotheliale Dysfunktion, Störungen des Immunsystems.

Bei einer chronischen Herzinsuffizienz wird zum Beispiel ein Körper nicht mehr ausreichend mit Blut versorgt und damit fehlt seinen Gefäßen der lebensnotwendige Sauerstoff. Ein versagendes Herz versucht das körperliche Bedürfnis trotzdem zu befriedigen, indem es mit Hormonen reagiert, die die Durchblutung fördern und zum Beispiel den Blutdruck erhöhen. Diese Moleküle aktivieren auch Signale im Herzmuskel, die zu einer Vergrößerung der Zellen führen (Hypertrophie). Wenn dieser adaptive Mechanismus misslingt und normale Muster der Zellsignale zusammenbrechen, kommt es zu einer ungewöhnlichen Expression von Genen und zum Eingreifen anderer Organsysteme – der Blutgefäße, der Nieren, des Gehirns, des endokrinen und des Immunsystems. Wirksame Interventionen müssen die Funktionen des Herzmuskels wiederherstellen und die Aktivität anderer Organsysteme neu ausbalancieren.

Bei einer endothelialen Dysfunktion werden die Zellen, die die Blutgefäße innen auskleiden und abdichten (Endothel), mitsamt der dazugehörigen Schleimhülle (Glykokalyx) angegriffen. Als eine Folge dieser Störung wird das Molekül Stickstoffmonoxid nicht mehr ausreichend freigesetzt, was eine nötige Weitung (Dilatation) der Blutgefäße verhindert und zur Arteriosklerose führen kann. Dysfunktionale Endothelzellen stellen in solchen Fällen entzündungsfördernde Eiweiße namens Zytokine und andere Matrixmoleküle her, die nach und nach die Gefäßdurchlässigkeit verändern, was Auswirkungen auf andere Organe wie das Auge, die Leber und das Herz haben kann. Nur wenn die allgemeinen Prinzipien bekannt sind, die einer endothelialen Dysfunktion vorausgehen, kann man sich daranmachen, nach therapeutischen Ansätzen für eine Lösung zu suchen.

Das Immunsystem spielt eine zentrale Rolle bei einer überraschend großen Zahl von Krankheiten, bei Infektionen mit Bakterien, Pilzen und Viren ebenso wie bei nicht übertragbaren Krankheiten wie Krebs und Diabetes. Wenn die Abwehrmechanismen eines Organismus versagen, brechen die Funktionen zusammen, die der Körper zu seiner Selbsterhaltung nutzt. Immunmechanismen müssen sehr früh sowohl interne als auch externe Bedrohungen erkennen und sich ihnen zuwenden. Die Schutzmaßnahmen versuchen ständig, Schädigungen in den Geweben zu reparieren, die durch Verletzungen, Giftstoffe (Toxine) oder Pathogene verursacht worden sind. Genaue Kenntnisse des Immunsystems und seiner spezifischen Schaltstationen erlauben es inzwischen, auf diese Weise auch gegen Krebs und multiple Sklerose vorzugehen und zur Prävention von kardiovaskulären Krankheiten beizutragen. Mit Impfungen kann man das Immunsystem dauerhaft in die Lage versetzen, Bakterien oder Viren in Schach zu halten und Erkrankungen zu verhindern. Früher nicht selten tödlich verlaufende Kinderkrankheiten wie Masern, Diphterie oder Kinderlähmung konnten so besiegt werden. Für die verheerende Covid-19-Pandemie des Jahres 2020 sind innerhalb eines Jahres sehr wirksame Impfstoffe entwickelt worden, die zur Hoffnung Anlass geben, dass mit einer weltweiten Impfkampagne im Jahre 2021 das Coronavirus SARS-CoV-2 zurückgedrängt werden kann.

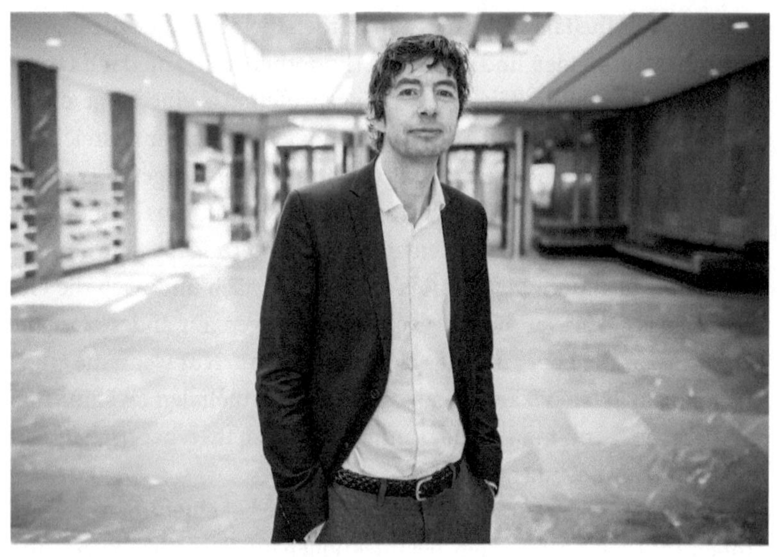

Christian Drosten.

Diese drei sehr verkürzt dargestellten Beispiele zeigen, dass eine enge Verbindung der biologischen Abläufe und Phänomene untereinander besteht. Das Immunsystem und die endotheliale Dysfunktion spielen eine wichtige Rolle bei progressivem Herzversagen. Solche systemischen Zusammenhänge kennt man inzwischen bei einer Vielzahl von Krankheiten. Deshalb nennt das Max-Delbrück-Centrum ein neues Forschungsprogramm zum Beispiel »Systems Biology and Cardiovascular Diseases«. Es kann (und wird) in gleicher Weise für andere Krankheiten angewendet werden. Alle Kliniker in der Charité, ob Kardiologen, Kinderärzte, Frauenärzte, Onkologen oder Chirurgen, finden auf diese Weise Kooperationspartner in der Grundlagenforschung. Bei den biomedizinischen Forschungen werden homöostatische Mechanismen erkundet und identifiziert, die den Körper in den Zustand der Gesundheit bringen und Störungen entgegenwirken, die die Vorgänge abschwächen und eventuell Krankheiten befördern. Das große Ziel besteht darin, ihre Entstehung so früh wie möglich zu stoppen und Methoden zu entwickeln, die der Prävention dienen. Die weltweit steigende Lebenserwartung führt zu einer starken Zunahme chronischer Erkrankungen, die auf dem Wege der Prävention ein frühes Abfangen der gesundheitsschädlichen Entwicklungen erfordern.

Die erläuterten Mechanismen gibt es nicht nur beim Menschen, sondern im gesamten Tierreich. Sie haben sich in der Evolution des Lebens als taugliches Mittel erwiesen, um das Überleben und die Reproduktion zu sichern. Einige der wichtigsten Funktionen der Zelle finden sich schon bei den frühesten Einzellern. Darum kann man aus der Evolution viel für unser modernes Wissen über Leben, Gesundheit und Krankheit lernen. Es hat sich daraus ein ganz neuer Zweig der medizinischen Forschung entwickelt: die evolutionäre Medizin, die die Entwicklungsgeschichte unserer Spezies in den Blick nimmt.

Am Anfang war das Virus

Wenn auch bekannt ist, dass sich Viren seit etwa drei Milliarden Jahren unter das Leben mischen, bleibt unklar, woher sie kommen und wie sie entstanden sind. Sie treten in jedem Fall als Schmarotzer auf, die nur überleben, wenn andere Organismen ihnen die Chance dazu geben.

Als Koch und Pasteur den Bakterien auf die Spur kamen, entstand auch die Virologie. Der erste Nachweis eines tierischen Virus gelang 1898 Friedrich Loeffler und Paul Frosch, die das Maul- und Klauenseuche-Virus entdeckten. Das derzeit die Menschen bedrückende Coronavirus SARS-CoV-2 (Severe acute respiratory syndrome coronavirus type 2) braucht wie andere Viren einen Feuchtraum und einen Wirt, um sich zu vermehren – am liebsten in den Zellen des Rachens und der Lunge. Dann husten, niesen, singen oder atmen es Infizierte mit den kleinen Tröpfchen ihres feuchten Atems aus, und die Ansteckung setzt sich fort. Inzwischen kennt die Wissenschaft das Virus. Großen Anteil an seiner Erforschung hat Christian Drosten, der seit 2017 am Berliner Institut für Gesundheitsforschung an der Charité arbeitet und die Leitung des dortigen Instituts für Virologie übernommen hat.

Wir sind der Infektion nicht ausgeliefert. Wenn wir uns vernünftig verhalten, können wir das Virus daran hindern, sich weiter auszubreiten. Einen besseren Schutz bietet aber – genau wie bei anderen Krankheiten – eine Impfung.

Fast alle Krankheiten, gegen die es Impfungen gibt, konnten ausgerottet oder eingedämmt werden. Wir können uns freuen, dass die ersten Impfstoffe sich neuen Methoden verdanken, die in Deutschland entwickelt wurden.

Evolutionäre Medizin

Die Steinzeit steckt uns in den Knochen und *Why we get sick?* titeln zwei populäre Bücher über den evolutionär orientierten Ansatz zum Verständnis und zur Behandlung von Gesundheitsstörungen. Sie widmen sich unter anderem der Frage, ob und wie sich der Lebensstil moderner Menschen auf die Aktivität ihrer Gene auswirkt und wie diese unser Verhalten beeinflussen. Unser Körper ist das Produkt seiner Entstehungsgeschichte, und diese Geschichte reicht 3,5 Milliarden Jahre zurück. Wir tragen das Erbe unserer Vorfahren in uns. Das sind die Erbanlagen von Vater und Mutter, Oma und Opa, Onkel und Tante – aber auch die Erbanlagen unserer evolutionären Vorläufer, von den Bakterien, Einzellern, Mehrzellern, Fischen, Amphibien und Reptilien über die ersten Säugetiere, Primaten und den Neandertaler bis zum modernen Homo sapiens.

Die Biologie unserer Vorgänger hat sich entwickelt aus einem beständigen Anpassungsprozess und einem geeigneten Verhalten in Bezug auf die Umwelt und die damit verbundenen Lebensumstände. Mangelnde Anpassung führte zu geringer Reproduktion und eventuell zum Aussterben der Art. Dies ist das Grundprinzip der Evolution. Überleben und Reproduktion sind andererseits eng verbunden mit Vitalität und Gesundheit. Mit diesen evolutionären Zusammenhängen wurde eine »Gesundheitsformel« entwickelt, die ausdrückt, dass sich Gesundheit als eine Funktion von Biologie, Verhalten und Umwelt verstehen lässt. Dieser Sachverhalt kann mit f für »Funktion« folgendermaßen formuliert werden: Gesundheit = f (Biologie x Verhalten x Umwelt). Das stellt eine umfassende, holistische Sicht auf die Gesundheit dar, bei der erstens die Vielfalt und die individuellen Besonderheiten der Humanbiologie, zweitens die vielfältigen Einflüsse von Kultur, Bildung und Lebensumständen auf unser Verhalten und drittens die extremen Umweltunterschiede berücksichtigt werden. Man braucht nur an Stadt und Land, Berg und Tal, Sumpf und Dürre, Klimazonen, sozioökonomische Verhältnisse und ähnliche Faktoren zu denken, um eine Vorstellung davon zu bekommen, wie unterschiedlich sich die Anpassungsprozesse unter den jeweiligen Bedingungen gestalten.

Die Biologie des Menschen ist alt, sehr alt, und die Prinzipien der Erbanlagen sind seit unvordenklichen Zeiten gleich. Je wichtiger einzelne Gene für die Lebensvorgänge sind, desto älter sind sie – aber ihre Träger leben inzwischen in einer neuen Umwelt. Die Kluft zwischen unserer alten Biologie und unserer modernen Zivilisation führt zu fast 80 Prozent aller Krankheiten, unter denen wir heute leiden und die unsere Gesundheitssysteme belasten. Es ist daher treffend von Zivilisationskrankheiten die Rede. Kultur, Bildung und Erziehung prägen das Verhalten von Menschen, und das hat weitreichende Konsequenzen für die Gesundheit. Ein gutes Beispiel sind die Probleme, die mit zu hohem Zucker- und Salzkonsum sowie zu viel Fettaufnahme eintreten: Übergewicht, Diabetes, Herzkreislauferkrankungen. Aber auch Probleme mit Muskeln und Knochen, psychische Störungen, insbesondere Depressionen sind häufig eine Folge alter evolutionär begründeter Verhaltensweisen unter neuen Lebensbedingungen. Das Leben in der Umwelt einer Millionenmetropole mit wenig Bewegung, industriell hergestellter Nahrung, mit viel Lärm und Feinstaub ist unserer Art einfach nicht in die Wiege gelegt.

Evolutionäre Medizin fragt nicht danach, welche Gene im menschlichen Körper für Krankheiten verantwortlich sind. Evolutionäre Medizin geht davon aus, dass die Gene für die Überlebensfähigkeit der sie tragenden Organismen sorgen und damit der Gesundheit dienen. Natürlich kann es zu Mutationen des Erbmaterials kommen, was sich dann bei Einzelnen womöglich als Störung von Körperfunktionen auswirkt. Man denke etwa an die Verträglichkeit von Milchzucker (Laktosetoleranz). Genveränderungen können auch zu Stoffwechselerkrankungen, zu Krebs und Nervenkrankheiten führen. Wichtiger noch aber ist die Frage, ob Menschen sich durch die Zivilisation in Situationen bringen, in denen ihre Gene sich nicht mehr auskennen – etwa bei dem giganti-

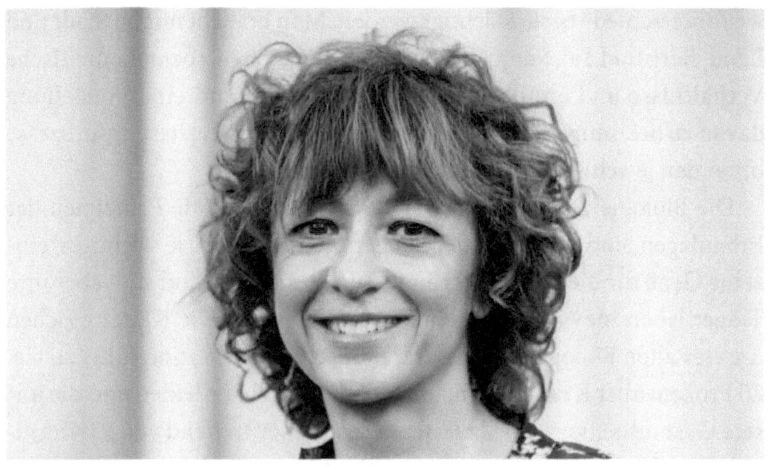

Emmanuelle Charpentier.

schen Angebot an Süßigkeiten in modernen Supermärkten, auf die wir evolutionär nicht vorbereitet sind.

Die evolutionäre Medizin versucht auch, die Reaktionen des Körpers etwa auf Entzündungen zu verstehen, was unter anderem zu der Einsicht geführt hat, dass Fieber die natürliche Abwehr eines Organismus gegen Eindringlinge ist und dass es dem Patienten eher schadet, wenn man ihm zu rasch ein fiebersenkendes Mittel gibt. Kurzfristig erscheint das vielleicht hilfreich, aber langfristig macht es die Lage des Kranken eher kritischer.

Die Umwelt kann die Aktivität der Gene verändern, man bezeichnet das als Epigenetik. In der Evolution mag das ein Vorteil für Überleben und Reproduktion sein, weil es die Anpassung an die Umwelt erleichtert. Wenn aber die moderne Umwelt zum Beispiel in Städten oder in Industriegebieten überwiegend künstlich ist, kann die Anpassung der Gene so weit gehen, dass die Folgen tödlich sind. Die Epigenetik ist komplex und ein ganz neues, zunehmend wichtiges Forschungsgebiet der evolutionären Medizin, zumal einige der so erworbenen genetischen Veränderungen auch an nachfolgende Generationen weitergegeben werden können. Die Medizin wird stets auf neue Ansätze in der

Forschung angewiesen sein, und die Gesundheit der Menschen lohnt jede Mühe und jeden Einsatz. Ebenso lohnt sich eine Betrachtung der Geschichte, auch über Milliarden von Jahren hinweg. Wer in Äonen denkt, dem erscheinen Helmholtz und Virchow fast wie Zeitgenossen. Eine schöne Vorstellung.

Eine neue Genschere

Im Jahr 2020 ist der Nobelpreis für Chemie für die Entwicklung einer Genschere vergeben worden, die der aus Frankreich stammenden und in Berlin tätigen Mikrobiologin Emmanuelle Charpentier und ihrer US-amerikanischen Kollegin, der Genetikerin Jennifer Doudna, zu verdanken ist. Das von ihnen ausgetüftelte Verfahren trägt den zungenbrecherischen Namen CRISPR/Cas. Der erste Teil steht für »clustered regularly interspaced short palindromic repeats«, der zweite – noch komplizierter – für »CRISPR associated endonuclease«. Gemeint ist ein molekulares Werkzeug, das Erbmaterial schneiden kann.

Charpentier und Doudna haben untersucht, wie Bakterien mit den sie angreifenden Viren zurechtkommen, und bemerkt, dass die evolutionär erfahrenen Bakterien über eine Abwehr gegen die viralen Eindringlinge verfügen: Sie schneiden deren Erbgut in Stücke und bauen einige Genschnipsel in ihr eigenes Erbmaterial ein. So kann sich ein Bakterium gegen einen neuen Virusangriff wappnen. Diese Erkenntnis ist an sich schon erstaunlich, aber Charpentiers und Doudnas eigentliche Leistung besteht darin, diese bakterielle Genschere allgemeiner einsetzbar gemacht zu haben, um zum Beispiel die DNA von Menschen, Tieren oder Pflanzen zu beeinflussen. Man verspricht sich von diesem sogenannten »genome editing« zahlreiche Anwendungsmöglichkeiten in der medizinischen Forschung.

Das Max-Delbrück-Centrum setzte vor einigen Jahren große Hoffnungen in die Möglichkeiten der Gentherapie durch den Austausch krankmachender Gene. Durch den Durchbruch Charpentiers und Doudnas ist man deren Erfüllung nun deutlich nähergekommen.

Ihr Verfahren zeigt, wie rasch aus der Grundlagenforschung heraus Anwendungen in Medizin, Pflanzenzüchtung und Viehzucht gefunden werden können. Es zeigt auch, dass wissenschaftlicher Fortschritt immer der ethischen

Bewertung bedarf, insbesondere wenn es um die Anwendung geht. Die Auszeichnung von Emmanuelle Charpentier mit dem Berliner Wissenschaftspreis 2018 ist auch unter diesem Aspekt ein Zeichen dafür, dass Berlin sich offen zeigt für neue Herausforderungen sowohl wissenschaftlicher als auch gesellschaftlicher und ethischer Art.
Wenn Deutschland und Europa mit ihrem großen wissenschaftlichen und technologischen Potenzial wie zu Zeiten von Helmholtz, Virchow, Koch, Pasteur, Ehrlich, Behring und anderen an der Spitze sein wollen, werden wir mit noch mehr Mut zu einem eigenen, kulturell differenzierten Weg in die Nutzung neuer Technologien finden müssen.

Querverbindungen

Zwischen den aufgezählten Themenbereichen und anderen Anforderungen an die moderne medizinische Forschung gilt es, Querverbindungen herzustellen. Möglich gemacht werden diese durch Plattformen, die mit Hilfe hochentwickelter Technologien die Vernetzung des Wissens vorantreiben.

Die modernen bildgebenden Verfahren beispielsweise schließen direkt an Virchow an, bieten aber viele neue und präzise Möglichkeiten des Erkenntnisgewinns. Beim Kryoelektronenmikroskop handelt es sich beispielsweise um eine fortgeschrittene Elektronenmikroskopie bei tiefen (kryogenen) Temperaturen im Bereich von –150 °C, wie sie von Christian Spahn und Kollegen in Berlin aufgebaut wird. Während bei der herkömmlichen Elektronenmikroskopie erst umständlich das Wasser aus den zu untersuchenden Proben entfernt werden muss, können mit Kryoelektronenmikroskopen Untersuchungen an einem Objekt im nativen natürlichen Zustand vorgenommen werden. Zusammen mit dem bildgebenden Verfahren der Magnetresonanztomografie gelingt der Forschung ein Blick auf ihre Untersuchungsgegenstände mit hoher räumlicher und zeitlicher Auflösung in bisher unvorstellbarer Weise.

Ein weiteres universell anwendbares neues Verfahren zur Untersuchung einzelner Zellen ist die bereits erwähnte Einzelzelltechnologie. Sie ermöglicht es, allen Geweben einzelne Zellen zu entnehmen, um deren Genom und andere molekulare Struktureinheiten zu erfassen. Viele dieser in Zukunft immer wichtiger werdenden Technologien sind in Berlin vom Max-Delbrück-Centrum in Verbindung mit dem LifeTime Consortium aus europäischen Laboratorien entwickelt worden.

LifeTime

»LifeTime – LebensZeit« ist ein wachsendes Konsortium von mehr als 60 führenden europäischen Forschungseinrichtungen, internationalen Beratern und über 70 Firmen. Koordiniert wird es gemeinsam vom Max-Delbrück-Centrum in Berlin (Nikolaus Rajewski) und dem Institut Curie in Paris (Geneviève Almouzi). Die Helmholtz-Gemeinschaft Deutscher Forschungszentren und das französische Centre national de la recherche scientifique (CNRS) leisten einen bedeutsamen Beitrag.

Um einen funktionierenden, gesunden Körper zu bilden, folgen unsere Zellen bestimmten Entwicklungspfaden, auf denen sie bestimmte Rollen im Gewebe und in Organen übernehmen. Weichen sie jedoch vom gesunden Pfad ab, verändern sich die Zellen allmählich immer mehr (Virchow 2.0). Diese Veränderungen bleiben oft unentdeckt, bis Symptome auftreten. In den Blick nimmt man die krankheitsauslösenden Zellen, um den Verlauf einer Krankheit rechtzeitig zu erkennen und dann gezielt zu unterbrechen, bevor Schäden an den Zellen und Organen auftreten.

Vom Berliner Institut für Medizinische Systembiologie, von der Charité, dem Berlin Institute for Health und weiteren Kooperationspartnern wird eine Strategie entwickelt, um die maßgeschneiderte Behandlung in fünf großen Krankheitsfeldern voranzubringen: Krebs, neurologische, infektiöse und chronisch-entzündliche Krankheiten sowie Herz-Kreislauf-Erkrankungen. Das Ziel ist eine neue personalisierte Medizin, die Abweichungen in einzelnen Zellen erkennt und eingreift, bevor der Patient richtig krank wird (Berlin Cell Hospital). Krankheiten sollen früher erkannt und effektiver behandelt werden.

Zum Einsatz dieser Methoden gehört ein geeignetes Umfeld von Experten und Infrastrukturen. Wie die großen Anlagen der Physik, die

Teilchenbeschleuniger im CERN in Genf und im Deutschen Elektronen-Synchrotron (DESY) in Hamburg oder die Forschungslaboratorien im südfranzösischen Cadarache ziehen auch in der Medizin und in anderen strategischen Forschungsgebieten die verfügbaren Maschinen und Infrastrukturen Wissenschaftler aus aller Welt an, weil nur in den großen Zentren die methodische Vielfalt und das intellektuelle Knowhow konzentriert sind. Auch deswegen ist eine breitgefächerte Grundlagenforschung, wie sie am Max-Delbrück-Centrum betrieben wird, so wichtig. Sie gewährleistet eine konzeptionell umfassende Zusammenarbeit mit der Klinik und trägt damit entscheidend zur Leistungsfähigkeit und Attraktivität des Standortes bei. Von herausragender Bedeutung sind darüber hinaus Informationstechnologie und künstliche Intelligenz. Das zeigt zum Beispiel der sogenannte digitale Zwilling, der alle verfügbaren Daten einer Person in einem System zusammenfasst und vielfältige Vorhersagen erlaubt, insbesondere, wenn er mit Sensoren versehen ist, die im engen Zeitverlauf Körperfunktionen messen. Es verhält sich in der Medizin nicht anders als in der Physik. Nur wenige Orte können die kritische Masse erreichen und die Verfügbarkeit der wissenschaftlichen Ergebnisse zuverlässig und offen für alle bieten. Für die medizinische Forschung ist die Gesundheitsstadt Berlin ein solcher Ort. In der Verfügbarkeit von Krankenhausbetten für klinische Studien und für die Entwicklung und Prüfung von neuen Möglichkeiten der Diagnostik und Therapie liegt in der großen Charité Universitätsmedizin im Verbund mit Vivantes ein unschätzbarer Standortvorteil.

Ein neues Verständnis von Gesundheit

Die skizzierte neue Methodenvielfalt und der Gedanke der Interdisziplinarität erlauben es, Gesundheit auf der körperlichen Ebene neu zu verstehen. Anders als bei Descartes wird sie nicht mehr verglichen mit der Funktionstüchtigkeit einer Maschine, deren Teile nur ab und zu gewartet und bei Bedarf repariert werden müssen, sondern sie gilt als Resultat der Abläufe in hochkomplexen, verwobenen Netzwerken, die in allen Größenordnungen und auf sämtlichen Ebenen eines Organismus störungsfrei sein müssen. Das Bewahren von Gesundheit erfordert eine dynamische und zugleich harmonische Balance der Blutgefäße, des Nervengewebes, der Immunabwehr und des Stoffwechsels, und das alles, während der Körper mit seinem Kopf wächst und altert und sich dabei dauernd neuen Herausforderungen aus der Umwelt stellen muss. Krebs, kardiovaskuläre und neurodegenerative Erkrankungen und Stoffwechselstörungen können irgendwo in einem der erwähnten Systeme (Netzwerke) ihren Anfang nehmen und gefährlich werden, wenn sie sich ausbreiten und in andere Systeme eindringen. Die aktuelle Forschung hat den ganzen Vorgang im Auge – von der Identifizierung der Initialzündung bis zum Aufspüren der progressiven Weiterleitung.

Mit dieser paradigmatischen ganzheitlichen Grundhaltung zu Krankheit und Gesundheit lassen sich die wichtigsten Aufgaben des wissenschaftlichen Vorgehens im Max-Delbrück-Centrum, der Charité und anderen Forschungseinrichtungen in Berlin so zusammenfassen: Es geht um ein Verständnis der Aufrechterhaltung der Homöostase, um Anpassungsvorgänge auf den verschiedenen Skalen des Lebens und das Erfassen von Querverbindungen bei systemischen Erkrankungen. Pathologien gilt es im Sinne von Virchow auf ihre molekularen Ursprünge in einzelnen Zellen zurückzuführen. Das erfordert die Entwicklung und Integration von Technologien der biomedizinischen Forschung und den Rückgriff auf rechnergestützte Ansätze und Analysen. Auf diese Weise lassen sich krankheitsauslösende Mechanismen aufspüren, bevor sich klinische Symptome manifestieren. Im Anschluss daran wird es darum gehen, eine neue Generation von zellbasierten Therapien in die Klinik zu bringen.

Jeder weiß aus eigener Erfahrung, dass Gesundheit und Krankheit kein binäres Phänomen sind. Sie lassen sich nicht reduzieren auf ein schlichtes Entweder-Oder. Wir fühlen uns mal besser und mal schlechter, mal richtig krank, mal auch nicht so richtig gut. Die Psyche und die Umstände verändern die Situation. Die Möglichkeit, die Bereitschaft und der eigene Wille, etwas für seine Gesundheit zu tun, sind manchmal genauso wichtig wie ein Arzt. Das ist ein weiterer Grund für eine holistische Betrachtungsweise und es ist auch ein Hinweis, sich dafür nicht nur auf einzelne Methoden und naturwissenschaftliche und biologische Erkenntnisse zu verlassen. Krankheit ist manchmal tödlich eindeutig. Gesundheit ist so vielfältig wie der Mensch.

Globale Verantwortung für die Gesundheit

Medizin ist eine soziale Wissenschaft

Wenn es um das Verständnis von Gesundheit geht, darf auch ein Hinweis auf Public Health und Global Health nicht fehlen. Gemeint ist damit so etwas wie eine öffentliche Gesundheitsförderung oder -pflege. In Deutschland ist die Idee der sozialen Verantwortung der Medizin, wie man Public Health auch übersetzen könnte, von Rudolf Virchow vehement verfochten worden, als er seine mikroskopischen Forschungen zur Identifizierung von Pathogenen mit öffentlichen Maßnahmen wie etwa der Reinhaltung des Wassers in Schlesien kombinierte. Regelrecht ins Gegenteil verkehrt wurde diese Idee unter den Nazis. Sie hatten nicht die Gesundheit aller im Blick, sondern die sogenannte »Volksgesundheit«, in deren Namen Menschen zu »nicht lebenswertem Leben« erklärt und vielfach getötet wurden.

Das Public-Health-Konzept stammt entscheidend auch aus den USA, wo 1917 an der Johns-Hopkins-Universität in Baltimore eine School for Hygiene and Public Health eingerichtet wurde. Die heutige Gesundheitswissenschaft ist interdisziplinär angelegt. Ihr Fokus ist die Versorgungskette aus Prävention, Behandlung, Rehabilitation und Pflege. Hervorzuheben ist vor allem der Begriff der Prävention, der schon Verwendung fand in den sozialhygienischen Diskussionen zur Zeit Virchows, Kochs und Pasteurs, als es um die Unterbrechung von Übertragungswegen von Infektionskrankheiten ging, während sich der moderne systemische Ansatz auf Interventionen in den komplexen Netzwerken des Körpers bezieht. Der Mensch, der in dieser naturwissenschaftlich orientierten Medizin als letztlich unteilbarer Holobiont sichtbar wird, tritt den Vertretern des Gesundheitswesens auch als ein Gemeinschaftswesen gegenüber – als Mensch, der in einem wechselseitigen Abhängigkeitsverhältnis zu anderen Menschen steht, und dieses Beziehungsgeflecht zeigt, wie wichtig es für den einzelnen ist, dass alle dazu veranlasst werden, Verantwortung für ihre Gesundheit zu übernehmen. Vielleicht gelingt dies am besten, wenn verstanden wird, dass für die Gesundheit zutrifft, was Goethe über die Freiheit und das Leben gesagt hat: »Nur der verdient sich Freiheit wie das Leben, der täglich sie erobern muss.« Die große Herausforderung wird es sein, alle Menschen dazu in die Lage zu versetzen und die Bedingungen dafür zu schaffen.

Die Nachhaltigkeitsziele der Vereinten Nationen

Im Jahre 2015 haben die Vereinten Nationen sich eine neue umfassende Aufgabe gestellt und 17 Ziele für eine nachhaltige Entwicklung des globalen Lebens formuliert, die man bis 2030 erreichen möchte. Diese Sustainable Development Goals (SDG) betreffen das gesamte Leben auf der Erde, und ihr Spektrum reicht von »keine Armut« (SDG 1) und »kein Hunger (SDG 2) bis zu den Zielen SDG 16 und SDG 17, die »Frieden und Gerechtigkeit« und »Partnerschaft für die Ziele« fordern. Wer die Liste dieser Nachhaltigkeitsziele durchsieht, findet an der dritten Stelle: »Ein gesundes Leben für alle Menschen gewährleisten und ihr Wohlergehen fördern«. Im Einzelnen bedeutet das zum Beispiel, dass »bis 2030 […] die Zahl der Todesfälle und Erkrankungen aufgrund mangelnder ärztlicher Versorgung, aufgrund von Hunger und Armut, aufgrund unzureichender Bildung, gefährlicher Chemikalien und der Verschmutzung und Verunreinigung von Luft, Wasser und Boden erheblich verringert werden«. Praktisch wird gefordert, eine allgemeine Gesundheitsfürsorge in allen Ländern zu etablieren und die »Forschung und Entwicklung von Impfstoffen und Medikamenten für übertragbare und nichtübertragbare Krankheiten zu unterstützen, von denen hauptsächlich Entwicklungsländer betroffen sind«.

Zu den Nachhaltigkeitszielen bekennen sich alle 195 Mitglieder der Vereinten Nationen, und Deutschland tritt als besonders aktives Land für ihre Realisierung ein. In der Pflicht sehen sich auch die Berliner Gesundheitseinrichtungen und das Humboldt Forum, das sich zu einem Ort des internationalen Dialogs und der Partnerschaft im Sinne der Nachhaltigkeitsziele entwickeln soll. Eine Fülle von Einzelprojekten wird angeschoben, um bessere Voraussetzungen für Prävention und Früherkennung zu schaffen, sodass möglichst viele Menschen ein gesundes Leben genießen können.

Der World Health Summit

Im Jahre 2009 wurde anlässlich des 300. Geburtstags der Charité in Berlin erstmals der World Health Summit (WHS) ausgerichtet, der sich einen holistischen Ansatz für die Gesundheit zu eigen machte. An der Eröffnungsveranstaltung nahmen über 500 Fachleute aus aller Welt teil. Sie wollten über ihre eigenen Tätigkeiten und Forschungen hinaus Mitverantwortung übernehmen für globale Gesundheit. Die Teilnehmer diskutierten 150 Jahre nach der Veröffentlichung von Charles Darwins epochemachendem Buch *Über den Ursprung der Arten* über die »Evolution der Medizin hin zu einer Evolutionären Medizin«, wie sie oben skizziert wurde. Gesunderhaltung, Prävention von Krankheiten und bessere Gesundheitsversorgung waren die Schwerpunkte.

Gründer und Think Tank des World Health Summit ist die sogenannte M8 Allianz von 30 Akademischen Gesundheitszentren und Universitäten und mehr als 130 Nationalen Akademien der Medizin und der Wissenschaften aus fast allen Ländern und Regionen der Welt. Bei den seit 2009 jährlich in Berlin stattfindenden Treffen des World Health Summit geht es um die großen Themen der globalen Gesundheit: »Translation von Forschung in die Praxis«, »Forschung für Gesundheit und nachhaltige Entwicklung«, »Weltweite Gesundheitsversorgung«, »Klima und Gesundheit«, »Vorbereitung für Pandemien«, »Gesundheit in Städten«, »Resistenz von Bakterien gegen Antibiotika« und viele weitere.

Der Name M8 wurde während der Vorbereitung im Jahre 2007 festgelegt, als sich die Industrienationen Deutschland, Frankreich, Groß-

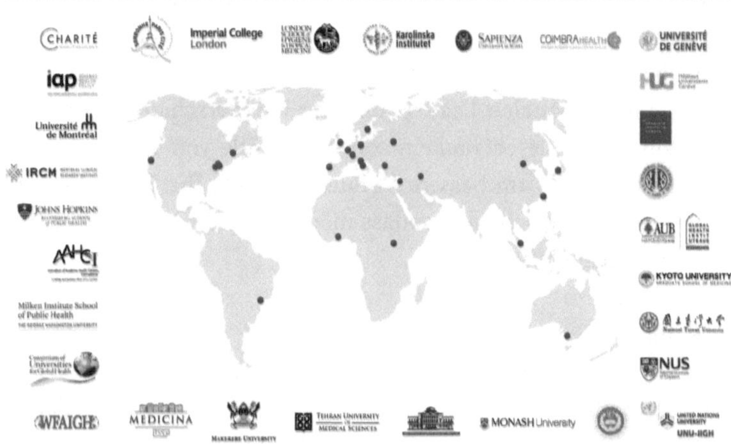

Die M8 Allianz ist ein weltweiter Zusammenschluss von 30 Akademischen Gesundheitszentren und Universitäten sowie rund 130 Nationalen Akademien der Medizin und der Wissenschaften weltweit. Diese akademische Gruppe wurde im Jahre 2009 begründet und veranstaltet jedes Jahr im Oktober den World Health Summit (WHS) in Berlin und weitere Regionale WHS-Kongresse und Expertengespräche zu globalen Gesundheitsthemen.

britannien, Italien, Japan, Kanada und USA zusammen mit Russland zum G8-Gipfel in Heiligendamm trafen, um sich über die drängenden Fragen der Weltwirtschaft auszutauschen. Die M8 Allianz und der World Health Summit haben sich in den zwölf Jahren ihres Bestehens zu einem der wichtigsten Foren für Globale Gesundheit entwickelt. Die jeweiligen Gipfel stehen unter der Schirmherrschaft der Bundeskanzlerin, des französischen Staatspräsidenten, der Präsidentin der Europäischen Kommission und des Generaldirektors der Weltgesundheitsorganisation. Die jährlichen Treffen in Berlin und weitere regionale Treffen in aller Welt haben dazu beigetragen, dass der World Health Summit unter anderem auch nationale Regierungen und die Treffen der Staatschefs der G7/8- und G20-Gruppe berät und auf diese Weise weit über den medizinischen Bereich hinaus Wirkung entfaltet. Wissenschaft soll nach den

Vorstellungen des World Health Summit in ganzheitlicher, holistischer Weise mehr Verantwortung für Gesundheit und Wohlergehen des Einzelnen und der Gesellschaft übernehmen.

Zum zehnten Jahrestag des World Health Summit betonte die M8 Allianz in einer Deklaration, dass es für die Wissenschaft immer dringender geboten sei, »Verantwortung zu übernehmen«, wenn »der Weg zu einer besseren Gesundheit« eine realistische Option für einen möglichst großen Teil der Menschheit werden soll. Die einzelnen World Health Summits verkündeten ihre Anliegen in Schlüsselbotschaften, deren mutigste sehr knapp ausgefallen ist: »Gesundheit ist ein Menschenrecht«. Gemeint ist damit allerdings keineswegs, dass Gesundheit ein Gut ist, das sich einfach erwerben oder vergeben lässt, ohne dass die Eigenverantwortung des Einzelnen gefragt wäre, die seit der griechischen Antike zum Verständnis einer guten Lebensführung gehört. Vielmehr ist es so zu verstehen, dass jeder Mensch die Chance bekommen sollte, ein Bewusstsein für die eigene Gesundheit zu entwickeln, und das geht, wie schon Virchow betonte, nur über Bildung. Nicht ohne Grund wurde seinerzeit in Preußen eine Schulpflicht eingeführt. Bildung ist nicht nur ein Recht, sondern auch eine Pflicht. Das Thema hat die M8 Allianz 2016 in besonderer Weise angesprochen, als sie ausdrücklich darauf hinwies, dass die Bildung von Frauen weltweit – und die Stärkung ihrer Rolle überhaupt – gefördert werden müsse, wenn es Fortschritte bei den Bemühungen um globale Gesundheit geben soll. »Bildung ist die beste Impfung gegen Krankheit« war ein besonders einprägsamer Leitsatz.

Perspektiven

Wir können optimistisch in die Zukunft blicken und auf weitere Fortschritte im Verstehen, Diagnostizieren und Therapieren von Gesundheitsstörungen hoffen. Es gilt, den Mut und die Offenheit für ein interdisziplinäres, holistisches Denken zu entwickeln, das sich über konventionelle Grenzen hinwegsetzt, um die kommenden Herausforderungen für eine wachsende und immer ältere Weltbevölkerung zu meistern.

Die praktizierende Medizin ist zu Recht konservativ, weil das Neue, bevor es beim Menschen Anwendung findet, nachweislich besser sein muss als das Altbewährte. Das ist der Grund für die strengen Regeln bei der Einführung neuer Behandlungsmethoden. Der Weg mag beschwerlich sein, aber »ein gesundes Leben für alle Menschen zu gewährleisten und ihr Wohlergehen zu fördern« ist allemal ein lohnendes Ziel. In Berlin und überall in der Welt wird daran gearbeitet – in kollegialer und offener Zusammenarbeit der Wissenschaft.

Es gibt große Vorbilder. Hermann von Helmholtz und Rudolf Virchow gehören dazu. Wenn man sich die Fortschritte der letzten 200 Jahre vor Augen führt, kann man erkennen, wie die Idee des Humanen auch Krisen und Rückschläge überdauert und eine treibende Kraft für ein nobles Ziel bleibt.

Eine Herkulesaufgabe für die Zukunft ist der Umgang mit der Vielfalt und Komplexität der globalen Probleme. Die Menschen teilen sich einen Planeten, aber sie leben in sehr unterschiedlichen Regionen und Kulturen – jeder in seiner Welt mit je eigenen Herausforderungen, für die je eigene Lösungen zu finden sind.

Um sich den genannten Herausforderungen zu stellen, bedarf es einer umfassenden wissenschaftlichen Orientierung, die wahlweise als interdisziplinär, transdisziplinär, ganzheitlich oder holistisch bezeichnet wird. Diese Begriffe sind Gegenstand verschiedener Definitionsversuche, in denen sich auch die Vielfalt der beteiligten Forschungsgebiete ausdrückt.

In der Gesundheitsforschung, die so breitgefächert ist wie kaum eine andere Disziplin, ist die Tendenz zur Bildung immer neuer Begriffe und immer neuer Schwerpunkte besonders ausgeprägt. Im Jahre 2015 hat die Leopoldina eine Empfehlung herausgegeben zum Thema *Public Health in Deutschland: Strukturen, Entwicklungen und globale Herausforderungen*. Der Text lässt erkennen, dass die Definitionen von Gesundheit, Volksgesundheit, Public Health, One Health, Planetary Health, Environmental Health, eco-health, International Health kontrovers waren und bleiben.

Vielfach bilden sich um die genannten Begriffe herum besonders engagierte Gruppen von Wissenschaftlern, Politikern, wirtschaftlichen und zivilgesellschaftlichen Akteuren, die ein ganz besonderes Verständnis von diesen Schwerpunkten und manchmal auch ein ganz besonderes Interesse daran haben. Je nach Gewicht, Präsenz in der Öffentlichkeit und Aktivitäten gewinnen diese Begriffe in unterschiedlichen Bereichen an Popularität und scharen ihre eigene Community um sich herum, nicht selten mit charismatischen Gurus als zentralen Figuren. Das geschieht manchmal aus erkennbaren, häufig aber auch aus verdeckten Motiven. Die Bühne und der Wirkungskreis sind international. Auch die Wissenschaft erliegt dieser Versuchung.

Drei bedeutsame überlappende Konzepte von Gesundheit sind Global Health, One Health und Planetary Health. Letzteres wird häufig definiert als »die Gesundheit der menschlichen Zivilisation und der Zustand des Systems Planet Erde, der diese Gesundheit beeinflusst«. Betont wird demnach besonders der Zusammenhang zwischen Klimawandel, Biodiversität und Gesundheit. Eine klimaneutrale Produktion von Energie und Industriegütern und entsprechende Änderungen der Lebensweise sind wesentliche Aspekte der Bemühungen um die »planetarische Gesundheit«.

Genau wie Planetary Health umfasst auch Global Health nach gängiger Definition die gesamte Breite der Klimadiskussion, bezeichnet aber allgemeiner »die Gesundheit der Bevölkerung im globalen weltweiten Kontext und wird definiert als der Bereich der Wissenschaft, der Forschung, Politik, Wirtschaft und Gesellschaft in der Praxis, in dem die Verbesserung der Gesundheit und die Erzielung von Gesundheitsgerechtigkeit für alle Menschen auf dieser Welt Vorrang hat«.

Der Fokus liegt auf Infektionskrankheiten, nicht kommunikativen Krankheiten und mentaler Gesundheit ebenso wie auf den sozialen Determinanten von Gesundheit. Die Parameter, mit denen Gesundheit gemessen werden kann, sind ebenfalls ein wichtiger Teil von Global Health. Alle Bereiche der Medizin, der populationsbezogenen Gesundheit, der Epidemiologie, der Demografie, der Wirtschaft, der Soziologie, Anthropologie und Kultur sind hier einbezogen. Beachtung finden nicht zuletzt ethische und menschenrechtsbezogene Fragen.

Das Konzept One Health wird spezifischer verstanden. Es betrifft vor allem die Wechselwirkungen zwischen menschlicher und tierischer Gesundheit in Beziehung zu einer gesunden Natur. Schon Rudolf Virchow hat darauf hingewiesen, dass es hier eine enge Verbindung gibt. Der Begriff der Zoonose geht auf ihn zurück. Seine Einsichten führten zu einer engeren Zusammenarbeit zwischen Human- und Veterinärmedizin, die nach wie vor dringend geboten ist, denn viele Krankheiten der letzten Jahre – Ebola, Vogelgrippe und natürlich die SARS-CoV-2-Pandemie – werden von Viren ausgelöst, die vom Tier auf den Menschen übergesprungen sind.

Eine intakte Natur ist die wesentliche Voraussetzung für Überleben und Gesundheit unserer Spezies. In den letzten Jahrhunderten ging die Entwicklung unseres Wohlstands mit dem Raubbau an den natürlichen Ressourcen einher. Die verhängnisvollen Folgen, Erderwärmung und Artenschwund, zeigen, dass ein Umdenken keinen Aufschub mehr duldet. Natürlich sehen verschiedene Teile der Bevölkerung die Zukunft anders und halten die diskutierten Probleme für übertrieben oder nicht existent. Sie haben andere Prioritäten. Ihr Verhalten erinnert an das der selbsternannten »Querdenker«, die ebenjenes Virus verbreiten, dessen Existenz sie leugnen.

Die Gesundheit des Einzelnen und der Gesellschaft sind ein von allen gleichermaßen hoch geschätzter Wert. Gesundheit ist das höchste Gut. Wissenschaft, Wirtschaft, Politik und Zivilgesellschaft müssen die gemeinsamen Ziele sehen und an Lösungen arbeiten. Eine funktionierende Gesellschaft, ihre Institutionen, ihre Wirtschaft und die Politik sind integraler Bestandteil der Natur, in der wir leben. Sie sind weder extern noch künstlich. Künstlich sind allenfalls die »Blasen«, in denen wir es uns bequem machen, um die Welt so wahrnehmen zu können, wie wir sie uns wünschen.

Es ist wichtig, dass wir grundsätzlich Gesundheit und unser Verhältnis zur Natur neu denken und entsprechend handeln. Das bedeutet selbstverständlich, dass wir die Natur nicht zu unserem kurzfristigen Vorteil ausbeuten dürfen, sondern dass wir sie bewahren und dass wir ihr Raum für Regeneration geben. Die Wissenschaft hat schon jetzt

Wege aufgezeigt, wie eine nachhaltige Entwicklung der Menschheit möglich ist. Mit dem World Health Summit hat die M8 Allianz ein internationales Forum geschaffen, auf dem die entscheidenden Fragen in akademischer Freiheit und offen für alle diskutiert werden.

Epilog
Die Suche nach dem Gleichgewicht

Als Hermann von Helmholtz 1862 zum Antritt des Prorektorats der Universität Heidelberg seine Rede *Über das Verhältnis der Naturwissenschaften zur Gesammtheit der Wissenschaft* hielt, war ein Leitthema das »gesunde Gleichgewicht der geistigen Kräfte«, das es zu erhalten gelte, nachdem »die Vereinigung der verschiedenen Wissenschaften« vollzogen sei, die Helmholtz für »nöthig« erachtete. Bereits zu seinen Zeiten hatten sich die »Wissenschaften in unendlich viele Aeste und Zweige gespalten«, mit der Folge, »dass kein Einzelner mehr das Ganze oder gar auch nur einen erheblichen Theil des Ganzen umfassen kann«, was den Redner zur rhetorisch gemeinten Frage veranlasste, ob es noch einen Sinn habe, »sie Alle an denselben Anstalten zusammenzuhalten«.

Das gesunde Gleichgewicht, das Helmholtz im Sinn hatte und mehr oder weniger herbeisehnte, sollte seiner Ansicht nach konkret darin bestehen, dass die Geisteswissenschaften von den Naturwissenschaften und umgekehrt die Naturwissenschaften von den Geisteswissenschaften lernen, und es hätte ihn wütend gemacht und bitter enttäuscht, wenn er erfahren hätte, dass rund hundert Jahre nach seinem Vortrag der Physiker und Romancier Charles P. Snow durch seine These berühmt werden konnte, dass es nicht eine, sondern zwei Kulturen gibt, in denen sich die getrennten Welten der Geisteswissenschaft und der Literatur einerseits und die der Naturwissenschaft und Technik andererseits feindselig und argwöhnisch gegenüberstehen. Snow ärgerte in den späten 1950er Jahren konkret, dass es literarisch gebildete Mitglieder der Universität Cambridge lächerlich fanden und ablehnten, etwas über den Zweiten Hauptsatz der Thermodynamik zu wissen, wenn sie doch die Wahrheit in Shakespeares Sonetten finden konnten. Innerhalb ihrer Zunft genossen die geisteswissenschaftlichen Verächter der Naturforschung eine hohe Wertschätzung, und ihr Snobismus erlaubte es dem Anglisten Dietrich Schwanitz noch 1999, einen Bestseller zu schreiben, der den Lesern zwar im Titel »Bildung« versprach, aber sich vor allem deshalb so gut verkaufte, weil der Autor die Naturwissenschaften zur Beruhigung des Publikums und des Feuilletons aus seinem Kanon ausschloss, weshalb sich niemand darüber wundern sollte, dass es auch unter den Gebildeten so viele gibt, die nichts von Viren und ihrem Leben in den Zellen eines Körpers verstehen. Dabei hatte sie Snow bereits 1963 in einem Nachtrag zu seiner ursprünglichen Rede gewarnt, in dem er meinte, es sei gefährlich, »zwei Kulturen zu haben, die sich nicht miteinander verständigen können oder wollen. In einer Zeit, in der die Naturwissenschaften weitgehend über unser Schicksal – das heißt darüber, ob wir leben oder sterben werden – entscheiden, ist das in einem sehr konkreten Sinne gefährlich, und Leute, die Entscheidungen treffen, können nicht wissen, ob der Rat gut oder schlecht ist. […] Das kompliziert die politischen Vorgänge und macht sie in mancher Hinsicht zu gefährlich, als dass wir es längere Zeit hinnehmen dürften, wenn wir einerseits Katastrophen vermeiden und andererseits eine klar umreißbare soziale Hoffnung erfüllen wollen«, wozu »wir uns von unserem Gewissen und unserem guten Willen aufgerufen« fühlen. Snow kommt zu dem Schluss, dass »wir gegenwärtig alles schleifen lassen, halbgebildet wie wir sind«, und es braucht nicht betont zu werden, dass die Moderne erschreckenderweise nicht anders agiert und somit Lichtjahre von dem »gesunden Gleichgewicht der geistigen Kräfte« entfernt ist, das Helmholtz 1862 beschworen oder zumindest angemahnt hat.

Also – was ist unter diesen Umständen zu tun oder zu erwarten? Eine Hoffnung findet sich in der Tatsache, dass die angestrebte »Vereinigung der verschiedenen Wissenschaften« konkret Gestalt annimmt in einem interdisziplinären Ansatz, der in Forschungsstätten und in Verbünden von Universitäten wie der Berlin University Alliance praktiziert wird. Es sind Glücksmomente, wenn wir im großen Rahmen der medizinischen Entwicklung erleben, wie der systemische und der molekulare Ansatz immer mehr zusammenfinden, um gemeinsam für eine bessere Gesundheit zu sorgen. Und mit dem aus der Physik kommenden Gedanken der Komplementarität können wir sowohl der Wissenschaft als auch der Kunst zugewandt sein, in Gott sowohl einen Mathematiker als auch einen Poeten sehen und neben dem kritisch rationalen Vermögen des Verstandes auch das mystisch irrationale Begehren der Seele zulassen, das unser Dasein bereichert. Zum Gesamtbild gehört die Anerkennung beider Haltungen des Menschen, von denen die eine die andere stets als Keim ihres Gegenteils in sich trägt. In diesem Wechselspiel von Geisteswissenschaften und Naturwissenschaften entsteht das »gesunde Gleichgewicht der geistigen Kräfte«, mit dem das abendländische Denken und die Kultur des Ostens zur Balance finden, ohne dass dabei die globale Kultur ihre anhaltende Spannung aufgibt, von der alle Menschen leben.

Das ist die Idee des Humanen.

Daten zur Geschichte der Berliner Wissenschaft und der Charité

1710 In Berlin wird ein Pesthaus gebaut.
1727 Der Preußenkönig bestimmt: »Es soll das Haus die Charité heißen.«
1785 Beginn der Baumaßnahmen für eine Neue Charité (bis 1800).
1791 Gründung der *Annalen des klinischen Instituts in Berlin*, aus denen die *Annalen der Charité* geworden sind.
1795 Gründung der Pépinière mit Direktor Johann Goercke.
1795 Christoph Wilhelm Hufeland gibt sein *Journal der practischen Arzneikunde* heraus.
1810 Gründung der Friedrich-Wilhelms-Universität zu Berlin.
1810 Einrichtung einer Poliklinik durch Christoph Wilhelm Hufeland.
1831 Anordnung von Friedrich Wilhelm III. zur Errichtung von Neubauten der Charité.
1833 Johannes Müller, der neben Johann Lukas Schönlein und anderen zu den Begründern der Berliner Schule zählt, kommt nach Berlin.
1842 Johann Friedrich Dieffenbach begründet die Augenheilkunde.
1848 Virchow gründet die *Medicinische Reform* und formuliert seine Überzeugung, dass »Bildung, Wohlstand und Freiheit« die Garantien für die Gesundheit eines Volkes sind.
1851 Helmholtz entwickelt den Augenspiegel.
1857 Albrecht von Graefe behandelt den Grünen Star (Glaukom).
1858 Virchow publiziert seine *Cellularpathologie* und stellt die Medizin auf eine neue wissenschaftliche Grundlage.
1864 Wilhelm Griesinger kommt an die Charité und begründet die moderne Neurologie.
1874 Im Deutschen Reich wird die verpflichtende Pockenimpfung eingeführt.
1882 Robert Koch gibt in Berlin die Entdeckung des Erregers der Tuberkulose bekannt.
1888 Ernst von Bergmann publiziert *Die chirurgische Behandlung von Hirnkrankheiten*.
1891 Der Berliner Chirurg Carl Ludwig Schleich stellt die Lokalanästhesie mit Kokain vor.
1897 Friedrich Althoff setzt Maßnahmen zum Umbau der Charité durch.
1899 Internationaler Kongress zur Bekämpfung von Tuberkulose als Volkskrankheit
1900 Der Chirurg August Bier führt die Lumbalanästhesie ein.
1901 Nobelpreis an Emil von Behring für die Einführung der Diphteriebehandlung.
1904 Ferdinand Sauerbruch ermöglicht durch eine Unterdruckkammer die Thoraxchirurgie.

1905	Nobelpreis an Robert Koch für die Entdeckung des Tuberkel-Bazillus.
1907	Nobelpreis an Paul Ehrlich für die Entwicklung der Immunologie.
1908	Rahel Hirsch wird Leiterin der Poliklinik; Immatrikulationsrecht für Frauen.
1929	Werner Forßmann publiziert *Die Sondierung des rechten Herzens* – Nobelpreis 1956.
1943	Verlegung der Charité-Kliniken nach Berlin-Buch; Bau eines Operationsbunkers.
1946	Wiederaufnahme des Lehrbetriebs an der Berliner Universität, die ab 1949 Humboldt-Universität heißt.
1951	Charité und Medizinische Fakultät der Humboldt-Universität werden vereinigt.
1977	Bau des Bettenhochhauses der Charité.
1989	Fall der Berliner Mauer; Initiativgruppe zur Erneuerung der Charité.
1992	Gründung des Max-Delbrück-Centrums für Molekulare Medizin (MDC) Berlin-Buch als Nachfolgeeinrichtung der Institute der Akademie der Wissenschaften der DDR.
1997	Empfehlungen des Wissenschaftsrates für die Universitäre Medizin.
2004	Detlev Ganten Vorstandsvorsitzender der Charité. Durchsetzung einheitlicher Strukturen der neuen, fusionierten »Charité – Universitätsmedizin Berlin« mit je 2 Standorten im Osten und im Westen der Stadt: Charité Campus Mitte (Sitz des Vorstandes), Charité Campus Wedding, Charité Campus Buch, Charité Campus Steglitz; Integration von Klinik und Forschung in einem Vorstand.
2005	Der Senat von Berlin bestätigt mit dem Universitätsmedizingesetz die neuen Strukturen der »Charité – Universitätsmedizin Berlin«.
2006	Gründung der Charité Stiftung mit Johanna Quandt.
2008–2019	Karl Max Einhäupl Vorstandsvorsitzender der Charité.
2009	Erster World Health Summit: »The Evolution of Medicine«.
2010	300. Geburtstag der Charité.
2015	Gründung des Berliner Instituts für Gesundheitsforschung (Berlin Institute of Health, BIH).
seit 2019	Heyo Klaus Kroemer Vorstandvorsitzender der Charité; Strategiepapier »Wir denken Gesundheit neu«.
2019	Anpassung des Universitätsmedizingesetzes mit Bestätigung der vier Standorte und des Integrationsmodelles von Klinik und Forschung, Modernisierung der Governance-Strukturen.
2020	Christopher Baum Vorstandsvorsitzender des Berlin Institute of Health (BIH).

Literaturverzeichnis

PROLOG

Klaus Bergdolt: Leib und Seele – Eine Kulturgeschichte des gesunden Lebens, München 1999.

Wolfgang U. Eckart: Geschichte der Medizin, Heidelberg [5]2005.

Hans Georg Gadamer: Die Verborgenheit der Gesundheit, Frankfurt am Main [3]1994.

Hellmuth Kleinsorge, C. Erasmus Zöckler (Hrsg.): Fortschritt in der Medizin – Versuchung oder Herausforderung?, Hameln 1984.

David B. Morris: Geschichte des Schmerzes, Frankfurt am Main 1994.

Heinz Schott (Hrsg.): Die Chronik der Medizin, Dortmund 1993.

FRÜHE MEDIZIN

Mones Abu-Asad et al. (Hrsg.): Avicenna's Medicine – A new translation of the 11th century canon with practical applications for integrative health care, Rochester 2013.

Klaus Bergdolt: Leib und Seele – Eine Kulturgeschichte des gesunden Lebens, München 1999.

Ludwig Boltzmann: Populäre Schriften, Braunschweig 1979.

Wolfgang U. Eckart: Geschichte der Medizin, Heidelberg [5]2005.

Burton Feldmann: The Nobel Prizes – A History of Genius, Controversy, and Prestige, New York 2000.

Ernst Peter Fischer: Aristoteles, Einstein & Co, München 1995.

Ernst Peter Fischer: Die Charité – Ein Krankenhaus in Berlin 1710 bis heute, München 2009.

Ernst Peter Fischer: Unzerstörbar – Die Energie und ihre Geschichte, Heidelberg 2014.

Ernst Peter Fischer: Wissenschaft für den Markt – Die Geschichte des forschenden Unternehmens Boehringer Mannheim, München 1991.

Kyle Harper: Fatum – Das Klima und der Untergang des römischen Reiches, München 2020.

Heimatverein Lorsch (Hrsg.): Das Lorscher Arzneibuch – Klostermedizin in der Karolingerzeit, Lorsch 2002.

Hermann von Helmholtz: Das Denken in der Medizin, Berlin 1878.

Christoph Wilhelm Hufeland: Die Kunst, das menschliche Leben zu verlängern, Sudden Inspiration Verlag, Kanarische Inseln 2019.

Maria Regina Kaiser: Hildegard von Bingen – Die mächtigste Nonne des Mittelalters, Freiburg 2018.

Jutta Kollesch und Diethard Nickel (Hrsg.): Antike Heilkunst – Ausgewählte Texte aus den medizinischen Schriften der Griechen und Römer, Stuttgart 1994.

Thomas Nipperdey: Deutsche Geschichte 1866–1918, München 1990.

Vivian Nutton: Galen – A Thinking Doctor in Imperial Rome, London 2020.

Jürgen Osterhammel: Die Verwandlung der Welt – Eine Geschichte des neunzehnten Jahrhunderts, München 2009.

Paracelsus: Okkulte Schriften – Mikrokosmos und Makrokosmos, Köln 2004.

Annick Perrot und Maxime Schwartz: Robert Koch, Louis Pasteur – Duell zweier Giganten, Darmstadt 2015.

Werner Plumpe: Carl Duisberg – Anatomie eines Industriellen, München 2016.
Jean Jacques Rousseau: Emile oder Über die Erziehung, Stuttgart 2003.
Heinz Schott (Hrsg.): Die Chronik der Medizin, Dortmund 1993.
Heinz Schott (Hrsg.): Meilensteine der Medizin, Dortmund 1996.
Michel Serres (Hrsg.): Elemente einer Geschichte der Wissenschaften, Frankfurt am Main 1994.
Erwin Schrödinger: Was ist Leben? – Die lebende Zelle mit den Augen des Physikers betrachtet, München [12]2012.
Jonathan Sperber: Karl Marx – Sein Leben und sein Jahrhundert, München 2013.
Paul U. Unschuld: Die chinesische Medizin nimmt Gestalt an, in: Heinz Schott (Hrsg.): Meilensteine der Medizin, Dortmund 1996, S. 74–81.
Rolf Winau: Medizin in Berlin, Berlin 1987.

ZWEI LEBEN, EIN ZIEL

David Cahan: Helmholtz – A Life in Science, Chicago 2018.
Wolfgang U. Eckart: Geschichte der Medizin, Heidelberg [5]2005.
Ernst Peter Fischer: Aristoteles, Einstein & Co, München 1995.
Ernst Peter Fischer: Die Charité – Ein Krankenhaus in Berlin 1710 bis heute, München 2009.
Ernst Peter Fischer: Unzerstörbar – Die Energie und ihre Geschichte, Heidelberg 2014.
Constantin Goschler: Rudolf Virchow – Mediziner, Anthropologe, Politiker, Köln 2009.
Hermann von Helmholtz: Philosophische und populärwissenschaftliche Schriften, 3 Bände, hrsg. von Michael Heidelberger, Helmut Pulte und Gregor Schiemann, Hamburg 2017.
Thomas Nipperdey: Deutsche Geschichte 1866–1918, München 1990.
Jürgen Osterhammel: Die Verwandlung der Welt – Eine Geschichte des neunzehnten Jahrhunderts, München 2009.
Christian Schönholz: Rudolf Virchow und die Wissenschaft vom Menschen – Wissensgenerierung und Anthropologie im 19. Jahrhundert, Würzburg 2013.
Manfred Vasold: Rudolf Virchow – Der große Arzt und Politiker, Reprint, Frankfurt am Main 2015.
Rudolf Virchow: Vielseitigkeit, Genialität und Menschlichkeit – Ein Lesebuch von Christian Andree, Hildesheim 2009.
Rudolf Virchow: Die Zellularpathologie – in ihrer Begründung auf physiologische und pathologische Gewebelehre, Norderstedt 2016.
Rolf Winau: Medizin in Berlin, Berlin 1987.

MODERNE MEDIZIN IM 20. JAHRHUNDERT

Sue Armstrong: p53 – The Gene that cracked the cancer code, London 2014.
Cornelia Bormann: Gesundheitswissenschaften, Konstanz 2012.
Wolfgang U. Eckart: Geschichte der Medizin, Heidelberg [5]2005.
Ernst Peter Fischer: Das Genom, Frankfurt am Main [3]2004.
Ernst Peter Fischer: Eine verschränkte Welt – Mannheimer Forum 87/88, hrsg. von Hoimar von Ditfurth, Mannheim 1988, S. 61–104.
Ernst Peter Fischer: Treffen sich zwei Gene, München 2017.

Christoph Wilhelm Hufeland: Die Kunst, das menschliche Leben zu verlängern, Sudden Inspiration Verlag, Kanarische Inseln 2019.
Bernhard Kegel: Die Herrscher der Welt – Wie Mikroben unser Leben bestimmen, Köln 2015.
Karin Mölling: Supermacht des Lebens – Reisen in die erstaunliche Welt der Viren, München 2015.
Roy Porter (Hrsg.): Medicine – A History of Healing, London 1997.
Heinz Schott (Hrsg.): Die Chronik der Medizin, Dortmund 1993.
Heinz Schott (Hrsg.): Meilensteine der Medizin, Dortmund 1996.
Merlin Sheldrake: Entangled Life – How Fungi make our Worlds, change our Minds, and shape our Futures, New York 2020.
Viktor von Weizsäcker: Warum wird man krank?, Frankfurt am Main 2008.

GESUNDHEITSSTADT BERLIN

Cornelia Bormann: Gesundheitswissenschaften, Konstanz 2012.
Ernst Peter Fischer: Die Charité – Ein Krankenhaus in Berlin 1710 bis heute, München 2009.
Ernst Peter Fischer: Licht und Leben – Max Delbrück als Wegbereiter der Molekularbiologie, Konstanz 1985.
Ernst Peter Fischer und Klaus Mainzer (Hrsg.), Was ist Leben? – Vierzig Jahre später, München 1987.
Hermann von Helmholtz: Philosophische und populärwissenschaftliche Schriften, 3 Bände, hrsg. von Michael Heidelberger, Helmut Pulte und Gregor Schiemann, Hamburg 2017.
Bernhard Kegel: Die Herrscher der Welt – Wie Mikroben unser Leben bestimmen, Köln 2015.
Birjai Mahoto et al.: Pharmacologic fibroblast reprogramming into photoreceptors restore vision, Nature 581, Seiten 83–88 (2020).
Karin Mölling: Supermacht des Lebens – Reisen in die erstaunliche Welt der Viren, München 2015.
Erwin Schrödinger: Was ist Leben? – Die lebende Zelle mit den Augen des Physikers betrachtet, München [12]2012.
Viktor von Weizsäcker: Warum wird man krank?, Frankfurt am Main 2008.

VIRCHOW 2.0

Cornelia Bormann: Gesundheitswissenschaften, Konstanz 2012.
Ernst Peter Fischer: Die Charité – Ein Krankenhaus in Berlin 1710 bis heute, München 2009.
Ernst Peter Fischer: Licht und Leben – Max Delbrück als Wegbereiter der Molekularbiologie, Konstanz 1985.
Bernhard Kegel: Die Herrscher der Welt – Wie Mikroben unser Leben bestimmen, Köln 2015.
Lynn Margulis: Der symbiotische Planet oder Wie die Evolution wirklich verlief, Frankfurt am Main 2018.

GLOBALE VERANTWORTUNG FÜR DIE GESUNDHEIT

Ziele für nachhaltige Entwicklung, in: Wikipedia, die freie Enzyklopädie. Online unter URL: https://de.wikipedia.org/w/index.php?title=Ziele_f%C3%BCr_nachhaltige_Entwicklung&oldid=209956903 (abgerufen am 6. April 2021).

www.worldhealthsummit.org

Broschüre World Health Summit – 10 Years, hrsg. von WHS Foundation GmbH Berlin.

Detlev Ganten et al.: Science Has to Take Responsibility – 10 Years World Health Summit – The Road to Better Health for All, Public Health, October 2018, Volume 6, Article 314, pages 1–4.

EPILOG

Hermann von Helmholtz: Philosophische und populärwissenschaftliche Schriften, 3 Bände, hrsg. von Michael Heidelberger, Helmut Pulte und Gregor Schiemann, Hamburg 2017.

Michael Nielsen: Reinventing Science – The New Era of Networked Science, Princeton 2014.

Bildnachweis

S. 46 C. Berger
S. 66 Skulptur von Hans Scheib auf dem Campus des Max-Delbrück-Centrums (MDC) Berlin Buch, im Besitz des MDC
S. 95 Zander und Labisch
S. 98 R. Virchow, Die Cellularpathologie in ihrer Begründung auf physiologische und pathologische Gewebelehre
S. 118 Bei der Berliner Medizinischen Gesellschaft aufgestellte Bronzereplik der 1882 von Bernhard Afinger (1813–1892) geschaffenen Marmorbüste
S. 122 J. Goldiner
S. 137 H. v. Helmholtz, Beschreibung eines Augen-Spiegels zur Untersuchung der Netzhaut im lebenden Auge
S. 143 Zauner/Deutsche Bundespost
S. 165 L. Knaus/Staatliche Museen zu Berlin
S. 184 National Human Genome Research Institute. San Jose, 23. Oktober 2005, via Wikimedia Commons
S. 212 © Siemens AG
S. 215 Helmholtz-Gemeinschaft Deutscher Forschungszentren, CC0, via Wikimedia Commons
S. 226 Campus Berlin-Buch GmbH
S. 234 Michael Kappeler/POOL/AFP via Getty Images (Christian Drosten)
S. 238 Odd Andersen/AFP via Getty Images (Emmanuelle Charpentier)
S. 248 World Health Summit

Die Autoren

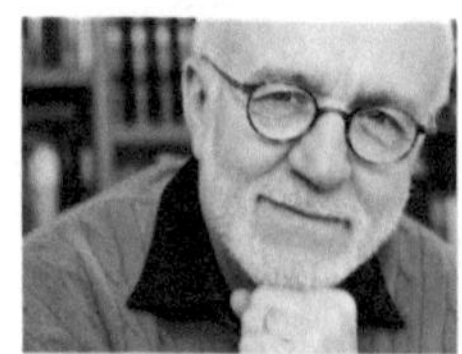

Prof. Dr. Ernst Peter Fischer, Wissenschaftshistoriker und Wissenschaftspublizist, habilitierte sich im Fach Wissenschaftsgeschichte an der Universität Konstanz und lehrt seit 1989 an der Universität Heidelberg. Von 1989 bis 1999 war er Herausgeber des *Mannheimer Forums* (als Nachfolger von Hoimar von Ditfurth). Fischer ist Autor zahlreicher Sachbücher, unter anderem des Bestsellers *Die andere Bildung*. Fischer schreibt Artikel für die Zeitschriften GEO, Bild der Wissenschaft, Weltwoche und die FAZ.

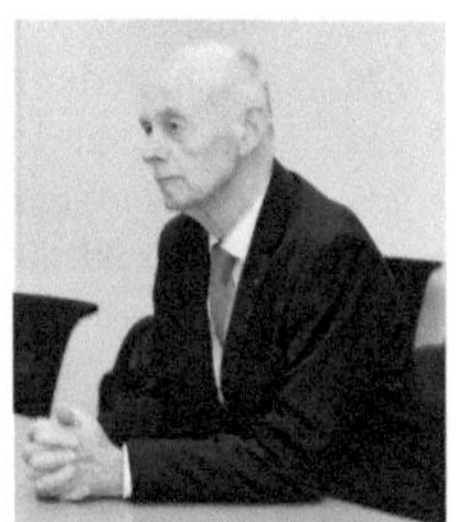

Prof. Dr. Detlev Ganten ist Facharzt für Klinische Pharmakologie und ein international bekannter Bluthochdruck-Forscher. Er wurde 1974 Professor an der Universität Heidelberg und 1992 Gründungsvorstand des Max-Delbrück-Centrums für Molekulare Medizin (MDC) in Berlin-Buch. Von 2004 bis 2008 war Detlev Ganten Vorstandsvorsitzender der neuen Charité – Universitätsmedizin Berlin. Er ist Ehrenvorsitzender des Stiftungsrates der Stiftung Charité und seit 2009 Gründungspräsident des World Health Summit.